国家卫生健康委员会"十四五"规划教材

全国高等职业教育药品类专业第四轮规划教材

供药学、药品经营与管理、药物制剂技术、生物制药技术、
化学制药技术、中药制药专业用

医学基础

第 4 版

主　编　孙志军

副主编　张可丽　胡艳玲

编　者（以姓氏笔画为序）

王宏心　济南市中心医院

孙志军　山东医学高等专科学校

杜　娟　北京卫生职业学院

李顺见　烟台卫生健康职业学院

张可丽　江西医学高等专科学校

陈　军　赣南卫生健康职业学院

范晓飞　山东医学高等专科学校

罗小琴　长沙卫生职业学院

胡艳玲　重庆三峡医药高等专科学校

贾明明　黑龙江护理高等专科学校

崔　莹　郑州卫生健康职业学院

彭　兰　重庆医药高等专科学校

董孟华　滨州医学院

董海霞　济南护理职业学院

人民卫生出版社

·北　京·

图书在版编目（CIP）数据

医学基础 / 孙志军主编 . -- 4 版 . -- 北京 ： 人民
卫生出版社，2025. 2（2025. 8重印）. --（全国高等职业教育药品类专
业第四轮规划教材）. -- ISBN 978-7-117-37419-4

Ⅰ. R3

中国国家版本馆 CIP 数据核字第 20248XT038 号

人卫智网	www.ipmph.com	医学教育、学术、考试、健康，
		购书智慧智能综合服务平台
人卫官网	www.pmph.com	人卫官方资讯发布平台

医 学 基 础
Yixue Jichu
第 4 版

主　　编：孙志军
出版发行：人民卫生出版社（中继线 010-59780011）
地　　址：北京市朝阳区潘家园南里 19 号
邮　　编：100021
E - mail：pmph @ pmph.com
购书热线：010-59787592　010-59787584　010-65264830
印　　刷：北京瑞禾彩色印刷有限公司
经　　销：新华书店
开　　本：850×1168　1/16　印张：20
字　　数：470 千字
版　　次：2008 年 12 月第 1 版　　2025 年 2 月第 4 版
印　　次：2025 年 8 月第 2 次印刷
标准书号：ISBN 978-7-117-37419-4
定　　价：72.00 元
打击盗版举报电话：010-59787491　E-mail：WQ @ pmph.com
质量问题联系电话：010-59787234　E-mail：zhiliang @ pmph.com
数字融合服务电话：4001118166　　E-mail：zengzhi @ pmph.com

出版说明

近年来,我国职业教育在国家的高度重视和大力推动下已经进入高质量发展新阶段。从党的十八大报告强调"加快发展现代职业教育",到党的十九大报告强调"完善职业教育和培训体系,深化产教融合、校企合作",再到党的二十大报告强调"统筹职业教育、高等教育、继续教育协同创新,推进职普融通、产教融合、科教融汇,优化职业教育类型定位",这一系列重要论述不仅是对职业教育发展路径的精准把握,更是对构建中国特色现代职业教育体系、服务国家发展战略、促进经济社会高质量发展的全面部署,也为我们指明了新时代职业教育改革发展的方向和路径。

为全面贯彻国家教育方针,将现代职业教育发展理念融入教材建设全过程,人民卫生出版社经过广泛调研论证,启动了全国高等职业教育药品类专业第四轮规划教材的修订出版工作。

本套规划教材首版于 2009 年,分别于 2013 年、2017 年修订出版了第二轮、第三轮规划教材。本套教材在建设之初,根据行业标准和教育目标,制定了统一的指导性教学计划和教学大纲,规范了药品类专业的教学内容。这套规划教材不仅为高等职业教育药品类专业的学生提供了系统的理论知识,还帮助他们建立了扎实的专业技能基础。这套教材的不断修订完善,是我国职业教育体系不断完善和进步的一个缩影,对于我国高素质药品类专业技术技能型人才的培养起到了重要的推动作用。同时,本套教材也取得了诸多成绩,其中《基础化学》(第 3 版)、《天然药物学》(第 3 版)、《中药制剂技术》(第 3 版)等多本教材入选了"十四五"职业教育国家规划教材,《药物制剂技术》(第 3 版)荣获了首届全国教材建设奖一等奖,《药物分析》(第 3 版)荣获了首届全国教材建设奖二等奖。

第四轮规划教材主要依据教育部相关文件精神和职业教育教学实际需求,调整充实了教材品种,涵盖了药品类相关专业群的主要课程。全套教材为国家卫生健康委员会"十四五"规划教材,是"十四五"时期人民卫生出版社重点教材建设项目。本轮教材继续秉承"大力培养大国工匠、能工巧匠、高技能人才"的职教理念,结合国内药学类专业领域教育教学发展趋势,科学合理推进规划教材体系改革,重点突出如下特点:

1. **坚持立德树人,融入课程思政** 高职院校人才培养事关大国工匠养成,事关实体经济发展,事关制造强国建设,要确保党的事业后继有人,必须把立德树人作为中心环节。本轮教材修订注重深入挖掘各门课程中蕴含的课程思政元素,通过实践案例、知识链接等内容,润物细无声地将思想政治工作贯穿教育教学全过程,使学生在掌握专业知识与技能的同时,树立起正确的世界观、人生观、价值观,增强社会责任感,坚定服务人民健康事业的理想信念。

2. **对接岗位需求,优化教材内容** 根据各专业对应从业岗位的任职标准,优化教材内容,避免重要知识点的遗漏和不必要的交叉重复,保证教学内容的设计与职业标准精准对接,学校的人才培养与企业的岗位需求精准对接。根据岗位技能要求设计教学内容,增加实践教学内容的比重,设计贴近企业实际生产、管理、服务流程的实验、实训项目,提高学生的实践能力和解决问题的能力;部分教材采用基于工作过程的模块化结构,模拟真实工作场景,让学生在实践中学习和运用知识,提高实际操作能力。

3. 知识技能并重,实现课证融通 本轮教材在编写队伍组建上,特别邀请了一大批具有丰富实践经验的行业专家,与从全国高职院校中遴选出的优秀师资共同合作编写,使教材内容紧密围绕岗位所需的知识、技能和素养要求展开。在教材内容设计方面,充分考虑职业资格证书的考试内容和要求,将相关知识点和技能点融入教材中,使学生在学习过程中能够掌握与岗位实际紧密相关的知识和技能,帮助学生在完成学业的同时获得相应的职业资格证书,使教材既可作为学历教育的教科书,又能作为岗位证书的培训用书。

4. 完善教材体系,优化编写模式 本轮教材通过搭建主干知识、实验实训、数字资源的"教学立交桥",充分体现了现代高等职业教育的发展理念。强化"理实一体"的编写方式,并多配图表,让知识更加形象直观,便于教师讲授与学生理解。并通过丰富的栏目确保学生能够循序渐进地理解和掌握知识,如用"导学情景"引入概念,用"案例分析"结合实践,用"课堂活动"启发思考,用"知识链接"开阔视野,用"点滴积累"巩固考点,大大增加了教材的可读性。

5. 推进纸数融合,打造新形态精品教材 为了适应新的教学模式的需要,通过在纸质教材中添加二维码的方式,融合多媒体元素,构建数字化平台,注重教材更新与迭代,将"线上""线下"教学有机融合,使学生能够随时随地进行扫码学习、在线测试、观看实验演示等,增强学习的互动性和趣味性,使抽象知识直观化、生动化,提高可理解性和学习效率。通过建设多元化学习路径,不断提升教材的质量和教学效果,为培养高素质技能型人才提供有力支持。

本套教材的编写过程中,全体编者以高度负责、严谨认真的态度为教材的编写工作付出了诸多心血,各参编院校为编写工作的顺利开展给予了大力支持,从而使本套教材得以高质量如期出版,在此对相关单位和各位专家表示诚挚的感谢!教材出版后,各位教师、学生在使用过程中,如发现问题请反馈给我们(发消息给"人卫药学"公众号),以便及时更正和修订完善。

人民卫生出版社

2024 年 11 月

前 言

《医学基础》是全国高等职业教育药品类专业国家卫生健康委员会"十四五"规划教材之一，其读者对象为高等职业教育院校药学、药品经营与管理、药物制剂技术、生物制药技术、化学制药技术、中药制药等专业的师生。

该教材第3版自2018年出版发行以来，已有6年多的时间，经过前三轮的教材编写、修订，《医学基础》作为一门专业基础课程的教材逐步完善，并获得广大师生的认可，在药学等专业教学中发挥了较好的作用。近些年来，我国高等职业教育快速发展，为满足技术技能人才培养的需要以及职业人才的全面发展，我们进一步优化教材的内容，对本教材进行了第4版修订。

本次教材的修订，对第3版教材的结构、体例及字数不做大的调整，继续坚持以培养高素质技术技能人才为核心，紧紧围绕药学等专业的培养目标，力求教材的精准适度，同时加强教材内各学科间知识的相互衔接。与上一版教材相比，第4版教材进行了以下修订：①教学内容的增减：删除与药学类专业关系不紧密的内容，如去掉第十四章中的"实验十一 病毒性肝炎"；根据社会发展变化，增加了相关疾病，如编写了大肠癌、阿尔茨海默病等内容。②此次修订仍然采用栏目的编写形式，并根据教学需要对栏目形式做出适当调整，增加"学习目标"一栏；"目标检测"中将选择题并入数字资源，只保留简答题；其余栏目保持不变。③加强数字化教学资源建设，在教材中继续使用二维码，学生通过扫描二维码的方式获取相关章节的课件、习题等内容，拓展学生的学习空间。④注重相关学科有关知识、概念的更新，如在肿瘤一节中增加"癌前疾病（或病变）、异型增生与原位癌"的概念；另外，增加了部分图片和案例。

本次修订教材编写人员的确定，既考虑到教材编写的连续性，又兼顾全国各地方高职高专院校的布局和平衡，最终遴选确定了14位编委；同时，为加强与临床实际的联系，聘请了临床一线的医生参与编写工作。各位编委具有丰富的教学与实践经验，在编写过程中尽职尽责，圆满完成了各自的编写任务。

全书编写具体分工如下：孙志军编写第一章，杜娟编写第二章，范晓飞编写第三章，张可丽编写第四章，董孟华与张可丽共同编写第五章，陈军编写第六章，崔莹编写第七章，李顺见编写第八章，彭兰编写第九章，胡艳玲编写第十章，王宏心编写第十一章，董海霞编写第十二章，罗小琴编写第十三章，贾明明编写第十四章。数字资源由每章编者编写完成。

本教材在修订之前，征集了多所院校师生对上一版教材的使用意见。在编写过程中，得到了多位专家学者的指导，借鉴和学习了医学教育同行们已经出版的相关教材、著作；同时，参编学校的有关领导给予了大力支持，在此一并表示诚挚的感谢。

由于能力和水平有限,加之学时和篇幅的限制,不足之处自知难免,恳请使用本教材的广大师生和医学教育同仁们不吝赐教。

编　者

2025 年 2 月

目　录

第一章　绪论

学习目标

1. **掌握**　医学基础的概念与学科构成。
2. **熟悉**　基础医学、临床医学的研究内容与学习方法。
3. **了解**　未来医学的发展趋势。

导学情景

情景描述：

　　我国的中医药为世界医药发展做出了卓越贡献。自古以来，中医药就是古丝绸之路沿线国家交流合作的重要内容，伴随早期的商贸活动在沿线国家落地生根，以不同形态成为沿线民众共享共建的卫生资源。近年来，随着健康观念和医学模式的转变，中医药在防治常见病、多发病、慢性疾病及重大疾病中的疗效和作用日益得到国际社会的认可和接受；尤其是在 2015 年，屠呦呦研究员因发现青蒿素而获得诺贝尔生理学或医学奖，表明中医药为人类健康做出重大贡献。

学前导语：

　　作为药学专业的学生，通过这门课程的学习，能够掌握人体及其常见疾病的基础知识，为促进人类健康贡献自己的一份力量。

第一节　概述

　　医学基础是研究正常人体的形态结构、生理功能、疾病的基本病理变化以及常见病的病因、发病机制、临床表现和治疗原则的科学。它包含了人体解剖学、组织学、生理学、病理学等基础医学的知识和诊断学、内科学、传染病学等临床医学的内容。

一、基础医学的研究内容

　　基础医学是医学的基础部分，研究生命和疾病的本质及其规律。根据研究对象和任务的不同可以分为以下几个学科。

（一）人体解剖学

　　人体解剖学是一门古老的医学学科，是通过用刀切割和肉眼观察的方法来研究正常人体形态结构的科学。史前时期,经过长期的实践,如狩猎、屠宰畜类和战争负伤等,人类对动物和人体的外形与内部构造有了初步的认识。考古工作者已经发现,石器时代人类居住的洞穴石壁上留有很多粗浅的解剖图画。早在春秋战国时代,我国第一部医学经典著作《黄帝内经》中就有关于人体解剖学知识的记载:"若夫八尺之士,皮肉在此,外可度量切循而得之。其死,可解剖而视之,其脏之坚脆,腑之大小,谷之多少,脉之长短……皆有大数。"在此已明确提出"解剖"及研究方法"度量切循",书中已有胃、心、肺、脾等内脏名称、大小和位置的记载,很多名称仍为现代解剖学所沿用,说明我们的祖先早就有过解剖学的研究,这可能是世界上最早的人体解剖学。西方文艺复兴时期的解剖学家维萨里是现代解剖学的奠基人,编写了《人体构造》这一解剖学巨著。《人体构造》一书共七册,系统地记述了人体各器官系统的形态构造,为医学的发展开辟了道路。直到现在,这种持刀解剖的方法仍是研究人体形态结构的基本方法之一。所以,解剖学是医学的重要基础学科,正如恩格斯所说:"没有解剖学就没有医学。"

(二)组织学

组织学是通过显微镜来观察研究正常人体微细结构的医学学科,又称显微解剖学。1665 年,英国人罗伯特·虎克用自己设计制造的光学显微镜观察了软木塞切片,发现其中有许多小室,状如蜂窝,称为"细胞",这是人类第一次发现细胞。以后,随着显微镜的不断改进、切片机的发明和染色方法的应用,人们可以把身体各种器官切成薄片,染上颜色,在显微镜下分辨各种细胞、组织和器官的微细结构。从 19 世纪后叶到 20 世纪前叶,学者们积累了大量的研究资料,构建了组织学的基本内容。

(三)生理学

生理学是生物科学的一个分支,是研究生物体功能活动规律的科学。生物体的功能是生物体在生活过程中表现出的各种生命现象,如呼吸、血液循环、消化等。生理学的任务是要研究这些生命现象的发生机制、条件以及机体的内外环境变化对它们的影响,从而掌握各种生命活动的规律。生理学是一门实验科学,1628 年英国医生威廉·哈维利用动物实验证明了血液循环的原理,首先提出了心脏血管是一套封闭的管道系统,心脏是循环系统的中心;他为生理学发展成一门独立的学科开辟了道路,使生理学从解剖学中划分出去。生理学的发展与医学关系密切。在日常的医疗实践中,人们积累了关于人体生理功能的许多知识,并通过人体和动物实验加以分析研究,深入探索这些生理功能的内在机制和相互关系,逐渐形成了关于人和动物机体功能的系统性理论科学。医学中关于疾病问题的理论研究是以人体生理学的基本理论为基础的。同时,通过医学实践又可以检验生理学理论是否正确,并不断以新的问题丰富生理学理论和推动生理学研究。因此,生理学是医学的一门基础理论学科。

(四)病理学

病理学是研究患病机体生命活动规律的基础医学学科,研究疾病的病因、发病机制、形态结构、功能和代谢等方面的改变,从而揭示疾病发生、发展的规律,阐明疾病的本质,为疾病的预防、诊断和治疗提供科学的理论基础。1761 年意大利医学家莫尔加尼在 700 多例尸体解剖检查的基础上创立了器官病理学,标志着病理形态学的开端。19 世纪中叶,德国病理学家菲尔绍在显微镜的帮助下首创了细胞病理学,使医学的研究进入细胞水平,为整个医学的发展做出了具有历史意义的贡献。长期以来病理学被比喻为基础医学与临床医学之间的"桥梁",解剖学、生理学等基础医学学科研究的是正常人体,为病理学的学习打下基础,而病理学又为认识疾病、发现疾病和临床诊治疾病提供理论基础。因此,在学习医学的过程中,病理学起到承前启后的作用。

病理学的研究方法很多,主要方法有4种。①尸体解剖检查:简称尸检,即对死者的遗体进行病理解剖和其他检查,是病理学的基本研究方法之一。通过尸检可确定疾病诊断、查明死因,提高医疗诊治水平,也可为正确处理医疗纠纷和医疗事故提供证据。②活体组织检查:简称活检,即用局部切取、内镜钳取、穿刺吸取等手术方法,从患者机体获取病变组织,进行病理检查。活检是临床最常用的病理诊断方法,对确定病变性质,尤其是对肿瘤良、恶性的诊断具有决定性的作用。③细胞学检查:采集器官组织病变处脱落的细胞,经涂片染色后进行观察诊断。细胞学检查对于肿瘤的诊断和普查具有重要意义。④病理学的观察方法:主要包括大体观察和组织病理学观察。大体观察是用肉眼或借助某些辅助工具,对受检标本及其病变进行细致的观察和测量;组织病理学观察是将病变组织制成切片,经各种染色后,用光学显微镜观察其形态结构的微细变化。

知识链接

病理组织切片的制作

要实现对病变组织的显微镜形态学检查,需要将获得的病变组织进行一系列处理,切制成厚约数微米(μm)的病理组织切片。常规病理组织切片的制作包括以下基本技术流程:取材、固定、洗涤、脱水、透明、浸蜡(透蜡)、包埋、切片、展片、贴片、烤片、染色、封片等。常规染色采用苏木素-伊红(HE)染色。

二、临床医学的研究内容

临床医学是研究疾病的临床表现、诊断、治疗和预防的科学。它根据患者的临床表现,从整体出发结合研究疾病的病因、发病机制和病理过程,进而确定诊断,通过治疗和预防以消除疾病、减轻患者痛苦和恢复患者健康。临床医学是一门实践性很强的应用科学,重点在诊断与治疗疾病。

经过多年的发展,临床医学逐渐形成了许多专业学科。按照治疗手段可分为内科(可分为神经内科、心血管内科、内分泌科、消化内科、呼吸内科等)、外科(可分为普通外科、泌尿外科、胸心外科、神经外科等)、理疗科、放射治疗科等;按照治疗对象可分为儿科、妇产科、老年病科等;按照人体解剖学的系统或器官可分为口腔科、皮肤科、眼科、耳鼻咽喉科等;按照病种可分为传染病科、肿瘤科等。

课堂活动

请同学们回顾自己的一次患病经历以及到医院就诊的情况,说一说你所见到或者听到的医院的科室设置情况及各科室的主要任务。

三、医学的发展趋势

21世纪是生命科学的世纪,在新技术和新知识的引导下,医学的理论和技术将有更大的发展,医学的发展趋势主要包括以下几个领域。

(一)现代医学将从分子水平对生命的本质进行揭示

分子生物学的知识和技术被广泛应用于医学的各个学科,形成了分子形态学、分子免疫学、分子药理学、分子肿瘤学等新的学科,使人们从分子水平去认识生命本质和疾病本质。分子生物学将对疾病的诊断、治疗、预防及新药的开发起到更大的推动作用。

(二)高新科学技术被广泛应用

随着自然科学的发展,电子计算机、激光、同位素、超声、材料科学将继续向医学渗透,基础研究的新方法和诊断治疗的新手段将不断涌现。各种内镜和介入性导管技术将深入人体,获得更为精确的形态、功能和病理学诊断信息;电子计算机与影像学结合将产生更为清晰的人体图像;人工智能技术将推进远程会诊和远程医学教育的进步;人工器官将更广泛地被应用;基因治疗和应用遗传工程生产的"蛋白质类药物"将日趋增多,开辟出崭新的防治途径。

(三)预防医学受到前所未有的重视

由于健康和疾病之间存在着潜移默化的发展过程,人们不再满足于患病以后的治疗,更希望从根本上防止疾病的发生。加强预防医学无疑是降低发病率、死亡率,以及提高健康水平和生命质量的最有效措施,也是最经济的保健战略。

(四)老年医学成为重要的医学课题

随着经济的发展、科学技术的进步,人口出生率和死亡率明显下降,人类平均寿命不断提高,世界各国尤其是经济发达国家的人口结构趋向老龄化。我国也步入了老年型国家行列。这对老年医疗服务和健康管理的需求也随之增加,促使老年医学成为一个重要的医学课题。

(五)医学呈现全球化趋势

许多公共卫生与健康问题没有国界之分。艾滋病、严重急性呼吸综合征(SARS)等传染病可以随着人们的各种交流活动,在各个地区间迅速传播。恶性肿瘤、心脑血管疾病等慢性非传染性疾病威胁着不同国度的人们。温室效应、生态破坏、环境污染更是摆在全人类面前的健康和安全课题,只有依靠全人类的共同努力才能解决。这就要求在国际范围内分工协作,分享资源和成果。

随着数字技术与网络信息技术的飞跃发展,世界各国的医生、医学教育学家、基础医学研究者可以快捷方便地获取大量医学科学信息,不断拓宽视野,最大限度实现医学新技术、新理论、新知识的应用和交流,促进医学国际化发展。

点滴积累

1. 基础医学与临床医学是医学科学中的两大组成部分。

2. 病理学是基础医学与临床医学之间的"桥梁"。

第二节　医学基础的主要内容和学习方法

一、医学基础的主要内容

本教材共14章,第一章至第三章主要阐述正常人体的解剖学基础知识,包括细胞、组织与器官的形态结构与部分生理功能;第四章和第五章主要介绍疾病总论,包括疾病的概念、原因、经过、基本病理变化,探讨疾病的共同变化规律,如疾病概论、血液循环障碍、炎症和肿瘤等;第六章至第十四章为疾病各论,主要阐述各器官系统的解剖、生理,各系统疾病的常见症状与体征,常见病的病因与发病机制、临床表现和药物治疗原则。结合药学类专业的特点,特意编排了药源性疾病一章,介绍了药源性疾病的概念、处理原则和常见药源性疾病。

二、医学基础的学习方法

基础医学和临床医学从不同的角度、用不同的研究方法来研究正常人体与疾病,它们所研究的领域不断扩大并相互渗透、相互影响、相互促进,其联系也越来越密切。通过对这一课程的学习,同学们应掌握从事药品生产、经营、管理等工作所必需的医学基础知识和基本技能,为学习专业知识,形成专业能力奠定基础。学习医学基础应该注意以下几个方面。

(一) 重视理论与实践的结合

医学基础是一门理论性和实践性都很强的学科。在进行理论学习的同时,要注重与实践的结合:一是要重视实验,医学基础中有关形态结构的名词、内容及相应的描述比较多,不易记忆,因此必须重视实验课教学,要充分观察及解剖病理标本、组织切片、模型挂图以加深印象,增进理解;二是对临床疾病的学习要与典型的案例分析相结合,培养科学的临床思维方法和分析解决问题的能力。除课堂讲述外,还要重视临床示教和见习,掌握一些基本的医学技能。

(二) 重视局部与整体的关系

学习医学基础,必须要用局部与整体相统一的观点。人体是一个有机的统一整体,各器官系统都是整体的一部分,都不能离开整体而单独存在,它们之间有着密切的联系和影响。在患病时,虽然一些病变往往表现在局部,但它的影响可能是全身性的。例如,急性化脓性阑尾炎时,不但阑尾局部发炎,而且还可引起发热、白细胞计数升高等全身反应。另一方面,机体的全身状态也能影响局部病变的发展。

(三) 注意结构和功能的联系

学习医学基础,要重视形态结构与功能的联系。人体的形态结构与功能是互相依存、互相影响的。形态结构的变化可影响功能,功能的长期改变也可影响形态结构。例如,高血压心脏病患者,左心室长期加强收缩,功能代偿,可导致心肌肥大,而心肌肥大又为维持左心室的功能代偿提供了物质基础。

(四)树立运动、发展的观点认识疾病

疾病是一个过程,从开始、高潮到结局是不断发展变化的。在学习认识疾病时,要用运动、发展的观点加以理解。既要看到疾病的典型表现,又要联想到它的发生、发展,这样才能全面地认识疾病。

> **点滴积累**
>
> 1. 医学基础的主要内容　主要阐述正常人体的解剖学与生理学基础知识、疾病总论(包括疾病的概念、原因、经过、基本病理变化)、疾病各论(包括各器官系统的解剖、生理,常见疾病的症状与体征,常见病的病因与发病机制、临床表现和药物治疗原则)。
> 2. 医学基础的学习方法　重视理论与实践的结合、局部与整体的关系;注意结构和功能的联系,树立运动、发展的观点去认识疾病。

ER 1-2

第一章
习题

目标检测

1. 简述基础医学与临床医学的研究内容。

2. 医学基础由哪些相关学科构成?

3. 医学基础课程的学习要注意哪些问题?

(孙志军)

第二章　细胞和基本组织

学习目标

1. **掌握**　细胞的基本结构；细胞膜的物质转运功能；静息电位和动作电位的概念；人体各种组织的构成。
2. **熟悉**　细胞膜的信号转导功能；各种组织在人体内的分布。
3. **了解**　细胞的超微结构；细胞的增殖过程。

导学情景

情景描述：

　　随着光学显微镜的发明和广泛使用，人们逐渐认识到，细胞是动植物结构和生命活动的基本单位，由此建立了细胞学说。细胞学说论证了整个生物界在结构上的统一性，有力推动了生物学的发展，被誉为十九世纪三大自然科学发现之一。

学前导语：

　　细胞也是构成人体的基本单位。本章将带领同学们学习细胞学的基础知识以及构成人体器官的四种基本组织，为后续的学习奠定理论基础。

第一节　细胞的基本结构

　　细胞是人体结构和功能活动的基本单位。组成人体的细胞，形态、大小、结构各异，但都与其功能相适应。人体细胞虽然千差万别，但有共同的基本结构，在光镜下，均由细胞膜、细胞质和细胞核三部分构成。随着科技进步，电子显微镜出现，人们利用电镜观察到了细胞的超微结构，如细胞膜、各种细胞器、核膜、染色质(染色体)、核仁等结构(图 2-1)。

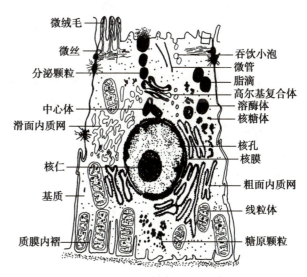

图 2-1　细胞超微结构模式图

一、细胞膜

细胞膜是细胞外表面的包膜,又称质膜,它将细胞的其他结构包裹起来,使细胞成为一个统一的整体。细胞膜的化学成分主要有脂质、蛋白质和多糖。

细胞膜的基本骨架是脂质双分子层(图 2-2)。这些脂质分子的疏水端互相吸引而位于膜的中间,亲水端则与水分子相吸引而位于膜的内、外表面。在正常体温下,脂质分子呈液态,因此细胞膜具有一定的流动性。细胞膜的脂质骨架结构使得非脂溶性物质不易通过细胞膜。

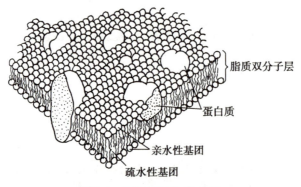

脂质双分子层
蛋白质
亲水性基团
疏水性基团

图 2-2　细胞膜结构模式图

细胞膜蛋白质又称膜蛋白,它们附着在脂质双分子层的表面或贯穿整个脂质双分子层。膜蛋白是细胞膜特定功能的完成者,如细胞膜通道、载体、受体、酶、抗体以及黏附分子等都是膜蛋白。细胞膜多糖一般都与脂质或蛋白质结合成糖脂或糖蛋白,它们与细胞的标识和抗原性有关。

二、细胞质

细胞膜与细胞核之间的部分是细胞质。细胞质由结构和功能各异的细胞器和液态胞质组成。细胞器主要有内质网、高尔基复合体、溶酶体、微体、线粒体、中心体、细胞骨架等。

(一) 内质网

内质网是管网状细胞器,有粗面内质网和滑面内质网两种类型。前者表面附着许多颗粒状的核糖体,后者则无核糖体附着。

粗面内质网附着的核糖体执行合成分泌性蛋白质的功能,故分泌性蛋白质合成旺盛的细胞,如胰腺外分泌细胞,其粗面内质网非常发达。肝细胞中的滑面内质网与脂蛋白的合成以及药物、毒物的解毒和排泄等关系密切。肌细胞内的滑面内质网特化为肌质网,通过释放和回收 Ca^{2+} 调节肌的收缩活动。

(二) 高尔基复合体

高尔基复合体是管网状细胞器,分泌细胞中的分泌囊泡就是由高尔基复合体衍生的。高尔基复合体的主要功能是修饰、加工由内质网合成的分泌蛋白,并装入分泌囊泡以备分泌。此外,高尔基复合体还参与细胞膜的再循环和更新等功能。

(三) 溶酶体

溶酶体是近于球形的细胞器,内含多种水解酶,可消化分解细胞内衰老或受损的细胞器,以及经吞噬作用摄入细胞内的外源性物质,如细菌等,故溶酶体可视为细胞的消化器官。一旦溶酶体膜破裂,水解酶释放,即可分解自身组织,称为组织自溶。缺氧、炎症、损伤时都可伤及溶酶体膜,导致水解酶释放而分解组织。肾上腺糖皮质激素有稳定溶酶体膜的作用。

(四) 微体

微体也称过氧化物酶体,其形态与溶酶体相似,内含多种氧化酶和过氧化氢酶。过氧化氢酶可降解过氧化氢,防止细胞被氧化损伤。肝、肾细胞中含有丰富的微体,可氧化分解体内的有毒成分,起到解毒作用。

(五) 线粒体

线粒体由内外两层互不连续的膜组成,外膜表面光滑,内膜向内部突出并折叠形成许多嵴,内膜上分布有生物氧化所需的全部酶系。

线粒体是细胞进行生物氧化而产生能量的细胞器。机体内的能源物质,如葡萄糖、脂肪酸等在线粒体内氧化分解成 CO_2 和 H_2O,同时释放出能量。这些能量一部分以热能形式散发以维持体温,另一部分则在线粒体内通过氧化磷酸化反应生成三磷酸腺苷(ATP)。ATP 是机体进行各种生命活动所需能量的直接供应者。

(六) 中心体

中心体是由微管蛋白构成的细胞器,由中心粒和中心球两部分构成。中心体无明显的膜结构。中心体的功能是组织形成鞭毛(如精子)和纤毛(如鼻、气管上皮细胞),参与细胞有丝分裂并为细胞运动和染色体移动提供能量。

(七) 细胞骨架

细胞骨架是细胞质内的纤维网架结构,包括微丝、微管等。细胞骨架对维持细胞外形,参与细胞内物质转运和细胞运动都有重要作用。

(八) 液态胞质

液态胞质中含有各种代谢酶系、蛋白质和其他溶质成分。许多代谢反应,如糖酵解和结构蛋白质合成等,都在胞质中进行。

三、细胞核

细胞核是细胞遗传、代谢、生长和繁殖的控制中心。细胞核由核膜、染色质、核仁和核基质组成,是细胞内最大的细胞器。

核膜是不对称的双层膜,上有核膜孔,是细胞核内容物与细胞质间的屏障。核膜承担核内外物质转运功能。染色质是由核酸(主要是 DNA,少量为 RNA)和蛋白质组成的核蛋白复合体,在有丝分裂时染色质组装成染色体。染色质和染色体是同一种物质在细胞不同时期的两种表现。

染色质是遗传基因的载体,载有全部基因组。因此,染色质是细胞核控制细胞生长、分化、代谢和分裂增殖的主要结构。人类体细胞含有 23 对染色体,称为双倍体;生殖细胞(精细胞或卵细胞)含有 23 个染色体,称为单倍体。核仁的主要成分是蛋白质、DNA 和 RNA,其功能是合成核糖体RNA(rRNA)并组装成核糖体。核糖体的功能是合成蛋白质。核基质是核内透明的液态胶状物质,又称核骨架。

第二节 细胞的基本生理过程

一、细胞的增殖

细胞增殖是通过细胞的生长和分裂使细胞数目增加的重要生命活动,与机体的生长发育、细胞更新、创伤修复和生殖等生理过程密切相关。细胞增殖严格按照机体生命活动的需要进行,一旦出现异常就会导致疾病的发生,如肿瘤等。

细胞增殖有无丝分裂、有丝分裂和减数分裂三种方式。其中,无丝分裂是低等动物繁殖的方式,在人体只发生在某些分裂迅速的细胞中,如口腔、胃肠道上皮细胞,以及创伤修复、病理代偿(如炎症)等组织和离体培养的细胞中;有丝分裂是真核细胞,如人和高等动物细胞增殖的主要方式;减数分裂是生殖细胞特有的分裂方式,其子细胞的染色体只有母细胞的一半。本节重点讨论有丝分裂。

(一) 细胞增殖周期

细胞经生长和分裂完成一次增殖的全过程称为细胞增殖周期,简称为细胞周期。细胞周期有四个时相,即 DNA 合成前期(G_1期)、DNA 合成期(S 期)、DNA 合成后期(G_2期)和有丝分裂期(M 期),其中前三个时期又合称为有丝分裂间期(图 2-3)。

1. DNA 合成前期——G_1 期 G_1 期是细胞生长的主要阶段,其特点是细胞内大量合

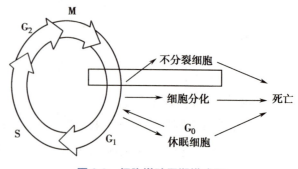

图 2-3 细胞增殖周期模式图

成 RNA 和蛋白质。不同类型细胞的 G_1 期时限不同。胚胎干细胞、造血干细胞等增殖活动旺盛的细胞 G_1 期较短；淋巴细胞、成纤维细胞以及肝、肾组织的实质细胞等在受到适宜刺激或损伤时才进入 G_1 期，其余时间则处于静止休眠状态（此期称为 G_0 期）；成熟的红细胞、神经细胞和骨骼肌细胞等被称为终末细胞，始终处于 G_0 期。

2. **DNA 合成期——S 期** S 期是细胞 DNA 复制阶段，其特点是 DNA 的数目增加一倍，且只复制一次，以保持遗传稳定性。

3. **DNA 合成后期——G_2 期** G_2 期是 DNA 合成结束到 M 期开始前的阶段，此期的特点是细胞启动 DNA 合成终止机制，促有丝分裂因子活化和合成细胞骨架蛋白质，为细胞进入 M 期做准备。

4. **有丝分裂期——M 期** M 期是细胞的有丝分裂阶段，此期的特点是首先染色质凝集并集中到核中央形成染色体，细胞核崩解。然后，以中心体为两极，染色体为中心，由微管连接成纺锤体，细胞的内膜系统，即各种细胞器分解成囊泡。接着染色体一分为二，各自向两极移动，胞质中的内膜系统小泡平分，向新形成的染色体周围聚集。最后质膜和细胞器重新组建，细胞从中间断裂成两个子细胞，有丝分裂过程结束。

（二）细胞增殖与医学的关系

细胞增殖是最重要的生命活动之一。不论正常细胞的增殖，还是异常细胞的增殖，都与人类的健康生存密切相关。

机体的生长和组织的再生都离不开细胞增殖。受精卵形成后的细胞增殖与分化，使人体组织器官系统得以发育。此外，机体衰老死亡细胞的补充更新、创伤的修复等也离不开细胞增殖。

肿瘤的基本病理特征是肿瘤细胞的恶性增殖。显然，研究肿瘤细胞增殖的机制和过程，对认识和防治肿瘤具有重要意义。

二、细胞膜的生理

细胞膜是细胞与环境之间的屏障，承担着细胞与环境之间、细胞与细胞之间在物质、能量、信息等方面的交流功能。细胞膜的各项功能主要由膜蛋白完成。

（一）细胞膜的物质转运功能

物质跨细胞膜转运按是否消耗能量，将其分为被动转运和主动转运两种形式。被动转运是不消耗能量的，物质顺着浓度梯度完成跨膜转运，分为单纯扩散和易化扩散；主动转运是消耗能量的，物质逆着浓度梯度或电-化学梯度完成的跨膜转运，分为泵转运和膜泡运输。

1. **单纯扩散** O_2 和 CO_2 等小分子脂溶性物质，顺着浓度梯度，不消耗能量的跨膜转运，称为单纯扩散。

2. **易化扩散** 葡萄糖、氨基酸、离子等非脂溶性物质顺着浓度梯度，通过膜蛋白的"帮助"，不消耗能量的跨膜转运称为易化扩散。根据参与转运的膜蛋白功能的不同，易化扩散分为载体扩散和通道扩散两种类型。

(1)载体扩散：载体扩散是指具有载体作用的膜蛋白在浓度较高的一侧与被转运物质结合，通过自身构象的改变，将物质转运至浓度较低的另一侧的过程。

(2)通道扩散：通道扩散是指具有通道作用的膜蛋白在一定条件下，通过形成亲水性孔道而开放，Na^+、K^+、Cl^-等带电离子经孔道从高浓度一侧向低浓度一侧转运的过程。

通道分电压门控通道和化学门控通道两种类型，电压门控通道的开关受膜两侧电位差的调控，而化学门控通道的开关受某些化学物质的调控。

3. 泵转运　某些膜蛋白可分解 ATP 释放能量，并且利用能量逆着浓度梯度转运某些离子，起到泵的作用，称作离子泵。以这种方式进行的跨膜转运称为泵转运。

细胞膜上有许多离子泵，其中研究较充分且最重要的离子泵是钠钾泵（Na^+-K^+ 泵，简称钠泵）。钠泵是细胞膜上的一种蛋白质，具有 ATP 酶活性。当细胞外 K^+ 浓度增高或细胞内 Na^+ 浓度增高时，钠泵被激活，分解 ATP 释放能量，于是钠泵利用能量逆着浓度差将胞内 Na^+ 转运至胞外，将胞外 K^+ 转运至胞内，使细胞内液 K^+ 浓度远高于细胞外液，而细胞外液 Na^+ 浓度远高于细胞内液，形成 Na^+、K^+ 的跨膜浓度差。这种浓度差是细胞生物电形成的离子基础。除钠泵之外，肌细胞内的肌质网上分布有钙泵（Ca^{2+} 泵），甲状腺细胞膜上分布有碘泵（I^- 泵）等。

4. 膜泡运输　大分子物质或物质团块不能借助转运蛋白质转运，先由膜包围形成囊泡，再经膜包裹、融合和离断等一系列过程批量进出细胞。膜泡运输包括出胞和入胞两种方式，均要消耗能量。出胞是指大分子物质或物质团块由细胞排出的过程，如内分泌细胞分泌激素等；入胞是指细胞外某些物质进入细胞的过程，如白细胞吞噬细菌等。

（二）细胞膜表面受体的信号转导功能

细胞外的信号物质如神经递质、肽类激素、细胞因子、细菌毒素和化学药物等，作为第一信使首先与所作用的细胞（即靶细胞）表面特异性受体蛋白相互识别并结合，再经过一系列信号转导机制对细胞产生效应。这些信号物质统称为配体。现已知道受体介导的信号转导机制有三种形式。

1. 通道转导　介导通道转导的受体本身就是通道蛋白。当受体与配体结合后，通道开放引发某些离子的跨膜流动，导致靶细胞膜电位发生变化，产生相应效应。如骨骼肌运动终板上的乙酰胆碱受体介导的兴奋收缩耦联过程。

2. 酶转导　介导酶转导的受体是一种跨膜蛋白质，胞外部分为受体，胞内部分为酪氨酸激酶。胞外受体与配体结合而激活胞内激酶的活性，使靶细胞的代谢发生变化。胰岛素就是通过这种方式发挥生物学作用的。

3. 第二信使转导　介导这种转导的受体也是跨膜蛋白质，胞外部分为受体，与配体结合后其胞内部分即可激活鸟苷酸结合蛋白，即 G 蛋白。激活的 G 蛋白再激活膜的效应器酶，后者催化生成第二信使物质而对靶细胞产生效应。如肾上腺素的作用就是先激活细胞膜上的相应受体，然后通过一种兴奋性 G 蛋白的中介激活效应器酶 - 腺苷酸环化酶，使胞质中的 ATP 转化为第二信使 cAMP 而使靶细胞产生相应效应。此外，Ca^{2+} 也具有第二信使作用。

（三）细胞膜的其他功能

细胞膜上分布有糖蛋白、蛋白聚糖和糖脂等物质，这些物质分子上的寡糖链在细胞外表面形成细胞外被。这些细胞外被使细胞间相互识别,如衰老的红细胞可被巨噬细胞吞噬,就是因为巨噬细胞识别了衰老红细胞膜表面暴露出的半乳糖。细胞外被使细胞间、细胞与细胞外基质间相互黏附(这样的细胞外被又称黏附分子),从而形成组织和器官,或完成细胞的某些特殊功能,如白细胞从毛细血管游出等。细胞外被的某些成分是细胞的表面抗原,如红细胞的 ABO 血型抗原和人白细胞抗原(又称组织相关抗原)等。ABO 血型抗原可与相应天然抗体发生反应,白细胞抗原则具有高度个体特异性,是引发异体器官移植排斥反应的主要抗原。

知识链接

细胞穿膜肽

　　细胞膜是一个天然屏障,只有脂溶性小分子物质可自由进出细胞。某些具有重要治疗价值的生物活性物质,由于细胞膜对其缺乏通透性而很难进入细胞发挥效应。近年来,发现一些具有细胞膜穿透能力的小分子多肽,称为细胞穿膜肽,其具有蛋白转导功能,可有效携带比其分子量大 100 倍的外源疏水性大分子进入多种哺乳动物细胞,因而在细胞生物学、基因治疗、药物体内转运和临床药效评价等研究领域具有广泛的应用前景,也为生物大分子用于疾病治疗带来希望。

三、细胞的生物电现象和兴奋性

(一)细胞的生物电现象

　　生物机体所发生的电活动称为生物电。生物电是以细胞为单位发生的。生物电是一种普遍存在又非常重要的生命现象,是活细胞共有的特性。细胞的生物电有两种基本形式,一是细胞安静时的静息电位,二是细胞兴奋时的动作电位。

　　1. 静息电位　细胞在安静状态下,细胞膜两侧存在的内负外正的电位差称为静息电位。一般规定以膜外为 0 电位,膜内的负电位值为静息电位值。不同组织的静息电位值不同,如神经细胞约为 –70mV,心室肌细胞约为 –90mV。静息电位是 K^+ 跨膜外流形成的。

　　安静状态下,细胞膜两侧存在的内负外正的电位状态称为极化;当细胞接受刺激,使静息电位的数值向负值减小的方向变化称为去极化;相反,使静息电位的数值向负值增大的方向变化称为超极化;细胞去极化后,向原来正常的静息电位方向恢复,称为复极化。

　　2. 动作电位　细胞在受到有效刺激后,在静息电位的基础上,产生的快速、可逆且能传播的电位变化称为动作电位(图 2-4)。动作电位由去极化相和复极化相两个时相构成。动作电位的去极化相是由 Na^+ 跨膜内流形成的,复极化相是由 K^+ 跨膜

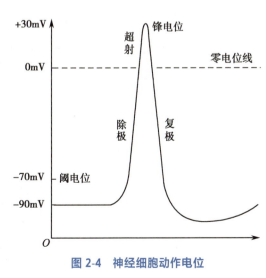

图 2-4　神经细胞动作电位

外流形成的。动作电位结束后钠泵被激活,细胞内外的离子分布又恢复到动作电位产生前的状态。动作电位在同一细胞上的传导以局部电流的形式进行,并且具有"全或无"特性。

(二)兴奋性

细胞接受刺激产生动作电位的能力或特性称为兴奋性。可产生明显动作电位的细胞称为可兴奋细胞,如神经、肌、腺体等细胞。衡量组织细胞兴奋性高低的生理指标是阈强度。阈强度又称阈值,是指能够引起组织细胞产生动作电位的最小刺激强度。阈值与兴奋性呈反变关系,一个组织或细胞的阈值越低,兴奋性越高,反之越低。

生物电现象在临床上有广泛的应用。使用特定的仪器可将某些器官的生物电综合活动记录下来,以便诊断某些疾病,如心电图、脑电图、胃肠电图、视网膜电图和耳蜗电图等。

点滴积累

1. 细胞增殖有无丝分裂、有丝分裂和减数分裂三种方式。
2. 细胞膜具有物质转运功能和信号转导功能。
3. 细胞生物电有两种基本形式,即静息电位和动作电位。

第三节　基本组织

组织由细胞群和细胞外基质构成。基本组织是构成机体各个器官的基本成分,根据其结构和功能特性,可分为上皮组织、结缔组织、肌组织和神经组织四类。

一、上皮组织

上皮组织简称上皮,是由紧密而又规则排列的上皮细胞和少量的细胞间质所组成。大部分上皮覆盖于身体外表面或衬贴在体腔和有腔器官的腔面,称为被覆上皮。有些上皮构成腺体,称腺上皮。有的上皮可以感受物理或化学刺激称为感觉上皮。上皮组织具有保护、吸收、分泌和排泄等功能。

(一)被覆上皮

按照组成上皮的细胞层数和细胞形态,可分为以下几种类型。

$$
单层上皮\begin{cases}单层扁平上皮\\单层立方上皮\\单层柱状上皮\\假复层纤毛柱状上皮\end{cases}
$$

$$\text{复层上皮} \begin{cases} \text{复层扁平上皮} \\ \text{变移上皮} \end{cases}$$

1. 单层扁平上皮 这种上皮很薄,由一层扁平细胞组成。由顶面看,细胞呈不规则形或多边形,边缘呈锯齿状,相邻细胞互相嵌合,核椭圆形,位于细胞中央。由垂直切面看,细胞核扁圆、位于细胞的中央,胞质薄(图 2-5)。衬在心血管和淋巴管腔面的单层扁平上皮称为内皮。内皮薄而光滑,有利于血液和淋巴的流动,又有利于物质交换。衬在胸膜、腹膜等处的单层扁平上皮称为间皮。间皮表面湿润光滑,便于内脏运动。

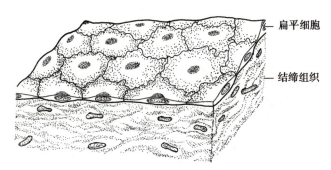

扁平细胞
结缔组织

图 2-5　单层扁平上皮模式图

2. 单层立方上皮 由一层立方形细胞组成。由表面看,细胞呈六角形或多角形,核圆形、位于细胞中央。从侧面看,细胞呈立方形(图 2-6)。这种上皮见于肾小管等处。

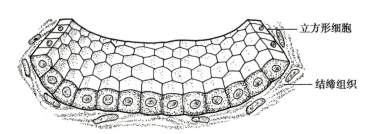

立方形细胞
结缔组织

图 2-6　单层立方上皮模式图

3. 单层柱状上皮 由一层棱柱状细胞组成。从表面看,细胞呈六角形或多角形,细胞间有闭锁堤,为细胞间的紧密连接。从侧面看,细胞呈柱状,核椭圆形,多位于细胞的基底部。这种细胞大多具有吸收或分泌功能。在小肠和大肠的单层柱状上皮中,有许多散在的杯状细胞,其形状像高脚酒杯,顶部充满黏原颗粒,核位于基底部呈小三角形或扁形(图 2-7)。杯状细胞是一种腺细胞,分泌黏液,有滑润上皮表面和保护上皮的作用。被覆在子宫和输卵管腔面的单层柱状上皮,细胞游离面具有纤毛,称单层纤毛柱状上皮。

4. 假复层纤毛柱状上皮 由柱状、梭形和锥体形等几种形状、大小不同的细胞组成,其间也夹有杯状细胞,柱状细胞游离面具有纤毛。由于几种细胞高矮不等,细胞核的位置也高低不齐,故从上皮的垂直切面看,好像由几层细胞组成。实际上,这些高低不等的细胞的基底端都附着于基膜(图 2-8)。此种上皮主要分布于呼吸道内表面,具有分泌和保护功能。

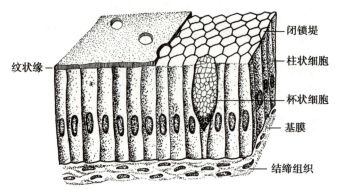

图 2-7　单层柱状上皮模式图

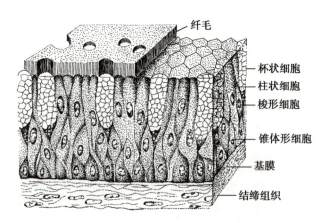

图 2-8　假复层纤毛柱状上皮模式图

5. 复层扁平上皮　也称复层鳞状上皮，由多层细胞组成，是最厚的一种上皮。表层有数层扁平细胞，其下为数层多边形细胞，紧靠基膜为一层立方形或矮柱状细胞，这层细胞具有很强的分裂增殖能力，新生的细胞不断补充表层衰老的细胞(图 2-9)。此种上皮具有很强的保护功能，主要分布于口腔、食管和阴道等的内腔面和皮肤表面，具有耐摩擦和阻止异物侵入等作用。

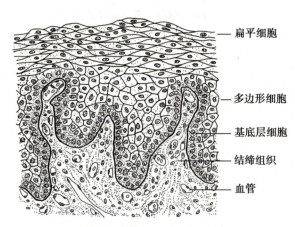

图 2-9　复层扁平上皮模式图

6. 变移上皮　也称移行上皮。主要衬贴在肾盂、输尿管和膀胱的腔面，其细胞层数和形状能随器官的容积改变而改变。如当膀胱空虚时，上皮变厚，细胞层数增多，可达 6~7 层，细胞体积增大

[图 2-10(1)]；当膀胱充盈时,上皮变薄,细胞层数减少到 2~3 层,细胞变得较扁平[图 2-10(2)]。变移上皮表层细胞呈大立方形,有的细胞含两个细胞核;中层细胞为多边形,有些呈倒置的梨形;基底细胞为矮柱状或立方形。

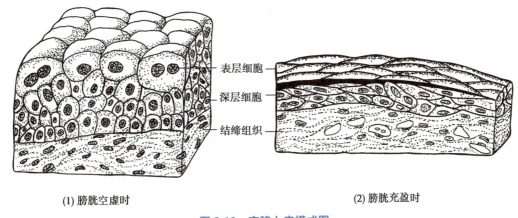

(1) 膀胱空虚时   (2) 膀胱充盈时

图 2-10   变移上皮模式图

(二) 腺上皮和腺

具有分泌功能的上皮称腺上皮。以腺上皮为主要成分构成的器官称为腺。腺细胞的分泌物为液状,其中含酶、糖蛋白、激素等。人体腺分为两大类:一类是外分泌腺,其分泌物通过导管排出到器官的腔面或身体的表面,又称有管腺,如肝、胰、唾液腺、乳腺、胃腺等;另一类为内分泌腺,其分泌物经血液和淋巴输送,又称无管腺,如甲状腺、肾上腺、垂体等。

二、结缔组织

结缔组织由大量细胞间质和散在其中的细胞组成。间质内含有均质状的基质和细丝状的纤维。结缔组织形态多样,分布广泛,功能较多。其分类如下。

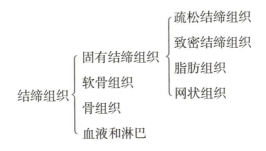

(一) 固有结缔组织

1. **疏松结缔组织**   广泛分布于器官、组织、细胞之间。疏松结缔组织由多种细胞、基质和纤维组成,因细胞间质排列疏松,呈蜂窝状,又称蜂窝组织(图 2-11)。具有连接、支持、保护、营养和创伤修复等功能。

(1)纤维:包括胶原纤维、网状纤维和弹性纤维。胶原纤维数量最多,是结缔组织中的主要纤维。新鲜时呈白色,HE 染色呈浅红色,纤维较粗,呈波浪状,相互交织。纤维的韧性大,抗拉力强,但弹性差;弹性纤维新鲜时呈黄色,又称黄纤维。经醛品红染色可呈紫色或棕褐色,纤维较细,有分支。纤维的弹性大,韧性较小,与胶原纤维交织成网,使疏松结缔组织既有韧性又有弹性,使其连接的组织和器官既相对固定,又有一定的可变性;网状纤维的纤维微细,分支多,交织成网状。用镀银法染成黑色,又称嗜银纤维。主要分布在造血器官和内分泌腺内,构成这些器官的支架。

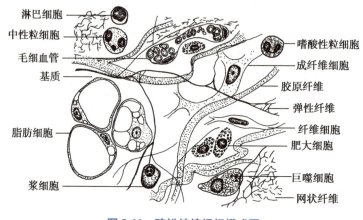

图 2-11　疏松结缔组织模式图

（2）基质：是一种没有固定形态的均质状胶态物质,充满于纤维、细胞之间。化学成分主要是蛋白多糖(如透明质酸、硫酸软骨素 A 和硫酸软骨素 C),有限制细菌扩散的作用。基质中含有从毛细血管渗出的液体,为组织液。组织液是血液和细胞进行物质交换的媒介。

（3）细胞：疏松结缔组织中的细胞种类多,分布疏散,其形态、结构和功能各不相同。

成纤维细胞：数量最多,细胞体积较大,扁平状或梭形,核大染色浅,呈椭圆形。这种细胞具有合成和分泌蛋白质,形成基质和纤维的功能,可参与创伤修复。成纤维细胞功能处于静止状态时,称纤维细胞。纤维细胞体积较小,呈长梭形,在创伤时可逆转为成纤维细胞。

脂肪细胞：胞体较大,呈圆形。胞质内含有大量脂滴,核被脂滴挤到一侧呈新月形。HE 染色标本上,脂滴被溶解,细胞呈空泡状。脂肪细胞合成和贮存脂肪。

巨噬细胞：又称组织细胞,一般为圆形或卵圆形,并有短小突起。胞核较小,圆形或椭圆形,着色较深。胞质丰富多嗜酸性,胞质含有大量溶酶体、吞噬小泡和吞噬体。巨噬细胞的功能主要是变形运动、吞噬和清除异物与衰老死亡细胞、参与和调节免疫反应及分泌多种生物活性物质。

肥大细胞：细胞呈圆形或椭圆形,核较小而圆,胞质充满粗大的嗜碱性颗粒,颗粒内含有肝素、组胺、白三烯等物质。肝素有抗凝血作用,组胺和白三烯与超敏反应有关。

浆细胞：多为卵圆形。核较小,偏于细胞一侧,染色质凝聚成粗块,呈辐射状分布,核仁位于核的中央,因此胞核状似车轮。胞质嗜碱性,染成蓝色。浆细胞由 B 淋巴细胞分化形成,能合成和分泌免疫球蛋白,即抗体,参与体液免疫反应。

未分化的间充质细胞：是结缔组织内的成体干细胞,多分布在小血管周围,形似纤维细胞。该细胞具有多向分化的潜能,可分化为成纤维细胞、内皮细胞、平滑肌细胞等,参与机体的损伤修复。

白细胞：血液内的各种白细胞可游出血管壁，进入结缔组织内行使防御功能。

2. 致密结缔组织　组成成分与疏松结缔组织基本相同，特点是基质和细胞成分很少，纤维特别发达、致密。有的纤维排列平行而规则，如肌腱和腱膜等；有的纤维交错排列，如真皮、巩膜。以弹性纤维为主的致密结缔组织为弹性结缔组织，粗大的弹性纤维或平行排列成束，如项韧带和黄韧带；或编织成网膜状，如弹性动脉中膜。

3. 脂肪组织　由大量脂肪细胞构成，聚集成团的脂肪细胞以薄层疏松结缔组织分成小叶。主要分布于皮下、网膜和肠系膜等处。具有贮存脂肪、保持体温、参与脂肪代谢、产生热量等功能。

4. 网状组织　由网状细胞、网状纤维和基质构成。网状细胞为星形多突细胞，胞核大、着色浅，核仁明显，胞质丰富。相邻的网状细胞以突起彼此相连成网状，网状纤维沿网状细胞分布、交织成纤维支架。网状组织主要分布于骨髓、淋巴结和脾等造血器官，构成血细胞生存和发育的微环境。

（二）软骨和骨组织

软骨与骨组织的基质呈固体状，细胞和纤维埋没其中，具有一定形状和坚韧性。两者共同构成机体的支架，具有保护作用。根据基质是否钙化，可分为以下几种。

1. 软骨组织　简称软骨，由软骨细胞、基质和纤维组成。基质中钙盐少而骨胶原较多。根据组织内所含纤维成分的不同，分为透明软骨、弹性软骨、纤维软骨三类。软骨呈固态、略有弹性，能承受压力和耐摩擦，有一定的支持和保护作用。主要分布在关节面、椎间盘、呼吸道及耳郭等处。

2. 骨组织　由大量钙化的细胞间质及数种细胞构成。钙化的细胞间质称为骨质，由有机成分、钙盐和胶原纤维等组成。骨质结构呈板状，称为骨板，排列紧密的形成骨密质；排列疏松的为骨松质。骨细胞是骨组织中的主要细胞，其次还有成骨细胞、破骨细胞等，它们都位于骨质边缘。

（三）血液和淋巴

1. 血液　血液是心血管中的红色液体组织，约占体重的 7%。血液由血浆和悬浮于其中的血细胞组成。血浆相当于细胞间质，为淡黄色液体，血细胞悬浮在血浆中。血细胞由红细胞、白细胞和血小板组成。

（1）红细胞：红细胞（RBC）呈中间薄、周边厚的双凹圆碟（盘）形，直径 7.0~8.5μm，无细胞核。其数量男性为 $(4.5 \sim 5.5) \times 10^{12}/L$，女性为 $(3.5 \sim 5.0) \times 10^{12}/L$。红细胞中含有的血红蛋白是红细胞的功能物质，并使血液呈红色。血红蛋白（Hb）的正常值为男性 120~160g/L，女性 110~150g/L。当外周血液中 RBC 数或 Hb 量低于正常值的下限时称为贫血。红细胞生成的场所为红骨髓，其平均寿命为 120 天。

红细胞具有三个方面的生理特性：①可塑变形性，是指红细胞在全身血管中循环运行，常要挤过口径比它小的毛细血管和血窦间隙，这时红细胞将发生卷曲变形，在通过后又恢复原状。②渗透脆性，是指红细胞在低渗盐溶液中发生膨胀破裂的特性，又称渗透性溶血。③悬浮稳定性，是指红细胞稳定悬浮于血浆中不易下沉的特性。

血沉

将血液放入血沉管中垂直静置(加入抗凝剂),通常以第一小时末红细胞沉降距离来表示红细胞的沉降速度,称为红细胞沉降率,即血沉。正常值为男性 0~15mm/h,女性 0~20mm/h。血沉加速多见于妊娠、活动性结核、风湿、肿瘤等情况。

红细胞的生理功能主要是运输 O_2 和 CO_2。血红蛋白是红细胞中担负气体运输的功能蛋白,它能与 O_2 和 CO_2 进行可逆性结合实施运输功能。

(2)白细胞:白细胞(WBC)是一类有核的血细胞。正常成人白细胞总数是 $(4\sim10)\times10^9/L$。光镜下,根据白细胞胞质内有无特殊颗粒,可将其分为有粒白细胞和无粒白细胞两类;有粒白细胞又根据颗粒的嗜色性,分为中性粒细胞、嗜酸性粒细胞和嗜碱性粒细胞;无粒白细胞有单核细胞和淋巴细胞;各类白细胞的分类与计数(占白细胞总数的百分比值)以及形态、功能特点见表 2-1。在疾病状态下,白细胞总数及各种白细胞的分类与计数可发生不同的改变。

表 2-1 白细胞

白细胞的分类与计数	形态特点	主要功能
中性粒细胞(50%~70%)	细胞球形,直径 10~12μm,核呈杆状或分叶状(2~5 叶),胞质内含较多淡红色细小颗粒(主要是溶酶体)	①活跃的变形运动和吞噬功能②可吞噬、杀灭细菌
嗜酸性粒细胞(0.5%~3%)	细胞球形,直径 10~15μm,核呈分叶状(2 叶),胞质内充满橘红色嗜酸颗粒(溶酶体)	①变形运动和一定的吞噬功能②吞噬抗原抗体免疫复合物
嗜碱性粒细胞(0~1%)	细胞球形,直径 10~12μm,核呈分叶状(不清晰),胞质内含较多大小不等的蓝紫色嗜碱性颗粒(含组胺等)	①无明显运动和吞噬能力②释放组胺等,参与超敏反应
单核细胞(3%~8%)	细胞圆形或椭圆形,直径 14~20μm,核呈卵圆形、肾形等,核常偏位,胞质内含许多细小颗粒(溶酶体)	①具有很强的运动和吞噬功能②在组织内分化为巨噬细胞③吞噬细菌、异物等
淋巴细胞(20%~40%)	细胞圆形或椭圆形,直径 6~8μm,核呈圆形,占据细胞的大部分,胞质内含少量颗粒(溶酶体)	①运动能力弱,无吞噬能力②参与免疫反应

白细胞具有三个方面的生理特性:①白细胞渗出。白细胞可以伸出伪足做变形运动,并穿过血管壁到达血管外,因此,白细胞除存在于血液和淋巴中外,也广泛存在于血管、淋巴管以外的组织中。②趋化性。炎症病灶中白细胞能够向着某些化学物质游走。③吞噬作用。白细胞游走到细菌、坏死组织等异物周围,将其吞入、降解。

白细胞具有吞噬和免疫功能,能帮助人体抵御细菌、病毒和其他异物的侵袭,是保护人体健康的"卫士"。

白细胞减少症

当外周血中白细胞计数低于 $4×10^9$/L 时,称为白细胞减少症。白细胞减少症是由于原因不明或继发于其他疾病之后而引起的疾病,分为原发性和继发性两大类。原发性原因不明;继发性病因有急性感染、理化因素和血液系统疾病等。药物引起较常见,主要原因是药物的骨髓抑制作用导致白细胞减少。

(3)血小板:血小板(PLT)是骨髓中成熟的巨核细胞胞质裂解脱落下来的具有生物活性的小块细胞,无细胞核。正常的血小板形态不规则,一般呈两面微凸的圆盘状,直径 2~4μm。正常成人血小板数量为(100~300)× 10^9/L。血小板的平均寿命为 7~14 天。

血小板具有黏附、聚集、释放和收缩的特性,这四种特性均与血小板的止血功能有着密切的关系。黏附,指血小板与血管内皮下组织或损伤部位间质中的纤维蛋白原等物质的黏着;聚集,指血小板彼此黏着的现象;释放是指血小板受刺激后,将贮存的许多物质排出的现象;收缩是指血小板可伸长和缩短。

血小板的主要功能是凝血和止血,修补破损的血管。

2. 淋巴　淋巴是流动在淋巴管内的液体,由组织液渗入毛细淋巴管内而形成。淋巴在流经淋巴结时,其中的细菌等异物被清除,而淋巴结内的淋巴细胞、抗体或单核细胞加入淋巴液中。淋巴是组织液回流的辅助渠道,在维持全身各部分的组织液动态平衡中起重要作用。

三、肌组织

肌组织由肌细胞组成。肌细胞细长呈纤维状,故又称肌纤维。肌纤维的细胞膜称肌膜,细胞质称肌浆,肌浆中有许多与细胞长轴相平行排列的肌丝,它们是肌纤维舒缩功能的主要物质基础。按肌组织的结构和功能,分为骨骼肌、平滑肌和心肌三种类型。

(一) 骨骼肌

骨骼肌借肌腱附着于骨骼上,收缩时牵动骨运动,故名骨骼肌。骨骼肌受躯体运动神经支配,可随意运动,功能上属随意肌。肌纤维呈长圆柱形,直径 10~100μm,长短不一,短的仅数毫米,长的可达数厘米。光镜下可见明暗相间的横纹,故又称横纹肌。核呈椭圆形,位于肌膜下(细胞周缘),一个肌细胞有多个甚至几百个细胞核。肌浆内含有许多与细胞长轴平行排列的肌原纤维(肌丝),肌原纤维呈现出规则的明暗交替的横纹。

(二) 平滑肌

平滑肌广泛分布于血管壁和许多内脏器官,故又称内脏肌。受自主神经支配,不随意识控制,属不随意肌。肌纤维呈长梭形,核椭圆形,位于细胞中央,不同器官的平滑肌肌纤维长短不同,如血管壁的平滑肌纤维,长约 20μm;妊娠时子宫的平滑肌纤维可长达 600μm。平滑肌的伸展性较大、收缩缓慢而持久,有自律性。

（三）心肌

心肌分布于心脏及邻近的大血管根部。心肌纤维呈短柱状,多有分支。心肌的细胞核呈卵圆形,位居中央。心肌纤维的肌浆较丰富,没有骨骼肌内那样明显的肌原纤维。镜下也可见横纹,但不如骨骼肌明显。心肌受自主神经支配,属不随意肌,心肌收缩缓慢而持久,不易疲劳。

四、神经组织

神经组织是由神经细胞和神经胶质细胞组成。神经细胞是神经系统的结构和功能单位,故称神经元,具有接受刺激和传导能力。神经胶质细胞对神经元起到支持、营养和保护作用。

（一）神经元

1. 神经元的形态结构　神经元的形态多种多样,但都由细胞体和突起两部分组成(图 2-12)。

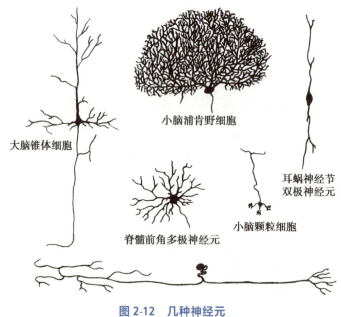

图 2-12　几种神经元

细胞体:简称胞体,形态多样,有圆形、星形、锥体形等。细胞核大而圆,位于中央,染色淡,核仁明显。细胞质内有多种细胞器,其中特殊的有两种。一种是尼氏体(Nissl body),呈颗粒状或小块状,由粗面内质网和游离核糖体构成,有合成蛋白质的功能;另一种是嗜银性的神经元纤维,呈细丝状,可伸入轴突和树突内,有支持和运输作用。

突起:神经元胞体向外突出形成突起,分为轴突和树突两种。①轴突,每一个神经元只有一根轴突,其长短因神经元类型不同而异;轴突细而长,直径均一,分支少而与主干垂直;轴突起始部呈圆锥形,称轴丘;轴突末端分支形成轴突末梢。轴突将神经冲动由胞体传至其他神经元或效应器。②树突,树突分支呈树枝状,每个神经元可有一条或多条。树突的主要功能是接受刺激,把神经冲动传入胞体。

2. 神经元的分类　根据突起的多少可把神经元分为三种:①多极神经元,有一个轴突和多个树突。②双极神经元,有一个树突,一个轴突。③假单极神经元,从胞体发出一个突起,随即分为两支,一支分布到其他组织和器官,称周围突,另一支进入中枢神经,称中枢突。

根据神经元的功能又可分为:①传入神经元,或称感觉神经元,位于脑或脊神经节内,其周围突的末梢分布在皮肤、肌等处,接受刺激,将刺激传向中枢。②传出神经元,或称运动神经元,主要位于脑、脊髓和自主神经节内,将脑或脊髓的神经冲动传给肌或腺体,可引起肌的收缩或腺体的分泌活动。③中间神经元,介于前两种神经元之间,起联系及传递信息的作用,又称联络神经元。中间神经元约占神经元总数的99%(图 2-13)。

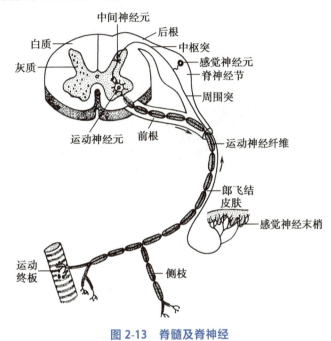

图 2-13 脊髓及脊神经

此外,根据神经元传递信息所释放的神经递质,还可分为胆碱能神经元、肾上腺素能神经元、肽能神经元三种。

(二) 神经纤维

神经纤维是由神经元的长突起,外包胶质细胞所组成。根据包裹轴突的胶质细胞是否形成髓鞘,可分为有髓神经纤维和无髓神经纤维。有髓神经纤维传导速度快,无髓神经纤维传导速度慢。神经纤维主要构成中枢神经系统的白质,以及周围神经系统的脑神经、脊神经和自主神经。

(三) 神经末梢

周围神经末梢的终末部分终止于全身各种组织或器官内,形成各式各样的神经末梢,按其功能可分为感觉神经末梢和运动神经末梢两类。前者是感觉神经元周围突的终末部分,能接受内、外环境的各种刺激,并将刺激转化为神经冲动,传向中枢。后者是运动神经元的长轴突分布到肌组织和腺的终末结构,支配肌的收缩和腺的分泌,分为躯体和自主神经末梢两类。

(四) 突触

突触是神经元传递信息的重要结构,是神经元与神经元或神经元与非神经细胞之间的一种连接。在神经元之间的连接中,最常见的连接方式是轴 - 树突触和轴 - 体突触,即一个神经元的轴突与另一个神经元的树突或胞体形成连接。此外,还有轴-轴突触,树-树突触等。电镜下可见突触是由突触前膜、突触后膜和突触间隙构成(图2-14)。

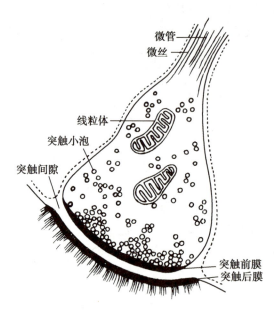

图 2-14　突触超微结构模式图

微管
微丝
线粒体
突触小泡
突触间隙
突触前膜
突触后膜

(五) 神经胶质细胞

神经胶质细胞简称胶质细胞,广泛分布于中枢和周围神经系统。细胞数量比神经元多,形态各异,对神经元起支持、保护和营养作用。

点滴积累

1. 人体基本组织分为上皮组织、结缔组织、肌组织和神经组织四大类。
2. 上皮组织分为被覆上皮和腺上皮。
3. 结缔组织分为固有结缔组织、软骨组织与骨组织、血液和淋巴。
4. 肌组织分为骨骼肌、平滑肌和心肌。
5. 神经组织由神经细胞和神经胶质细胞组成。

实验一　显微镜的使用和血细胞与基本组织的观察

【实验目的】

1. 熟悉显微镜的构造和使用。
2. 观察血细胞的形态结构。

【实验材料】

显微镜,采血针,载玻片,75% 酒精棉球,消毒干棉球。

【实验步骤】

1. 学习显微镜的构造和使用

(1)显微镜的构造:普通光学显微镜的构造可以分为机械和光学系统两大部分(图 2-15)。机械部分:镜座、镜臂、镜筒、转换器、载物台、调焦旋钮;光学部分:物镜、目镜、反光镜、聚光器。

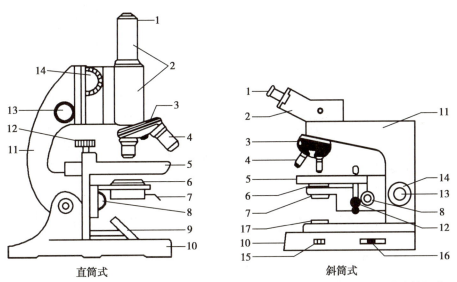

直筒式　　　　　　　　斜筒式

1. 目镜;2. 镜筒;3. 转换器;4. 物镜;5. 载物台;6. 聚光器;7. 虹彩光圈;8. 聚光镜调节钮;9. 反光镜;10. 镜座;11. 镜臂;12. 标本片移动钮;13. 细调焦旋钮;14. 粗调焦旋钮;15. 电源开关;16. 光亮调节钮;17. 光源。

图 2-15　显微镜构造

(2)显微镜的使用

1)接通电源:采用白炽灯为光源时,应在聚光镜下加一蓝色的滤色片,除去黄光。一般情况下,对于初学者,进行显微镜观察时应遵从低倍镜到高倍镜的观察程序,因为低倍镜视野较大,易发现目标及确定检查的位置。

2）低倍镜观察：将做好的组织切片标本片固定在载物台上，用标本夹夹住，移动推进器使观察对象处在物镜的正下方。旋转转换器，将10倍的物镜调至光路中央。旋转粗调焦旋钮将载物台升起，从侧面注视小心调节物镜接近标本片，然后用目镜观察，慢慢降载物台，使标本在视野中初步聚焦，再使用细调焦旋钮调节图像清晰。通过玻片夹推进器慢慢移动玻片，认真观察标本各个部位，找到合适的目的物，仔细观察并记录结果。调焦时只应降载物台，以免一时的误操作而损坏镜头。

注意无论使用单筒显微镜或双筒显微镜均应双眼同时睁开观察，以减少眼睛的疲劳，也便于边观察边绘图记录。

3）高倍镜观察：在低倍镜下找到合适的观察目标并将其移至视野中心，轻轻转动物镜转换器将高倍镜移至工作位置。对聚光镜光圈及视野亮度进行适当调节后，微调细调焦旋钮使物像清晰，仔细观察并记录。如果高倍镜和低倍镜不同焦，则按照低倍镜的调焦方法重新调节焦距。

2. 血涂片制作

（1）用酒精棉球擦拭消毒指尖，用采血针刺破指尖，从采血针眼处挤出米粒大小血滴，用清洁玻片的一端轻轻接触血滴，使血滴附于玻片面上（注意避免触及皮肤，否则血在玻片上就不能成滴）。

（2）左手拿该片的两端，迅速用右手拿住另一载玻片的一端，另一端由前向后放在左手载玻片的血滴上，并使两载玻片成45°，轻轻移动，使血滴成一直线，然后由后向前推，形成均匀的血膜。

（3）涂片在空气中干燥后放于染色架上，滴加瑞氏染色液，使涂片被染色液覆盖。

（4）染色1分钟后，再加等量的缓冲液于染色液上，浸染约5~8分钟，此时涂片表面呈现一层古铜色。

（5）用蒸馏水迅速冲洗，见涂片呈粉红色后，自然晾干。

3. 血细胞观察　制作良好的血涂片厚薄适宜，血膜分布均匀，呈粉红色。选择厚薄适宜的部位放于显微镜下观察。先用低倍镜观察全片，了解涂片染色、细胞分布的情况，再用油镜观察（图2-16）。

（1）红细胞：数量最多，体积小而圆、均匀分布，呈红色的双凹圆盘状，边缘厚，着色较深，中央薄，着色较浅，无细胞核、细胞器，胞质内充满血红蛋白。

（2）白细胞：白细胞数量较红细胞数量少，但细胞体积大，细胞核明显，易与红细胞区别。

1）中性粒细胞：胞质中的特殊颗粒细小，分布均匀，呈淡紫红色。细胞核呈深紫红色，一般分3~5叶。

2）嗜酸性粒细胞：细胞核常分两叶，呈紫蓝色。主要特点是胞质内充满粗大、圆形的颗粒，色鲜红或橘红。

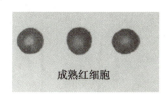
成熟红细胞

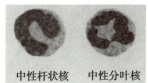
中性杆状核　中性分叶核

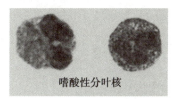
嗜酸性分叶核

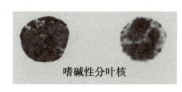
嗜碱性分叶核

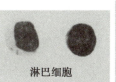
淋巴细胞

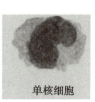
单核细胞

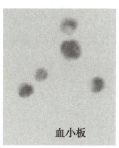
血小板

图 2-16　光学显微镜下血细胞的正常形态

3)嗜碱性粒细胞:胞质中分散着许多大小不一的深紫蓝色颗粒。细胞核呈圆形或分叶,也染成紫色,但染色略浅。

4)淋巴细胞:细胞核大而圆,几乎占据整个细胞,呈深蓝紫色。胞质极少,仅在核的一侧出现一线状天蓝色或淡蓝色的胞质。

5)单核细胞:细胞核呈肾形、马蹄形,常在细胞一侧,着色比淋巴细胞浅。

(3)血小板:为形状不规则的细胞小体,其周围部分为浅蓝色,中央有细小的紫色颗粒,常聚集成群,分布于红细胞之间。高倍镜下一般只能看到成堆的紫色颗粒。

4. 基本组织的观察(示教)　上皮组织、结缔组织、肌组织、神经组织切片。

【实验提示】

1. 显微镜的维护。观察结束后,先降载物台,取下载玻片。然后用擦镜纸分别擦拭物镜和目镜,清洁显微镜的金属部件。将各部分还原,将物镜转成"八"字形,同时把聚光镜降下,以免物镜和聚光镜发生碰撞;最后显微镜放回原处。

2. 如涂片标本本身太短,可观察的部分会受限,故以在离开载玻片另一端 2cm 地方制血滴涂抹为宜。

3. 载玻片、推片的角度越小,血液越薄;涂抹速度越慢,血液也越薄。如用力过猛白细胞容易破损。

【实验思考】

请比较各种血细胞的形态特点。

第二章
习题

目标检测

1. 简述细胞的结构和功能。

2. 简述被覆上皮的特点、分布和功能。

3. 简述血细胞的组成和各类细胞具有的生理特性。

（杜 娟）

第三章　人体的基本结构

学习目标

1. **掌握**　解剖学姿势、方位术语与人体的轴与面；掌握骨、骨连接、骨骼肌的构成及其功能；掌握骨的形态构造和关节的基本结构。
2. **熟悉**　人体器官与系统的关系；熟悉皮肤的构成及其功能；熟悉肌的辅助结构及其功能。
3. **了解**　皮肤的附属器及其功能。

导学情景

情景描述：

　　人体解剖学是研究正常人体各部分形态、结构、位置、毗邻及结构与功能关系的科学。学习人体解剖学的目的,在于理解和掌握人体各系统器官的形态结构的基本知识,为学习后续课程奠定必要的形态学基础。

学前导语：

　　人体解剖学是一门形态学科学,直观性强,名词多、描述多是其特点。因此,在学习过程中要充分利用各种标本、模型、图片等直观道具,多看、多摸、多想、多记,以加深对形态知识的理解和掌握。

第一节　概述

　　为了正确地描述人体的形态结构和各器官的位置关系,解剖学确定了解剖学姿势、面和方位术语。这些概念和术语是人为规定的,也是国际公认的学习解剖学必须遵循的基本原则。

一、解剖学姿势

　　身体直立、面向前方,两眼平视前方,上肢下垂于躯干两侧,下肢并拢,手掌和足尖向前,双臂自然垂于躯干两侧。不论人体的位置如何,在描述人体器官、系统结构的位置关系时,均应以解剖学姿势为准。

二、解剖学方位术语

表示解剖学方位的术语如下：

1. **上和下**　近头侧者为上；近足侧者为下。

2. **前和后**　距身体腹面近者为前，又称腹侧；距背面近者为后，又称背侧。

3. **内侧和外侧**　近正中矢状面为内侧；远离正中线者为外侧。

4. **内和外**　空腔器官中，在腔内或靠近内腔者为内；远离内腔者为外。

5. **浅和深**　接近身体表面或器官表面者为浅；反之为深。

6. **近侧和远侧**　多用于四肢，近躯干者为近侧；远离躯干者为远侧。

三、面

解剖学常用的面有三种 (图 3-1)：矢状面、冠状面、水平面。

1. **矢状面**　按前后方向纵切，将人体分为左右两部分的切面。通过人体正中线的矢状面称正中矢状面。

2. **冠状面**　又称额状面，按左右方向纵切，将人体分为前后两部分的切面。

3. **水平面**　又称横切面，与人体长轴垂直将人体分为上下两部分的切面。

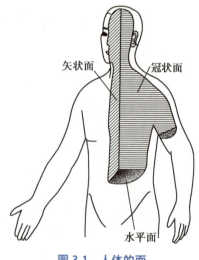

图 3-1　人体的面

四、器官和系统

由不同组织构成的具有一定形态和生理功能的结构称器官，如肺、心、胃、肾、脑等都是器官。许多功能相近的器官联合起来，以共同连续完成某一方面功能的结构称系统。人体可分为运动系统、消化系统、呼吸系统、泌尿系统、生殖系统、脉管系统、内分泌系统、神经系统和免疫系统等九大系统。

人体各器官、系统各有其特定的功能，器官、系统间相互联系、相互影响形成统一的有机体，这个有机体在神经、体液的调节下，进行正常的生理活动。

点滴积累

1. 在描述人体结构的位置关系时，均应以人体解剖学姿势为准进行描述。
2. 正中矢状面将人体分成了左右基本对称的两部分。
3. 由不同组织构成的具有一定形态和生理功能的结构称器官；功能相近的器官进一步构成了系统。

第二节　运动系统

运动系统由骨、骨连结和骨骼肌三部分组成。骨和骨连结构成人体的支架，即骨骼。骨骼肌附于骨的表面，收缩时牵动骨骼产生运动，它们共同完成支撑身体、保护体内器官和躯体运动等功能（图 3-2）。

一、骨和骨连结

（一）骨

成人有 206 块骨，骨占体重的 20% 左右。

1. 骨的形态和分类　骨的形态多样，根据其在体内的部位，可分为颅骨、躯干骨和四肢骨三部分；按形态可分为长骨、短骨、扁骨和不规则骨。

（1）长骨：分布于四肢，呈长管状，分一体两端。体又称骨干，内部的空腔称骨髓腔，其内容纳骨髓。端又称骺，是骨干两端的膨大，有光滑的关节面，与临近的关节面构成关节。长骨分布于四肢，如尺骨、胫骨等。

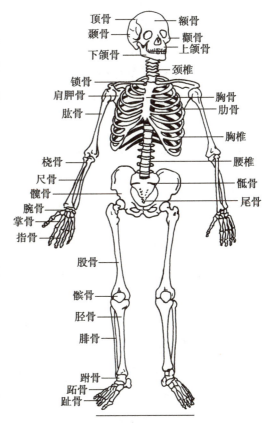

图 3-2　人体的骨骼（前面观）

（2）短骨：短小，近似立方形，多成群分布于手足，如腕骨和跗骨等。

（3）扁骨：扁薄，呈板状，分布于头、胸、盆等处，如顶骨、胸骨等。

（4）不规则骨：外形不规则，如椎骨等。

2. 骨的构造　骨由骨质、骨膜和骨髓组成（图 3-3）。

（1）骨质：也就是骨组织，分为骨密质和骨松质。骨密质致密坚实，抗压、抗扭曲力强，分布于长骨骨干和其他骨的表面。骨松质结构疏松，似海绵状，由大量细小片状或针状的骨小梁连接而成，分布于骨的内部及骨骺；骨小梁之间形成不规则的间隙。

（2）骨膜：为被覆于除关节面以外的骨表面的结缔组织膜。含丰富的血管、淋巴管、神经和成骨细胞等，对骨的营养、生长发育、感觉和损伤后的再生修复具有非常重要的作用。

（3）骨髓：填充于骨髓腔和骨松质间隙内，分为红骨髓和黄骨髓两种。红骨髓呈深红色，主要由网状组织和不同发育阶段的各类造血细胞构成，是重要的造血场所和免疫细胞生成的场所。胎儿及幼儿的骨髓腔

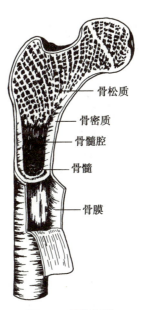

图 3-3　骨的构造

内全是红骨髓。从6岁左右起骨髓腔内脂肪组织逐渐增多,红骨髓逐渐转化为黄骨髓并失去造血功能。黄骨髓仍保持造血潜能,当急性失血时,部分黄骨髓可转变为红骨髓而恢复造血功能。在长骨骺端、扁骨和不规则骨的骨松质中的红骨髓终生保持。因此,临床上需要抽取红骨髓检查骨髓象时,多在扁平骨或骨髓腔等处进行骨髓穿刺。

3. 骨的化学成分及物理特性 骨的化学成分包括有机质和无机质两类。有机质主要是骨胶原纤维束以及黏蛋白等,它们构成骨的支架,使骨具有弹性和韧性。无机质主要是碱性磷酸钙,使骨具有坚硬性。因年龄不同,骨的有机质和无机质的比例不同,其物理特性也随之变化。幼儿骨的有机质相对较多,骨的弹性和可塑性大,硬度小,受外力作用时容易弯曲变形,但不易发生骨折或折而不断。老年人骨的无机质比重增大,骨的脆性增大,易骨折。

知识链接

骨折愈合

骨折是指骨的连续性和完整性中断,通常可分为外伤性骨折和病理性骨折。骨的再生能力很强。一般情况下,经过良好复位的外伤性骨折,几个月内便可完全愈合,恢复正常结构和功能。

4. 骨的发生与生长 骨由胚胎时期幼稚的结缔组织发育而成。它的发生方式有两种:一种是直接由胚胎时期的结缔组织膜发生骨化而成的膜内成骨,即膜化骨,如颅盖各骨都由这种方式形成。另一种是先由幼稚的结缔组织形成软骨,再由软骨通过骨化,改建而成的软骨内成骨,即软骨化骨,如四肢骨、躯干骨等。在骨的生长过程中,骨膜和软骨的不断增殖和骨化,使骨不断增长和增粗,当骨膜和软骨不再增殖时,骨就停止生长。

(二) 骨连结

骨与骨之间借助纤维结缔组织、软骨或骨的连接装置称骨连结。骨连结分为直接连结和间接连结两种形式。直接连结主要有纤维连结、软骨连结和骨性结合三种形式。纤维连结和软骨连结较牢固,活动度很小,甚至无活动性。颅骨之间的连结属于纤维连结,相邻椎体之间的椎间盘所形成的连结属于软骨连结。

间接连结称为关节或滑膜关节,简称关节,相互组成关节的骨通过结缔组织囊连结,囊腔为潜在性腔隙,内含滑液,故滑膜关节具有较大的活动性。

1. 滑膜关节的基本结构 滑膜关节具有关节面、关节囊和关节腔三个基本结构(图3-4)。

(1)关节面:是构成关节各骨的邻接面,表面覆盖有关节软骨。关节软骨由透明软骨构成,较光滑、有弹性,具有减少摩擦和缓冲外力冲击的作用。

(2)关节囊:为结缔组织构成的膜性囊,附于关节的周缘。分两层,外层为纤维膜,致密而坚韧,可增强关节的稳固性;内层为滑膜,薄而平滑柔软,能分泌滑液润滑关节和营养

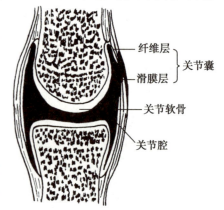

图3-4 关节结构模式图

纤维层 } 关节囊
滑膜层
关节软骨
关节腔

关节软骨。

(3)关节腔:是关节软骨和关节囊共同围成的密闭的潜在腔隙,内含少量滑液。腔内为负压,有助于关节的稳固性。

2. 滑膜关节的辅助结构　滑膜关节除上述基本结构外,还有韧带、关节盘、关节唇、半月板等辅助结构。韧带可增强关节的稳固性,关节盘和半月板使关节面更相适应,亦可增强关节的稳固性、增加关节的运动形式和运动幅度。

3. 滑膜关节的运动形式　主要有以下几种形式。

(1)移动:是指最简单的相邻骨关节面之间的滑动。

(2)屈和伸:构成关节的骨之间角度减少的运动称屈;反之称伸。

(3)内收和外展:骨向正中矢状面靠拢的动作称内收;反之称外展。

(4)旋内和旋外:是骨沿本身的垂直轴进行的旋转运动。骨的前面转向内侧称旋内或旋前;转向外侧称旋外或旋后。

(5)环转:是屈、外展、伸和内收等的连续运动。运动时骨的近侧端在原位转动,远侧端做圆周运动。

二、肌

运动系统的肌均属骨骼肌,又称随意肌,受人的意识控制,有 600 余块,分布广泛。骨骼肌约占体重的 40%。

(一)肌的形态和结构

根据肌的外形可分为长肌、短肌、扁肌和轮匝肌(图 3-5)。长肌呈长梭形或带状,多分布于四肢,收缩时可产生较大幅度的运动。短肌多分布于躯干深部,有明显的节段,收缩时只能产生小幅度的运动。扁肌扁薄而宽阔,主要分布于躯干,除能引起运动外,还有保护内脏的作用。轮匝肌呈环形,位于孔、裂的周围,收缩时可关闭孔、裂。

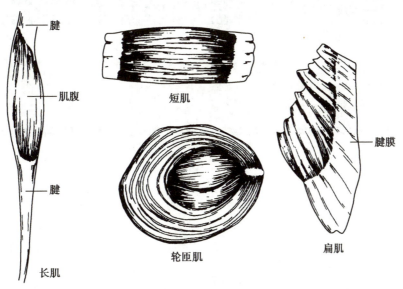

图 3-5　肌的形态

根据肌的作用可将其分为伸肌、屈肌、收肌、展肌、旋前肌及旋后肌等,它们分别有伸、屈、内收、外展和旋转关节等作用。

肌由肌腹和肌腱构成。肌腹主要由大量的骨骼肌纤维构成,具有收缩功能。肌腱由致密结缔组织构成,呈银白色,非常坚韧,无收缩功能。扁肌的腱多薄而宽阔,又称腱膜。

(二)肌的起止和作用

肌通常跨过一个或多个关节,两端借肌腱分别附着于一块或多块骨的表面。通常将躯干肌近正中矢状面的附着点作为起点,远离正中矢状面的附着点作为止点;四肢肌在肢体近端或躯干侧的附着点作为起点,在肢体远侧端或远离躯干侧的附着点作为止点。在一般情况下,肌收缩时,止点向起点方向移动。

(三)肌的辅助结构

肌的辅助结构主要有筋膜、滑膜囊、腱鞘和籽骨,具有保护和辅助肌活动的作用。

1. 筋膜 分为浅、深两种筋膜。

(1)浅筋膜:位于皮下,又称皮下筋膜。主要由疏松结缔组织构成,内含脂肪、血管和神经等,有保温和保护深层组织的作用。皮下注射就是将药物注入浅筋膜。

(2)深筋膜:位于浅筋膜的深面,又称固有筋膜,由致密结缔组织构成。深筋膜与肌的关系密切,进入深部包裹肌和肌群,形成肌间隔。深筋膜有保护和约束肌的作用;肌收缩时,可减少相邻肌或肌群间的摩擦,有利于肌或肌群的活动。

2. 滑膜囊 为密闭的结缔组织扁囊,内有滑液,多位于腱和骨面之间,以减少相邻结构之间的摩擦。

3. 腱鞘 为包裹肌腱的鞘状结构,可分内、外两层。鞘的两层间有少量滑液,具有减少腱与骨之间摩擦的作用。

4. 籽骨 为某些肌腱内的扁圆形小骨,可以在运动中减少摩擦、改变骨骼肌的牵引方向。

点滴积累

1. 骨由骨质、骨膜和骨髓组成。
2. 骨髓分为红骨髓和黄骨髓,前者具有造血功能,后者具有造血潜能。
3. 骨连结主要有纤维连结、软骨连结和滑膜关节三种形式。
4. 骨骼肌由肌腹和肌腱构成,肌腹主要由骨骼肌纤维构成,具有收缩功能。

第三节 皮肤

皮肤是人体面积最大的器官,约占人体总重量的15%,覆盖于体表,具有保护、感觉、吸收、分泌与排泄、调节体温等功能。

一、皮肤的结构

皮肤由浅层的表皮和深层的真皮组成(图 3-6),并借皮下组织与深部组织相连。皮肤内还有毛发、皮脂腺、汗腺及指(趾)甲等附属器。

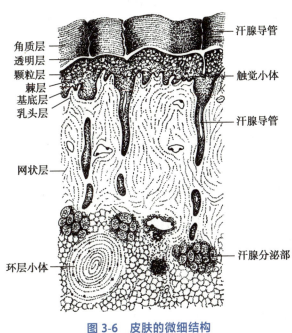

图 3-6　皮肤的微细结构

(一) 表皮

表皮为皮肤的表层,由复层扁平上皮组成。全身各部皮肤的表皮厚薄不一,表皮由深到浅依次为基底层、棘层、颗粒层、透明层和角质层。

1. **基底层**　为一层矮柱状细胞构成,有较强的分裂增殖能力。细胞之间有少量的黑色素细胞,能产生黑色素,可吸收紫外线。

2. **棘层**　由 4~10 层多边形细胞组成。细胞较大,表面有许多棘状突起。

3. **颗粒层**　由 2~3 层梭形细胞组成。细胞内充满了透明角质颗粒,细胞已开始向角质细胞转化。

4. **透明层**　由数层扁平细胞组成。细胞核和细胞器已消失,胞质均匀。

5. **角质层**　由多层扁平的角质化细胞组成,具有耐酸碱、抗摩擦等保护作用。

(二) 真皮

位于表皮深面,由致密结缔组织构成。分为乳头层和网状层。真皮内有丰富的血管、淋巴管、神经和感受器等。此外,还有汗腺、皮脂腺等皮肤附属器。真皮的深部与皮下组织相连,两者间无明显界限。

二、皮肤的附属器

皮肤的附属器包括毛发、皮脂腺、汗腺及指(趾)甲等。

> **知识链接**
>
> **皮脂腺的分泌**
>
> 皮脂腺的分泌以青春期最活跃,当面部的皮脂腺分泌旺盛且导管阻塞时,可形成粉刺。老年人因皮脂腺萎缩,故皮肤和毛发均干燥且失去光泽。

三、皮肤的功能

(一)保护

皮肤覆盖在人体表面,是机体的重要屏障,可将外界的有害物质隔离在外,对深部组织具有一定的保护作用;同时,皮肤也是人体面积最大的器官,可防止体内水分、电解质和营养物质丢失。

(二)感觉

皮肤存在神经末梢和多种感觉器,可感受外界环境的复杂变化,产生相应的感觉如触觉、压觉、痛觉和温觉等,有利于机体做出应对反应。

(三)分泌与排泄

皮肤上的附属器官,如汗腺、皮脂腺等,具有一定的分泌和排泄的作用,可以将人体的代谢产物排出体外。皮脂腺分泌皮脂,在皮表形成脂质膜,起润滑皮肤和毛发的作用。

(四)吸收

皮肤具有吸收外界物质的能力,尤其是脂溶性物质较易被吸收。皮肤的吸收功能对维护身体健康不可缺少,也是临床外用药物治疗疾病的理论基础。

(五)调节体温

皮肤是热的不良导体,可保持体温的恒定。气温过高时,皮肤血管扩张,血流增多,汗腺分泌增强,可以散热,防止体温升高;气温降低时,皮肤的血管收缩,汗液分泌减少,有利于保温。

> **点滴积累**
>
> 1. 皮肤是人体面积最大的器官,具有保护、感觉、分泌与排泄、吸收、调节体温等功能。
> 2. 皮肤由表皮和真皮构成,血管和神经位于真皮层。

实验二　骨与骨骼肌

【实验目的】

(一) 骨

1. 熟悉骨的形态构造和关节的基本结构。

2. 掌握各部胸骨、肋骨、椎骨和骶骨的形态,脊柱的组成、连结和形态,胸廓的组成和形态。

3. 了解颅的分部,颅各面的形态构造,颞下颌关节的组成和构造。

4. 观察上肢骨的构成和各骨的位置形态,肩关节、肘关节、桡腕关节的构成和构造特点。

5. 观察下肢骨的构成和各骨的位置形态,骨盆的构成和分部,髋关节、膝关节的构成和结构特点。

6. 辨认全身主要的骨性标志。

(二) 骨骼肌

1. 了解肌的分类、构造和辅助结构。

2. 熟悉胸锁乳突肌、胸大肌、肋间肌、斜方肌、背阔肌和竖脊肌的位置和作用。

3. 观察膈肌的位置、形态和作用,腹前外侧壁各肌的位置和形态特点。

4. 辨认腹直肌鞘的位置和形态。腹股沟管的位置、形态和构成。腹股沟三角的位置和境界。

5. 熟悉三角肌、肱二头肌、肱三头肌、梨状肌、臀大肌、股四头肌和小腿三头肌的位置和作用。

【实验材料】

1. 人体骨架标本、全身各骨标本、股骨剖面标本及脱钙骨和煅烧骨标本。

2. 已打开关节囊的肩关节、肘关节、颞下颌关节、桡腕关节、髋关节和膝关节标本,脊柱标本,椎骨连结标本。

3. 整颅标本、水平切及矢状切的颅标本、新生儿颅标本和鼻旁窦标本。

4. 全身骨骼肌标本、面肌标本、躯干肌标本、膈肌标本和四肢肌标本。

5. 颅顶各层次解剖标本。

【实验步骤】

(一) 骨

1. 骨的分类和构造

(1)骨的分类:在骨架上辨认各种形态的骨,观察它们的分布和形态特点。

(2)骨的化学成分与骨物理特性的关系:取经煅烧除去有机质的骨标本和经稀盐酸脱钙后的骨

标本,观察它们的外形和比较它们的物理性质。

2. 骨连结的分类和构造

(1)直接连结:取脊柱腰段矢状切面和颅的标本,分别观察椎间盘和骨缝。

(2)关节:关节包括基本构造和辅助结构。关节的基本构造:取肩关节标本观察关节囊的构造及附着部位,关节面的形状,关节腔的构成;关节的辅助结构:取膝关节标本,观察关节韧带的外形、纤维排列及其与关节囊的关系;观察膝关节两块半月板的位置和形态。

3. 躯干骨及其连结

(1)脊柱:在人体骨架标本上观察脊柱的组成和位置。

1)椎骨:取胸椎观察辨认椎体、椎弓、椎弓板、椎弓根、横突、棘突、上下关节突和椎间孔,观察椎管和椎间孔的形态和位置。区别不同部位椎骨的形态特点。观察骶骨的岬、骶前孔、骶后孔、骶管裂孔、耳状面以及骶角,骶管与骶前孔、骶后孔的交通关系。

2)椎骨的连结:取切除 1~2 个椎弓的脊柱腰段标本,观察椎间盘的构造、外形和位置。观察前、后纵韧带的位置;棘上韧带、棘间韧带和黄韧带的附着部位。在脊柱标本上,从前、后面观察椎体大小的变化,棘突排列的方向。从侧面观察 4 个生理弯曲的部位和方向。

(2)胸廓:在人体骨架标本上观察胸廓的组成、各骨的位置和各肋前、后端的连结关系。在胸骨标本上区分胸骨柄、胸骨体和剑突,辨认胸骨角和颈静脉切迹。在活体上摸辨以下结构:第 7 颈椎棘突、胸骨角、剑突和肋弓。

4. 颅骨及其连结

(1)颅的组成:取整颅及颅的正中矢状切和水平切标本,观察颅的分部和各块颅骨在整颅中的位置。观察下颌骨的形态。

(2)颅的整体观:取新生儿颅标本及颅的正中矢状切和水平切标本观察。①颅的顶面。②颅底内面。③颅底外面。④颅的侧面。⑤颅的前面:眶、骨性鼻腔、鼻旁窦。

在活体上摸辨以下结构:枕外隆凸、下颌角和乳突。

(3)颞下颌关节:取关节囊外侧壁已切除的颞下颌关节标本,察看颞下颌关节的组成、关节囊的结构特点和关节盘的形态。结合活体,验证颞下颌关节的运动。

5. 四肢骨及其连结

(1)上肢骨

1)肩胛骨:辨认肩胛骨的两面、3 角与 3 缘。查找肩胛骨前面的肩胛下窝,后面的肩峰、肩胛冈及冈上、下窝,确认外侧角上的关节盂。在人体骨架标本上察看上、下角和肋的对应关系。

2)肱骨:在上端观察肱骨头的外形、大结节、小结节与外科颈。在肱骨体中部寻认三角肌粗隆及桡神经沟。在下端依次寻认内上髁、肱骨滑车、肱骨小头和外上髁。

3)桡骨:上端细小,下端粗大;观察上端的桡骨头,以及与肱骨小头的对应关系。在下端,辨认外侧的茎突,内侧和尺骨头相对的尺切迹,并观察腕骨与桡骨下端相接的关节面。

4)尺骨:上端粗大,下端细小。观察上端的冠突、鹰嘴和滑车切迹,在冠突的外侧面寻认桡切迹,观察桡切迹与桡骨头的对应关系。在下端辨认尺骨头与茎突。

在活体上摸辨锁骨全长、肩峰、肩胛冈、肩胛骨下角、肱骨内上髁、肱骨外上髁、尺骨鹰嘴和桡骨茎突。

(2)上肢骨的连结：取肩、肘关节的解剖标本，观察肩、肘关节的组成和结构特点，并结合活体验证其活动。

(3)下肢骨

1)髋骨：根据髋臼与闭孔的位置，先判定髋骨的侧别与方位，明确髂骨、坐骨和耻骨在髋骨中的位置。然后寻认髂嵴、髂前上棘、髂后上棘与髂结节、髂窝、耳状面和弓状线、耻骨梳、耻骨结节和耻骨下支，注意耻骨梳与弓状线的关系。在髋骨的后下部辨认坐骨结节、坐骨棘、坐骨大小切迹与坐骨支。

2)股骨：观察股骨颈、股骨头、大转子和小转子，注意股骨头与髋臼的关系和股骨上端的方向。观察股骨下端的内、外侧髁。

3)胫骨：在胫骨上端观察内、外侧髁与股骨同名髁的对应关系。寻认胫骨粗隆和胫骨下端的内踝。

4)腓骨：辨认上端膨大的腓骨头与下端略呈扁三角形的外踝。

在活体上摸辨以下结构：髂嵴、髂前上棘、耻骨结节、坐骨结节、大转子、胫骨粗隆及内、外踝。

(4)下肢骨的连接：取骨盆和髋、膝关节的解剖标本，观察髋骨的连结和骨盆的组成和分部，髋、膝关节的组成和结构特点。结合活体验证髋、膝关节的运动。

(二) 骨骼肌

在四肢肌、躯干肌和面肌标本上，区分长肌、短肌、扁肌和轮匝肌，观察肌的起止情况并理解其作用。具体观察以下内容，并理解它们的作用。

1. 躯干肌 ①斜方肌、背阔肌、竖脊肌、胸锁乳突肌、胸大肌、肋间外肌和肋间内肌的位置。②膈的位置、起止概况和形态，主动脉裂孔、食管裂孔和腔静脉孔的位置和通过的结构。③腹前壁肌的名称及层次关系。④腹股沟管的位置和内容。

2. 上肢肌 ①三角肌和肱二头肌的位置，在活体肘窝内摸辨肱二头肌腱。②前臂肌的分群及其位置。③肘窝和腋窝的位置和内容。

3. 下肢肌 ①臀大肌的位置、形态及其与坐骨神经的位置关系。②大腿肌的分群及其位置。③股四头肌和髌韧带的位置。④小腿肌的分群及其位置。⑤小腿三头肌的位置，并在自身触摸其肌腹和腱的轮廓。⑥股三角和腘窝的位置和内容。

【实验提示】

1. 辨认每一骨骼标本时，首先要分清该标本的上下端与前后面、内外侧缘及左右侧别。

2. 尸体有甲醛气味，对眼、鼻、口等处的黏膜刺激较强，应注意防护。动手操作时应戴口罩和手套。

3. 注意保护标本，防止损坏。操作过程中，动作要轻柔，防止肌纤维被撕裂和骨结构的破坏。

4. 学习过程中,只有边结合教材的文字描述边与标本相对照,才能将课本知识融会贯通。若只看插图不看文字,则对标本的认识缺乏全面性。

5. 要克服对尸体的畏惧心理,只有亲自动手操作,才能观察更清楚、记忆更深刻。

【实验思考】

结合本次实验所学内容,请同学们在自己身体上找到有关的骨与骨骼肌,以加深对所学人体解剖知识的理解。

第三章
习题

目标检测

1. 简述解剖学方位术语。

2. 人体有哪九个系统?

3. 骨髓可分哪几类? 各有何特点?

4. 简述骨骼肌的形态、构造与辅助装置。

(范晓飞)

第四章　疾病概论

学习目标

1. **掌握**　健康、疾病和人体死亡的分期。
2. **熟悉**　亚健康概念、病因的种类、疾病的三种结局。
3. **了解**　疾病发生条件、传统死亡观。

导学情景

情景描述：

　　世界卫生组织（WHO）于 1992 年在加拿大维多利亚召开的国际心脏健康会议上发表了《维多利亚宣言》。宣言认为，当前主要的问题是在科学和民众之间架起一座"健康金桥"，使科学更好地为民众服务。这座"健康金桥"有四大基石：合理膳食，适量运动，戒烟限酒，心理平衡。这四大基石构成了健康的生活方式，它能使高血压的发病率降低 55%，脑卒中的发病率降低 75%，糖尿病的发病率降低 50%，肿瘤的发病率降低 33%，平均寿命延长 10 年以上，而且经济实惠。

学前导语：

　　本章同学们将学习健康、亚健康与疾病的概念，导致疾病的常见原因和疾病的发展过程等知识，为后续课程奠定理论基础。

第一节　健康、亚健康与疾病的概念

一、健康

　　1946 年，世界卫生组织（WHO）成立时，把健康定义为"一种生理、心理和社会适应的完好状态，而不仅仅是没有疾病和虚弱的状态"。随着社会的发展和进步，人们又赋予健康新的内涵，对健康提出了更高的要求，因此，WHO 在 1989 年把健康的定义修改为：除了身体健康、心理健康和社会适应良好外，还要加上道德健康。只有这四个方面都健全的人，才算完全健康。

二、亚健康

　　亚健康状态是机体介于健康和疾病之间的一种状态。亚健康的原因很多，如工作、学习压力过大；人际关系的处理不善；环境污染；不良的生活及工作方式等。亚健康状态的表现错综复杂，主要有疲乏无力、精神不振、头痛、头晕、失眠多梦、注意力不易集中、记忆力减退、工作效率低下、情绪低落或者易烦躁、焦虑等。处于亚健康状态的机体经检查无明显器质性病变。

当机体已经处于亚健康状态而原因不能及时消除，则可向疾病状态发展。反之，则可恢复到健康状态。因此，正确认识亚健康状态并及时消除其原因，可以预防疾病的发生，从而维护和促进身心健康。

三、疾病

目前一般认为，疾病是指机体在一定的病因作用下，由于自稳调节紊乱而发生的异常生命活动过程。在此过程中，机体常发生形态结构、功能和代谢的变化，临床上表现出一系列的症状和体征，包括心理障碍和社会行为的异常，以及对环境的适应能力下降、劳动能力减弱甚至丧失。

知识链接

症状与体征

症状与体征都是患病机体的临床表现。症状是指患者在疾病过程中主观上感受到的不适，如头痛、心慌等；体征是指医师对患者进行体格检查时发现的异常征象，如心脏杂音、肝肿大等。

点滴积累

1. 完整的健康包括身体健康、心理健康、社会适应良好和道德健康。
2. 疾病是机体在病因作用下所发生的异常的生命活动过程。
3. 亚健康状态是机体介于健康和疾病之间的一种状态。

第二节　病因概述

与疾病发生有关的所有因素统称为病因，包括疾病发生的原因和条件。

一、疾病发生的原因

一种疾病可以有多种病因，其中对于疾病的发生必不可少的并且决定疾病特异性的因素，称为疾病发生的原因。任何疾病的发生都是有原因的，常见的致病原因有以下几种。

1. **生物因素**　是最常见的致病因素,包括各种病原微生物(如细菌、病毒、真菌等)和寄生虫。临床上,生物因素引起的疾病又称为感染。病原体侵入机体往往有特定的途径并作用于一定的部位,如甲型肝炎病毒经消化道侵入机体后进入肝细胞复制,引起肝脏损害。病原体侵入机体后致病与否,主要取决于其数量、侵袭力、毒力,并与机体的免疫功能状态有密切的关系。

2. **物理因素**　主要有机械力、高温、低温、电流、电离辐射、噪声等。临床上常见的创伤是由机械力引起的组织损伤。物理因素引起疾病的严重程度主要取决于其作用强度、部位、持续时间等,它们往往只在疾病发生时起作用。

3. **化学因素**　包括无机和有机化学物质,达到一定浓度或剂量时可引起人体化学性损害或中毒,如强酸、强碱、化学毒物和某些药物等。环境污染中主要是化学污染物,如汽车尾气中的一氧化碳、碳氢化合物、氮氧化合物等。临床药物治疗中,长期或过量用药可引起慢性中毒或相应器官组织损伤。

4. **遗传因素**　近些年来,随着细胞遗传学和分子遗传学的飞速发展,遗传因素在疾病发生发展中的作用日益受到关注。一般所说的遗传病是指因生殖细胞或受精卵中的遗传物质发生变异而导致的疾病,包括单基因遗传病、染色体病和多基因遗传病。单基因遗传病是指受一对基因控制的遗传病,如红绿色盲等;染色体病是指由染色体的数目改变或结构发生畸变所引起的遗传病,如先天愚型等;多基因遗传病是指由多个基因和环境因素共同作用引起的疾病,如高血压、精神分裂症等。

5. **先天因素**　是指能够影响胎儿发育的有害因素,如妇女怀孕早期病毒感染、服用某些药物,可引起胎儿的先天性心脏病或其他畸形;此外,不良习惯如酗酒、吸毒等,也会影响胎儿的生长发育。

6. **免疫因素**　免疫功能严重降低(免疫缺陷病,如艾滋病)机体易发生感染和恶性肿瘤;免疫功能过强可引起超敏反应(变态反应)性疾病,如青霉素过敏、支气管哮喘;免疫功能异常可导致自身免疫性疾病,如全身性红斑狼疮、类风湿关节炎。

7. **营养因素**　营养物质摄入过多或不足都可以引起疾病。如营养过剩可引起肥胖症,高脂饮食与动脉粥样硬化的发生有关。饮食中缺碘可引起甲状腺肿,缺钙可致佝偻病等。

8. **社会及心理因素**　随着社会的发展和医学模式的转变,社会及心理因素在疾病发生发展中的作用日益得到重视。心理因素与很多疾病的发生发展和转归都有密切的关系,长期不良的心理状态(紧张、焦虑、忧虑、悲伤、恐惧等)可引起人体的多种功能失调,进而引发心身疾病(偏头痛、高血压、神经症等)。社会因素包括社会环境、社会经济水平、人们的受教育水平以及生活、劳动、卫生条件等,对人群的健康和疾病的发生有着不可忽视的影响。

二、疾病发生的条件

疾病发生的条件是指那些能够促进或延缓疾病发生发展的因素,包括内部条件和外部条件。

临床上所说的诱因属于条件的范畴,它能够促进疾病的发生发展,如受凉后由于机体的抵抗力下降,更容易发生急性上呼吸道感染(感冒),即受凉是感冒的诱因。

> **点滴积累**
>
> 1. 疾病的原因是疾病的发生必不可少并且决定疾病特异性的因素,包括生物因素、物理因素、化学因素、遗传因素、先天因素、免疫因素、营养因素、社会及心理因素等。
> 2. 疾病发生的条件是指那些能够促进或延缓疾病发生发展的因素。

第三节　疾病的经过和转归

疾病的经过和转归一般分为四期,即潜伏期、前驱期、症状明显期和转归期。

一、潜伏期

潜伏期是指从病因作用于机体到最初出现症状前的一段时期。传染病潜伏期比较明显,如确定或怀疑某些个体已经感染某种传染病时应及早采取预防措施。如艾滋病患者,在潜伏期体内已经存在大量的人类免疫缺陷病毒(HIV),可通过性接触等途径将病毒传播给他人。

二、前驱期

前驱期是指从最初症状开始出现到典型症状出现之前的一段时期。此期主要表现为全身不适、食欲缺乏、头痛、乏力、低热等,缺乏特异性,容易误诊。此期及时就诊,有利于疾病的早期诊断和早期治疗。

三、症状明显期

症状明显期是指出现疾病典型症状的时期。临床上可根据典型表现迅速作出诊断。如大叶性肺炎病变进展至红色肝样变期时,可出现该病的典型症状——咳铁锈色样痰,此时容易确诊。

四、转归期

疾病的转归是疾病过程的最后阶段,亦即疾病的结局阶段。疾病的结局主要取决于致病因素作用于机体后发生的损伤与机体抗损伤反应斗争的情况,以及是否得到了及时和有效的治疗。疾病的结局有以下三种情况。

1. 完全康复　完全康复是指患者病变组织细胞的形态结构、功能和代谢完全恢复正常,症状、体征及其他临床表现完全消失。

2. 不完全康复　疾病的主要症状和体征消失,但病变组织的形态结构、功能和代谢未完全恢复正常,有时可留有后遗症,机体通过代偿维持相对正常的生命活动。如风湿性心内膜炎治疗后留下瓣膜口狭窄或关闭不全,机体首先通过心肌肥大等代偿作用来维持正常的心排血量,一旦失代偿,就会发生心力衰竭。

3. 死亡　死亡是生物个体生命活动的终止,也是生命最终必然的结局。死亡是一个渐进的发展过程,可分为三个阶段:濒死期、临床死亡期和生物学死亡期。

(1)濒死期:又称临终状态,此期的特点是脑干以上的神经中枢处于深度抑制,而脑干以下的功能依然存在。主要表现为各种生理功能的减弱,如意识模糊或丧失,反应迟钝或减弱,呼吸不规则、心跳微弱、血压下降、体温下降等。濒死期的长短因人因病而异。临床上常将无明显濒死期而直接进入临床死亡期的突然死亡称为猝死。

(2)临床死亡期:本期主要特点是延髓处于深度抑制和功能丧失状态,临床表现为呼吸和心跳停止、各种反射消失。但是此时组织细胞仍在进行着微弱的代谢活动,如能采取积极有效的抢救措施,有可能复苏成功。因此,本期是死亡的可逆阶段,施行必要的抢救措施是非常有意义的。

(3)生物学死亡期:本期是死亡过程的最后阶段,也是死亡的不可逆阶段。此期,机体各器官组织的新陈代谢相继停止,并发生不可逆的功能丧失和形态改变,有机体变为了尸体。进而出现一系列死后的变化,如尸冷、尸僵、尸斑等,最后尸体腐败分解。

点滴积累

1. 疾病的发生发展过程一般分为四期:潜伏期、前驱期、症状明显期和转归期。
2. 疾病的结局有完全康复、不完全康复和死亡三种情况。
3. 死亡是一个渐进的发展过程,可分为三个阶段:濒死期、临床死亡期和生物学死亡期。

目标检测

1. 亚健康人群有哪些表现?
2. 列出常见病因的种类。
3. 死亡的发展过程包括哪三期?每期的临床表现有什么特点?

ER 4-2

第四章
习题

(张可丽)

第五章　疾病的基本病理变化

ER 5-1

第五章
课件

导学情景

情景描述：

　　人为什么会生病？为什么会死亡？患病时机体会发生怎样的改变？远古时代，人们用神灵和巫术来诠释疾病和生命。古希腊名医希波克拉底提出的"体液学说"认为：人体由血液、黏液、黄胆汁和黑胆汁四种体液组成，人之所以会得病，就是由于四种液体不平衡造成的。18世纪中叶，意大利医学家莫尔加尼在对700多例尸体进行解剖研究后认为：不同的疾病是由相应器官的病变引起的。19世纪中叶，德国病理学家菲尔绍借助显微镜对病变的细胞、组织进行了深入观察，指出：细胞的病变是一切疾病的基础，进一步揭示了疾病的本质。现代医学已经能够从器官、组织、细胞、亚细胞以及分子、基因水平研究疾病的发生发展，了解生命的特征。

学前导语：

　　本章将带领大家学习患病机体的基本病理变化，为后面常见疾病的学习奠定理论基础。

　　患病机体的细胞、组织和器官在代谢、功能及形态结构上会有异常改变，即病理变化。疾病的种类繁多，病变复杂，但其发生、发展有着共同的规律，都是由若干基本病理变化组成的，在形态结构方面的基本病变有适应、损伤与修复，血液循环障碍，炎症和肿瘤等；在代谢、功能方面的改变主要包括水电解质代谢紊乱、发热和休克。学习和研究疾病的基本病理变化，有利于认识发生于不同器官疾病的特殊规律，是学习各种常见疾病的基础。

第一节　细胞和组织的适应、损伤与修复

　　机体的细胞和组织对不断变化的内、外环境所产生的刺激会做出应答反应，即通过调整自身的代谢、功能乃至形态结构来适应环境的改变。当这些刺激超过机体的适应能力时，可引起细胞和组

织的损伤。轻度损伤是可逆的,但严重损伤是不可逆的,会导致细胞死亡。机体对损伤所造成的细胞和组织的缺损具有修复能力。

一、细胞和组织的适应

机体内、外环境发生改变时,细胞和组织调节自身的代谢、功能和形态结构所做出的应答反应,即为适应。适应在形态上表现为萎缩、肥大、增生和化生。

(一) 萎缩

萎缩是已发育正常的细胞、组织或器官体积缩小。萎缩的组织、器官不仅细胞体积缩小,细胞的数量也会减少,其代谢、功能相应降低。

知识链接

萎缩与发育不全

萎缩与发育不全或未发育不同,后者是指器官、组织未充分发育至正常大小。例如,侏儒症患者是因发育不全所致,而不是萎缩。

萎缩可分为生理性萎缩和病理性萎缩。生理性萎缩是生命过程的正常现象,老年人几乎所有器官和组织都会出现不同程度的萎缩。病理性萎缩可表现为全身性或局部性萎缩。全身性萎缩见于摄入营养物质不足或疾病消耗营养物质过多,如晚期肿瘤、慢性消耗性疾病。局部性萎缩可由于某些局部因素影响所致,如脑动脉硬化引起供血不足而致脑组织发生营养不良性萎缩;肾盂积水压迫肾实质而发生的压迫性萎缩;骨折后肢体不能活动引起的肌肉失用性萎缩;此外,由于内分泌腺功能低下,其靶器官可发生内分泌性萎缩。

萎缩的组织或器官体积缩小,重量减轻,颜色变深,功能减退。如大脑萎缩时,脑回变窄,脑沟加深,大脑功能衰退。在萎缩的心肌细胞及肝细胞的胞质内常出现一种褐色颗粒,称脂褐素,可使器官呈褐色。

(二) 肥大

细胞、组织和器官的体积增大,称为肥大。组织、器官的肥大通常是由于实质细胞的肥大所致,但也可伴有细胞数量的增加。由于负荷增加引起的肥大称为代偿性肥大,如体操运动员的骨骼肌肥大,高血压患者的心脏肥大。由于激素刺激引起的靶器官肥大称为内分泌性肥大,如女性妊娠期雌、孕激素促使子宫平滑肌肥大。

(三) 增生

细胞分裂增殖而导致组织、器官内细胞数量增多的现象,称为增生,常伴有该组织、器官的体积增大。增生可发生于生理情况下,如血细胞、上皮细胞的更新换代,激素作用下青春期乳腺的增生等;也可见于病理情况中,如雄激素过多引起的前列腺增生肥大,尤其在损伤后的修复反应中增生更为常见。

肥大与增生

在细胞增殖能力强的组织器官，肥大与增生常常相伴存在，如乳腺，其肥大既有细胞的体积增大，也有数量增多；而细胞增殖能力较弱者，如心肌、骨骼肌，其肥大仅是细胞的体积增大。

（四）化生

一种分化成熟的细胞被另一种分化成熟的细胞所替代的过程，称为化生。化生通常发生在同源细胞之间，如上皮组织的细胞之间。临床常见情况如慢性支气管炎时，气管及支气管的部分假复层纤毛柱状上皮被鳞状上皮替代，称鳞状上皮化生（图 5-1）；慢性萎缩性胃炎时，部分胃黏膜腺上皮被肠黏膜上皮替代，称肠上皮化生。某些化生属于癌前病变。

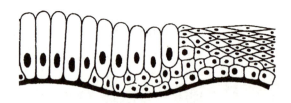

图 5-1　柱状上皮的鳞状上皮化生

二、细胞和组织的损伤

当机体内、外环境的变化超过了细胞、组织的适应能力时，可引起细胞、组织发生物质代谢和形态结构的异常改变，称为损伤。细胞、组织的损伤根据轻重分为两类：可逆性损伤，其相应的形态改变称为变性；不可逆性损伤，即细胞死亡（包括坏死和凋亡）。

（一）变性

变性是指由于细胞物质代谢障碍引起的一类形态变化，表现为细胞或细胞间质内出现异常物质或正常物质异常增多的现象。当病因消除后多可恢复正常。常见的变性有以下几种类型。

1. **细胞水肿**　为细胞内钠离子和水增多所致，也称水变性。这是细胞损伤中最常见的早期变化，多见于心、肝、肾等器官。在感染、中毒等病因作用下，细胞线粒体能量代谢障碍，ATP 生成减少，导致细胞膜的钠泵功能降低，造成细胞内钠离子和水的过多聚集。

HE 染色切片中，水肿细胞体积增大，胞质内布满红染的细小颗粒（为肿大的内质网和线粒体，图 5-2）。严重水肿的细胞膨大如球状，胞质透明，

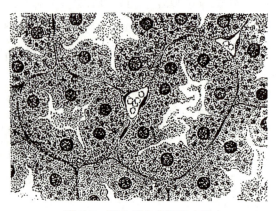

图 5-2　肾小管上皮细胞水肿

称为气球样变。病变器官体积增大,包膜紧张。

　　细胞水肿可使器官功能下降,如心肌细胞水肿时收缩力下降。细胞水肿的病因消除后,常可恢复正常,若进一步发展,可发生坏死。

课 堂 活 动
病毒性肝炎患者为什么会出现肝脏体积增大的临床表现?

　　2. 脂肪变性　中性脂肪蓄积于非脂肪细胞,称为脂肪变性。常发生于肝、肾、心等脏器,其中以肝最为常见。由于酗酒、感染、中毒等原因,导致肝细胞代谢障碍,脂蛋白合成减少、脂肪合成增加、脂肪酸氧化障碍,使肝细胞内脂肪逐渐增多。

　　肝脂肪变性时体积增大,包膜紧张,颜色淡黄,边缘变钝,切面有油腻感。重度弥漫性肝脂肪变性时,称为脂肪肝。镜下观察,肝细胞胞质内出现大小不等的空泡,这是由于肝细胞内的脂滴被有机溶剂溶解所致(图 5-3)。

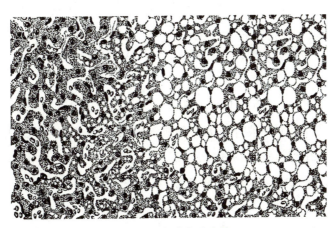

图 5-3　肝细胞脂肪变性

　　脂肪变性也是一种可逆性病变,原因消除后可恢复;若持续存在可导致细胞坏死。严重肝脂肪变性可发展为肝硬化。

案例分析

案例:患者,男,46岁,有14年的饮酒史,喜欢肉食,平时运动较少。近一个月感觉全身乏力伴肝区不适入院。查体:肥胖,无其他阳性体征;B超检查:重度脂肪肝;肝功化验:转氨酶升高。
患者为什么会得脂肪肝? 如何预防脂肪肝?
分析:根据肝功能检查中转氨酶增高和B超检查的结果,可确诊该患者为脂肪肝。主要原因是长期饮酒,使肝细胞受损,脂蛋白合成障碍;其次,高脂饮食、肥胖和缺乏运动,导致甘油三酯合成过多,脂肪消耗减少,使肝内脂肪蓄积。脂肪肝是一种可逆性病变,早期诊断、早期治疗可以恢复正常。所以,预防脂肪肝主要从戒酒、平衡膳食、适当运动、减肥等方面进行。

　　3. 玻璃样变性　细胞内或间质中出现红染(HE染色)、均质、半透明的蛋白质蓄积,称玻璃样变性。常见有三种类型:①结缔组织的玻璃样变性,如陈旧性瘢痕组织、动脉粥样硬化的纤维斑块。②血管壁的玻璃样变性,常见于高血压时的肾、脑、脾及视网膜的细动脉。③细胞内玻璃样变性,如肾小球肾炎伴有大量蛋白尿时,漏出的蛋白质可被近曲小管上皮细胞吞饮,在胞质内形成圆形红染的玻璃样小滴。

4. 病理性色素沉着 病理情况下,某些内源性或外源性色素增多并积聚于细胞内外。内源性色素常见类型有:①黑色素,由黑色素细胞产生,局限性黑色素增多见于黑色素痣及黑色素瘤。②脂褐素,是细胞内自噬溶酶体中的细胞器碎片,不能被溶酶体酶消化而形成一种不溶性的黄褐色残存小体,多见于老年人及一些慢性消耗性疾病患者的心、肝和肾等脏器。③胆红素,正常情况下,胆红素是红细胞衰老后被巨噬细胞吞噬降解,在肝内经代谢形成胆汁的有色成分,并随胆汁进入肠道。在某些肝胆疾病时,胆红素进入血液过多,可将全身组织黄染称为黄疸。外源性色素沉着,如炭末、文身的色素等。

5. 病理性钙化 骨和牙齿之外的组织中出现钙盐沉积,称为病理性钙化。常见类型有营养不良性钙化和转移性钙化两种。前者机体钙、磷代谢正常,常见于坏死组织(如结核病)或异物、动脉粥样硬化斑块、血栓等;后者全身钙、磷代谢失调,如甲状旁腺功能亢进、骨肿瘤、维生素 D 摄入过多等。沉着的钙盐主要是磷酸钙和碳酸钙,钙化灶为白色颗粒状和团块状。

(二) 坏死

活体局部组织、细胞的死亡称为坏死。坏死组织、细胞的代谢停止,功能丧失,是不可逆性改变。坏死是细胞病理性死亡的主要方式,坏死细胞会出现自溶性改变并引发周围组织的炎症反应。坏死可迅速发生,也可由变性逐渐发展而来。

1. 坏死的基本病变 细胞核的改变是细胞坏死的主要形态学标志。表现为:①核固缩,细胞核脱水,染色质浓缩,染色加深,核体积缩小。②核碎裂,核膜溶解,染色质崩解成碎片,分散于胞质中。③核溶解,在脱氧核糖核酸酶的作用下,染色质的 DNA 分解,核淡染,只能见到轮廓,最后完全消失(图 5-4)。

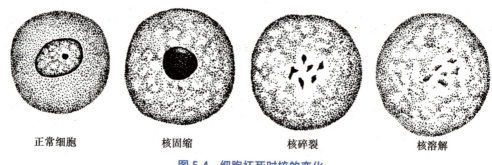

正常细胞　　　　　核固缩　　　　　核碎裂　　　　　核溶解

图 5-4　细胞坏死时核的变化

坏死细胞的胞质发生凝固或溶解。在各种溶解酶的作用下,间质的胶原纤维肿胀、崩解、液化,基质解聚。最终坏死的细胞和崩解的间质融合成一片模糊的颗粒状、无结构物质。

由于早期坏死组织不易被识别,临床上一般称其为失活组织。失活组织外观无光泽,颜色苍白、浑浊,失去原有弹性,局部温度降低,血管无搏动,切割时无新鲜血液流出,丧失感觉(如痛觉、触觉)及运动功能(如肠管蠕动)等,在治疗中必须将其清除。

2. 坏死的类型

(1)凝固性坏死:坏死组织由于蛋白质变性凝固且溶酶体酶的水解作用较弱,因此呈凝固状态。常见于心、脾、肾等器官的缺血性坏死(梗死)。坏死灶干燥、质实,灰白或灰黄色。镜下观察,坏死细胞结构消失,但组织轮廓仍可保留一段时间。

干酪样坏死是凝固性坏死的特殊类型。常见于结核病,由于坏死组织分解较彻底,镜下坏死组织结构消失,呈一片模糊的颗粒状红染物;肉眼观察,质地松软,色淡黄,状似干酪,故名干酪样坏死。

(2)液化性坏死:其特点是坏死组织迅速分解、液化成浑浊液体状。常发生于脑组织,又称脑软化,可能与该处水分和磷脂含量多,蛋白质少而不易凝固有关;化脓性炎症时,病灶内因有大量中性粒细胞渗出,可释放出蛋白水解酶将坏死组织溶解、液化而形成脓液。

(3)纤维素样坏死:多发生于结缔组织和血管壁,常见于变态反应性疾病如风湿病、类风湿关节炎、系统性红斑狼疮等。病变部位的组织结构消失,呈现细丝状、颗粒状或小块状红染无结构物质,其染色性质与纤维素相似,故称为纤维素样坏死。

(4)坏疽:指继发有腐败菌感染的大块组织坏死。坏死组织经腐败菌分解产生硫化氢,与来自红细胞血红蛋白的铁离子结合,形成硫化铁,使其呈黑色,常发生在四肢或与外界相通的内脏器官,分三种类型。

1)干性坏疽:多发生在肢体末端,常见于动脉粥样硬化和血栓闭塞性脉管炎引起动脉阻塞而造成的缺血性坏死。由于局部静脉回流仍通畅,加之体表水分易蒸发,坏疽局部干燥、皱缩呈现黑褐色。病变发展缓慢,与周围组织有明确分界,腐败菌感染程度轻(图 5-5)。

2)湿性坏疽:多见于与体表相通的内脏如肠、肺、阑尾等,也见于既有动脉阻塞又有静脉淤血的四肢。由于局部坏死组织含水分多,适合腐败菌生长繁殖,故感染严重。局部肿胀明显,呈污黑色或暗绿色,有恶

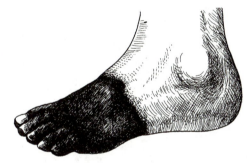

图 5-5 足干性坏疽

臭。病变发展较快,与健康组织分界不清,可引起严重的全身中毒症状。

3)气性坏疽:见于深部肌肉开放性外伤合并厌氧菌感染。厌氧菌分解坏死组织产生大量气体,使坏死区呈蜂窝状,棕黑色,有奇臭,按之有捻发音。气性坏疽发展迅猛,毒素吸收多,后果严重。

3. 坏死的结局

(1)溶解吸收:范围较小的坏死,由于坏死组织本身及坏死灶周围中性粒细胞释放各种水解酶,使坏死组织溶解液化并经淋巴管吸收,不能吸收者被巨噬细胞吞噬清除。

(2)分离排出:坏死灶较大时,不易完全吸收,其周围发生炎症反应,渗出的白细胞释放蛋白水解酶,将坏死灶边缘溶解,使之与健康组织分离,通过各种途径排出。皮肤黏膜的坏死组织可脱落形成局部组织缺损,称为溃疡;肺、肾等内脏组织坏死后,液化的坏死物可经支气管或输尿管排出,留下空腔,称为空洞。

(3)机化和包裹：坏死物不能完全溶解吸收或分离排出，则由邻近健康组织新生的毛细血管和成纤维细胞构成的肉芽组织长入并将其取代，最后形成瘢痕组织。这种由肉芽组织取代坏死组织的过程，称为机化。如坏死灶较大，不能完全机化，则由周围增生的肉芽组织将其包围，称为包裹。

(4)钙化：陈旧的坏死组织可出现钙盐沉积，引起钙化。

知识链接

凋亡

　　凋亡是活体内单个细胞通过基因调控而发生的一种程序性细胞死亡。这是一种细胞的主动性死亡方式，与坏死有很大区别。细胞凋亡在生物界普遍存在，既可见于生理情况，又可发生于病理情况。凋亡在胚胎发育、个体形成、机体成熟细胞的新旧交替、萎缩以及人类肿瘤、病毒性疾病的发生上具有重要作用。

三、损伤的修复

　　机体部分细胞、组织丢失后，对所形成的缺损进行修补恢复的过程，称为修复。修复后可部分或完全恢复原有组织的结构与功能。修复是通过再生和纤维性修复两种方式来实现的。

(一) 再生

　　细胞和组织损伤丢失后，由周围同种细胞增殖进行修复的过程称为再生。再生可分为生理性再生和病理性再生。

　　1. 生理性再生　在生理过程中，有些细胞、组织不断衰老、凋亡，再由新生的同种细胞和组织不断补充，从而始终保持原有的结构和功能。例如皮肤的表皮不断地角化脱落，又由基底细胞不断地再生补充；月经期子宫内膜脱落后又被新生内膜代替；各种血细胞的更新换代。

　　2. 病理性再生　病理状态下细胞、组织缺损后发生的再生，有完全再生与不完全再生两种情况。完全再生是指由损伤处周围同类细胞再生补充，完全恢复原有的结构和功能；不完全再生是指损伤丢失的组织细胞不能再生，由周围纤维结缔组织再生修复，不能恢复原有组织的结构和功能，最后形成瘢痕，也称纤维性修复。在多数情况下，由于有多种组织发生损伤，病理性再生的两种方式常同时存在。

　　损伤后能否完全再生与受损组织细胞的再生能力密切相关。人体各种基本组织细胞的再生能力有强有弱，一般而言，幼稚组织比分化成熟组织再生能力强，生理情况下经常更新的组织，再生能力较强。根据再生能力强弱，可将人体细胞分为不稳定细胞、稳定细胞和永久性细胞。

　　(1)不稳定细胞：在生理情况下，可不断分裂增殖，补充替代衰老脱落的同类细胞，如被覆上皮、淋巴造血细胞等。主要是机体内存在活跃的成体干细胞，可不断增殖、分化为组织细胞。

干细胞

干细胞是来自胚胎、胎儿或成人体内的原始细胞,具有多向分化潜能,在体内能够分化形成一种或多种类型的组织细胞。根据来源和所处的发育阶段不同可分为胚胎干细胞和成体干细胞,在组织修复和细胞再生中发挥着重要作用。近年来,干细胞的研究取得了很大进展,在疾病治疗、药物研发、遗传疾病研究、个性化医疗等方面展示了广阔的前景。

(2)稳定细胞:在生理情况下增殖不明显,一旦受损则表现出较强的再生潜能。这类细胞包括各种腺体和腺样器官的实质细胞,如肝、胰、内分泌腺、汗腺、皮脂腺等。肝细胞具有活跃的再生能力,肝在部分切除后,通过肝细胞的再生,短期内能使肝脏恢复原来大小。

(3)永久性细胞:有神经细胞、心肌细胞和骨骼肌细胞。这类细胞一旦损伤破坏,则成为永久性缺失,只能靠瘢痕修复。但神经纤维损伤离断后,只要与之相连的神经细胞仍然存活,就可完全再生。

(二) 纤维性修复

损伤的组织包括实质与间质,如损伤处的实质细胞不能再生修复,则由间质纤维结缔组织增生来完成修复,称为纤维性修复。在这个过程中,主要是通过肉芽组织增生,溶解吸收损伤处的坏死组织、血块等异物并填补缺损,然后再转化成以胶原纤维为主的瘢痕组织,故又称为瘢痕修复。

1. 肉芽组织   主要由新生的毛细血管及增生的成纤维细胞构成,并伴有炎性细胞(血管内渗出的白细胞)浸润,肉眼观察,呈鲜红色,细颗粒状,柔软湿润,形似鲜嫩的肉芽而得名(图 5-6)。

肉芽组织在损伤修复过程中的重要功能有:①抗感染保护创面。②填补伤口及其他组织缺损。③机化或包裹坏死组织、血栓、炎性渗出物及其他异物。

2. 瘢痕组织   是指肉芽组织经改建、成熟形成的纤维结缔组织。由大量平行或交错排列的胶原纤维束组成,常发生玻璃样变性。外观颜色苍白或灰白色半透明,质地硬韧并缺乏弹性。

(三) 创伤愈合

创伤愈合是指机体在外力作用下,引起组织断裂或缺损后,通过再生进行修复的过程。轻度创伤仅伤及皮肤与皮下软组织,重者可致骨折。在此主要介绍皮肤的创伤愈合过程:①创口早期有不同程度坏死和血管断

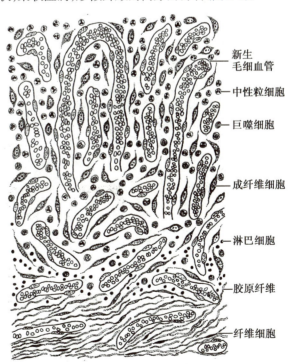

图 5-6 肉芽组织

新生毛细血管

中性粒细胞

巨噬细胞

成纤维细胞

淋巴细胞

胶原纤维

纤维细胞

裂出血,并发生炎症反应。②创口边缘的皮肤及皮下组织向中心移动,创面缩小。③肉芽组织增生填平创口,并逐渐转化为瘢痕组织。④表皮和其他组织再生。根据创伤程度和有无感染等可分为一期愈合和二期愈合两种类型(表5-1,图5-7)。

表 5-1　一期愈合与二期愈合的区别

	一期愈合	二期愈合
创口条件	组织缺损少,创缘整齐,对合严密,无感染	组织缺损大,创缘不齐,无法对合,或伴感染
愈合特点	少量肉芽组织增生,炎症反应轻,愈合时间短,瘢痕小	大量肉芽组织增生,炎症明显,愈合时间长,瘢痕较大

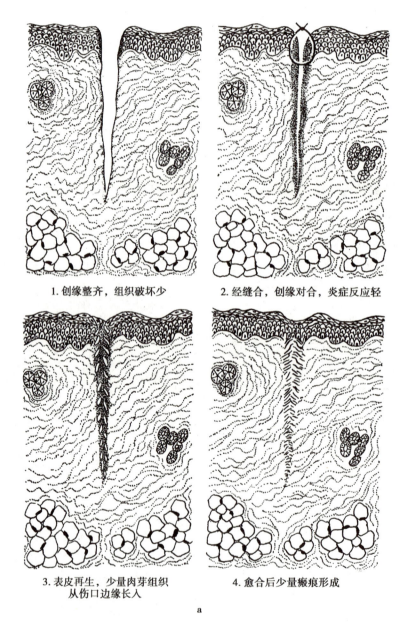

1. 创缘整齐,组织破坏少

2. 经缝合,创缘对合,炎症反应轻

3. 表皮再生,少量肉芽组织从伤口边缘长入

4. 愈合后少量瘢痕形成

a

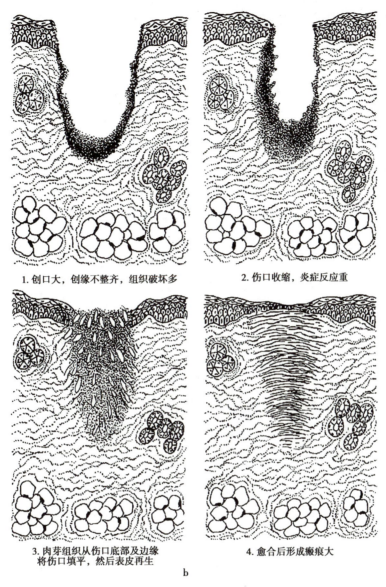

1. 创口大，创缘不整齐，组织破坏多

2. 伤口收缩，炎症反应重

3. 肉芽组织从伤口底部及边缘将伤口填平，然后表皮再生

4. 愈合后形成瘢痕大

b

图 5-7　一期愈合（a）与二期愈合（b）模式图

点滴积累

1. 细胞、组织在形态上的适应表现为萎缩、肥大、增生和化生。

2. 细胞、组织的损伤根据轻重分为可逆性损伤（变性）和不可逆性损伤（坏死）两大类。

3. 损伤的修复是通过再生和纤维性修复两种方式来实现的。

第二节　局部血液循环障碍

血液循环为机体重要的生理功能,其主要作用是完成体内的物质运输。运输氧和营养物质到器官组织,同时将二氧化碳和其他代谢产物运走,以保证组织细胞新陈代谢的正常进行。在某些致病因素的作用下,可引起血液循环障碍,这是一种常见的病理现象。

血液循环障碍可分为全身和局部两种。全身血液循环障碍是整个心血管系统的功能失调;局部血液循环障碍是个别器官或局部组织的血液循环异常,表现为:①循环血量的增多与减少,即充血、淤血与缺血。②血液成分溢出血管壁,如出血、水肿。③循环血液内出现异常物质以及这些异常物质所导致的继发性病变,如血栓形成、栓塞和梗死。

一、充血和淤血

充血和淤血都是指局部组织血管内血液含量的增多(图 5-8)。

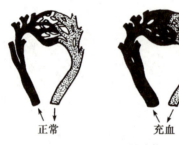

正常　　　充血　　　淤血

A. 压迫物; B. 静脉血栓

图 5-8　血流状态模式图

(一) 充血

因动脉输入血量增加,引起器官或组织血管内血液含量增多的状态,称为充血。充血可分为生理性充血与病理性充血。

1. 类型

(1)生理性充血:当组织、器官的代谢、功能增强时,其动脉血供增加发生的充血。如运动时的骨骼肌充血、进食后的胃肠黏膜充血等。

(2)病理性充血:常见的有炎症性充血与减压后充血。炎症性充血为炎症早期细动脉扩张所致;减压后充血为局部组织器官长期受压后压力突然解除时,局部细动脉可发生反射性扩张充血,如绷带包扎的肢体,去除绷带后出现的充血。

2. 病理变化　由于局部组织或器官内含氧量较高的动脉血灌注量增加,充血的器官或组织体积轻度增大,局部组织呈鲜红色,温度升高。

3. 后果　动脉性充血是暂时性的血管反应,原因消除后局部血量可恢复正常,通常无不良后果。但在原有如高血压或动脉粥样硬化等病变的基础上,动脉充血可导致血管破裂出血,重要器官会引起严重后果,如脑出血可引起偏瘫。

(二) 淤血

因静脉血液回流受阻,引起器官或组织血管内血液含量增多的状态,称为淤血。淤血通常为病理性的,比充血具有更重要的临床意义。

1. 原因

(1)静脉受压:如肿瘤、炎症包块、绷带包扎过紧等。

(2)静脉管腔阻塞:如静脉血栓形成、栓子栓塞管腔。

(3)心力衰竭:心肌舒缩功能障碍,心排出量减少,心腔内血液滞留,压力增高,导致静脉回流受阻而引起淤血。如左心衰时,肺静脉回流受阻可引起肺淤血;右心衰时,上下腔静脉回流受阻,造成体循环淤血。

2. 病理变化　淤血的组织器官体积增大,重量增加;淤积血液中氧合血红蛋白减少,还原血红蛋白增多,呈现紫蓝色,在皮肤黏膜较明显,称发绀;局部血流缓慢,流量减少,血液中氧分压降低,代谢功能低下,体表淤血区温度降低。

3. 后果　淤血的后果取决于程度、部位及持续时间等因素。持续的淤血由于局部毛细血管内压力升高、管壁通透性加大可引起血浆漏出,导致淤血性水肿;随后,红细胞也可少量漏出,出现淤血性出血;长期新陈代谢障碍,可使组织细胞萎缩、变性及坏死;间质纤维组织增生,器官硬化。

如由左心衰竭引起肺淤血,急性期肺体积增大,暗红色,切面流出泡沫状红色血性液体;慢性期肺质地变硬,呈棕褐色,称为肺褐色硬化。由右心衰引起的慢性肝淤血可致肝细胞脂肪变性,并与肝淤血形成红黄相间的花纹,状如槟榔切面,称为槟榔肝。长期的严重肝淤血可引起淤血性肝硬化。

二、出血

血液从血管或心腔内溢出,称为出血。根据发生部位的不同,出血可分为内出血和外出血。内出血是指溢出的血液进入体腔或组织内,积聚于体腔内者称为体腔积血,在组织内局限性的大量出血称为血肿;外出血是指血液流出体外。出血按血液溢出的机制又可分为破裂性出血和漏出性出血。

(一) 出血的类型

1. 破裂性出血　心脏或血管壁破裂引起的出血,为破裂性出血。多见于各种外伤;也可见于血管的病变,如高血压脑血管的破裂出血、肝硬化时食管下段静脉曲张出血;还有血管壁周围的病变侵蚀,如消化性溃疡侵蚀溃疡底部血管等。

2. 漏出性出血　主要由于毛细血管的管壁通透性增高,红细胞漏出血管外。常见于慢性淤血、感染、中毒、维生素 C 缺乏、过敏以及凝血障碍(如白血病、血友病)等。

(二) 出血对机体的影响

出血对机体的影响取决于出血类型、出血量、出血速度和部位。大血管破裂,在短时间内出血量超过循环血量的 20%~25% 时,可导致出血性休克;发生在重要器官的出血,即使出血量不多,也可导致严重后果,如脑出血,尤其是脑干出血,可压迫生命中枢引起死亡。

局部组织或器官的出血,可导致相应的功能障碍,如视网膜出血,可引起视力减退或失明;慢性反复出血,可导致贫血。

三、血栓形成

在活体的心脏和血管内,血液发生凝固或血液中的某些有形成分凝集形成固体质块的过程,称为血栓形成。所形成的固体质块称为血栓。

(一)血栓形成的条件

血栓形成是血液在流动状态中由于血小板活化和凝血因子被激活而发生的异常凝固。血栓形成需要以下三个条件。

1. **心血管内膜损伤** 心血管内膜的内皮细胞具有抗凝血作用,由于心血管内膜的炎症、动脉粥样硬化和心肌梗死等疾病以及外伤、手术等可引起血管内皮损伤,管壁胶原纤维暴露。内皮受损可失去其抗凝血功能,暴露的胶原纤维可激活血小板与凝血因子,从而形成血栓。

课堂活动
为什么静脉注射不能在同一部位反复进行?

2. **血流状态的改变** 血液正常流动时,由于比重的关系,血细胞在血流的中轴流动,构成轴流,而血浆在血流的周边部流动构成边流,并将血细胞与血管内膜隔开,阻止血小板与内膜接触。

当血流缓慢或出现涡流时,轴流消失,血小板进入边流,与血管内膜的接触机会增加,黏附于内膜的可能性增大。同时,凝血因子也可在局部聚集、活化并达到一定的浓度而促进血栓形成。因此,在其他条件相同的情况下,血流缓慢者更易形成血栓,故而静脉血栓发病比动脉血栓多见。

3. **血液凝固性增高** 当血液中的凝血物质血小板和凝血因子的数量增多、活性增强时,血液的凝固性增高,比正常血液易发生凝固。临床上多见于严重创伤、大手术和分娩后等大量失血的患者。此时血液中补充了大量的新生血小板,这种血小板的黏附性较强;而且,失血时血液中各种凝血因子的含量也会增多,易导致血栓形成。

上述血栓形成的条件,往往同时存在,共同作用,在某一阶段常以某一条件为主。

(二)血栓形成的过程与形态特点

无论哪种血栓都是从形成血小板黏集堆开始的,而后由于血栓所在部位不同和局部血流的影响形成了不同类型的血栓。根据血栓的形态特点可分为以下几种类型。

1. **白色血栓** 血管内皮损伤后,暴露的管壁胶原纤维可激活血小板,使其不断黏附、聚集于损伤处,形成血小板黏集堆即白色血栓;在血流较快的心脏、动脉可单独存在,但多数情况下,构成静脉血栓的头部。肉眼观察,血栓为灰白色,质地较硬,表面呈波纹状,与血管壁连接紧密。

2. **混合血栓** 多见于血流缓慢的静脉,构成静脉血栓的体部。在白色血栓形成后,由于血栓头部的阻挡,其下游血流出现漩涡,并导致新的血小板黏集堆生成,如此反应重复进行,可形成多个珊瑚状的血小板小梁。小梁间的血流缓慢,凝血因子浓度增加,形成纤维蛋白网,网内充满大量的红细胞。肉眼观察,混合血栓表面呈红褐色与灰白色相间的条纹状结构(图5-9)。

3. **红色血栓** 当混合血栓进一步增大,最终阻塞血管腔,则局部血流停止,血液迅速凝固,形成暗红色的红色血栓,构成静脉血栓的尾部。新鲜的红色血栓湿润而有弹性。一段时间后,随着水分的吸收,变得干燥易碎,容易脱落并引起血栓栓塞(图5-10)。

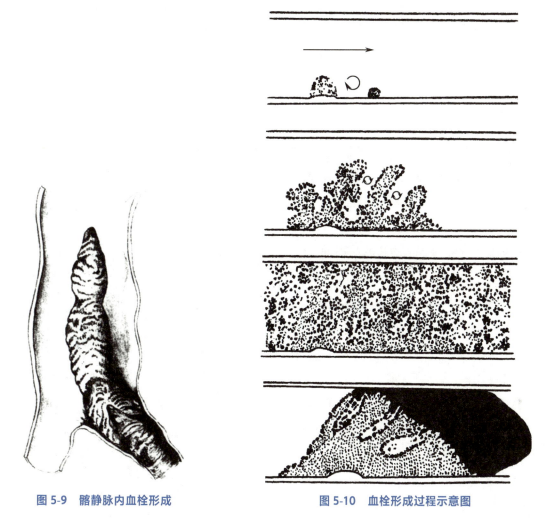

图5-9 髂静脉内血栓形成　　　　　　　图5-10 血栓形成过程示意图

4. **透明血栓** 一种发生于微循环血管内的血栓,主要由纤维蛋白构成,只能在显微镜下见到,故又称微血栓。见于弥散性血管内凝血(disseminated intravascular coagulation,DIC)。

(三) 血栓的结局

1. **溶解吸收或脱落** 血栓内的白细胞释放出的溶蛋白酶可以溶解血栓。较小的血栓可被完全溶解、吸收;较大的血栓部分溶解后,在血流的冲击下全部或部分脱落成为栓子,并随血流运行而导致栓塞。

2. **机化与再通** 血栓长时间存在,则由血管壁向血栓内长入肉芽组织,并逐渐取代血栓,使血栓机化。在机化过程中,血栓逐渐干燥收缩,其内部或血栓与血管壁间出现裂隙,新生的血管内皮覆盖在裂隙表面形成新的血管,使被阻塞的血管部分地重建血流,这种现象称为再通。

3. 钙化 长时间未能完全机化的血栓,可发生钙盐沉积,导致血栓钙化。

(四)血栓对机体的影响

血管损伤处血栓形成有助于伤口止血,但多数情况下血栓形成对机体不利。①阻塞血管:血栓形成后,可阻塞血管,如不能建立有效的侧支循环,会引起局部血液循环障碍。在动脉血管内,血栓完全阻塞管腔后会导致相应器官的缺血性坏死,如冠状动脉阻塞引起的心肌梗死、脑动脉阻塞可导致脑梗死;在静脉血管内,血栓形成可引起局部淤血。②血栓脱落后成为栓子可引起栓塞。

四、栓塞

栓塞是指在循环血液中出现不溶于血液的异常物质,随着血液运行阻塞血管腔的现象。阻塞血管的异常物质称为栓子。栓子可以是固体、液体或气体,其中以脱落的血栓栓子最为常见。

(一)血栓栓塞

血栓栓塞是由脱落的血栓栓子引起的栓塞,为栓塞中最常见的类型。

1. 栓子的来源及运行途径 血栓栓子主要来自静脉,尤其是下肢深静脉,如腘静脉、股静脉等;栓子脱落后可随血液流动到达右心,再随右心射血进入肺动脉分支,导致肺动脉栓塞。

体循环动脉系统也可形成动脉栓塞。栓子多数来自左心,如心肌梗死时的附壁血栓;少数来自动脉,如动脉粥样硬化继发的血栓。栓子可随左心射血进入主动脉系统,并随机进入主动脉的分支,引起脑、脾、肾等器官的动脉栓塞(图 5-11)。

门静脉系统的栓子如肠系膜静脉的栓子可进入肝内门静脉分支引起栓塞。

2. 栓塞对机体的影响

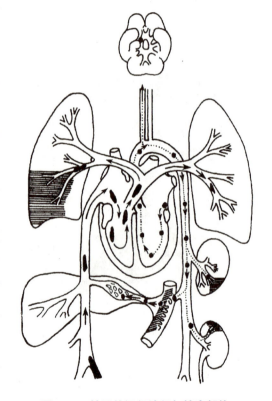

图 5-11　栓子的运行途径与栓塞部位

(1)肺动脉栓塞:取决于栓子的大小、数量和心肺功能状况。可有以下几种情况:①一般小栓子引起的肺动脉小分支栓塞不会引起严重后果。②在先有肺淤血的情况下,肺动脉栓塞可引起局部肺组织缺血坏死,即肺梗死。③如果栓子较大,栓塞肺动脉主干或其大分支,则会导致呼吸循环衰竭而死亡。

肺动脉栓塞导致肺梗死的发生机制

肺具有肺动脉和支气管动脉双重血供,支气管动脉是肺的营养血管。肺动脉小分支阻塞后,可由支气管动脉建立侧支循环进行代偿。但如果在肺动脉栓塞前已有肺淤血,因肺静脉内压力升高,肺循环阻力增大,单靠支气管动脉无法克服其阻力供血,局部肺组织可因缺血而发生梗死。

(2)体循环动脉栓塞:动脉栓塞常见于脑、脾、肾等器官,由于缺乏侧支循环,多引起局部组织缺血坏死。

(二)脂肪栓塞

脂肪栓塞是脂滴进入血流而引起的栓塞,多见于长骨骨折或脂肪组织挫伤时,脂肪细胞破裂,游离出的脂滴经破裂的小静脉进入血流,经右心进入肺动脉分支,引起肺小动脉和毛细血管的栓塞;直径小于 $20\mu m$ 的脂滴可通过肺泡壁毛细血管进入体循环,导致脑及其他器官的栓塞。

脂肪栓塞的后果取决于脂滴的数量和栓塞的部位。少量脂滴入血,可被巨噬细胞吞噬吸收,或由血中脂肪酶分解清除,无不良后果;若大量脂滴短期内进入肺循环,使 75% 的肺循环面积受阻时,可引起窒息和急性右心衰竭而死亡。

(三)气体栓塞

气体栓塞是指由多量空气快速进入血流或溶解于血液内的气体迅速游离形成气泡阻塞血管而引起的栓塞。

1. 空气栓塞 头颈、胸壁和肺的大静脉,如颈静脉和锁骨下静脉,呈负压状态,一旦这些血管损伤破裂,外界空气可快速进入血液。如果短时间内进入的空气量超过 100ml,因心脏的搏动,空气与血液在右心内混合形成泡沫状血液,这种泡沫状血液具有可压缩性,心脏收缩时无法排出,阻塞于右心和肺动脉出口,导致循环中断而猝死。若少量气体进入血液,可被迅速溶解,不会引起严重后果。

> **课 堂 活 动**
> 护士在为患者输液时为何要排除输液管中的气泡?

2. 减压病 在气压较高的情况下,溶解在血液、组织液中的气体较多,当气压骤降时,血液、组织液中的气体会游离出来,形成气泡,引起气体栓塞,这就是减压病,主要见于深海潜水员迅速浮出水面的情况。

(四)其他栓塞

恶性肿瘤细胞侵入血管,形成瘤细胞栓子,并随血流到达远处,造成瘤细胞栓塞和血行转移;细菌团、寄生虫也可进入血流成为栓子,导致栓塞;羊水栓塞是分娩过程中一种少见的严重并发症,可致孕妇猝死。

五、梗死

器官或局部组织由于血管阻塞,血流停止导致缺氧而发生的坏死,称为梗死。

(一)原因

1. **血栓形成** 是梗死最常见的原因,如冠状动脉和脑动脉粥样硬化合并血栓形成,可分别引起心肌梗死和脑梗死。

2. **动脉栓塞** 是梗死的常见原因,在肾、脾和肺的梗死中,由动脉栓塞引起者远比血栓形成多见。

3. **血管受压闭塞** 当动脉管壁受压管腔闭塞时,相应器官和组织可发生缺血性坏死,如肠扭转、肠套叠引起的肠梗死。

4. **动脉痉挛** 单纯动脉痉挛一般不会引起梗死,而在动脉狭窄性病变的基础上,血管持续痉挛可致血流中断而引起器官、组织的梗死,如在冠状动脉粥样硬化的基础上,冠状动脉强烈和持续的痉挛可引起心肌梗死。

(二)类型

1. **贫血性梗死** 常发生于组织致密、侧支循环不丰富的心、肾、脾等器官。梗死区呈灰白色或灰黄色。梗死灶形态与血管分布有关。脾、肾梗死呈锥体形(图 5-12),心肌梗死呈不规则的地图形。

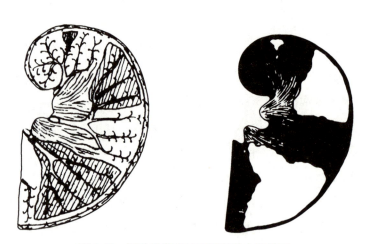

图 5-12 肾动脉分支栓塞及肾贫血性梗死

2. **出血性梗死** 出血性梗死常发生于组织结构疏松、侧支循环丰富或有双重血液供应的器官,如肺、肠等。这些器官在梗死前往往已有明显的淤血,梗死后病灶中有大量出血,故称出血性梗死。梗死灶呈暗红色,因而又称红色梗死。

(三)影响和结局

梗死对机体的影响,取决于梗死的器官和梗死灶的部位与大小。心肌梗死会影响心功能,严重者可致心力衰竭,甚至猝死。脑梗死根据其部位可引起相应的功能障碍,如失语、偏瘫,重者死亡。

肾、脾的梗死一般影响较小,肾梗死通常只引起腰痛和血尿,但不影响肾功能。肺梗死可出现胸痛和咯血,肠梗死常有剧烈腹痛和腹膜炎等,可引起严重后果。

> **点滴积累**
>
> 1. 淤血的原因有静脉受压、静脉管腔阻塞和心力衰竭。
> 2. 血栓形成的条件包括心血管内膜损伤、血流状态的改变和血液凝固性增高。
> 3. 梗死的原因包括血栓形成、动脉栓塞、血管受压闭塞和动脉痉挛。

第三节　炎症

炎症是一种常见的病理过程,临床上许多疾病都属于炎症性病变,如阑尾炎、肺炎、肾炎及各种传染病等。由致炎因子引起的损伤和机体的抗损伤贯穿于炎症的全过程,主要表现为一系列血管反应,局限和消灭致炎因子,清除坏死组织和异物;同时,通过组织细胞增生使受损组织修复。如果机体没有炎症反应,人类将难以在充满致病因子的自然环境中生存。

一、概述

(一)炎症的概念

炎症是具有血管系统的活体组织对各种致炎因子引起的损伤所发生的一种以防御反应为主的病理过程。血管反应是炎症过程的中心环节。

(二)炎症的原因

引起组织损伤的致病因素均为致炎因子,可归纳为以下几类。

1. 生物性因子　是炎症最常见的致炎因子,包括细菌、病毒、支原体、立克次体、螺旋体、真菌和寄生虫等各种病原体。由生物性因子引起的炎症又称感染。

2. 理化性因子　各种物理性因素作用于人体,如机械力、温度、电离辐射等只要超过人体限度,即可引起炎症;各种外源性和内源性化学物质,如强酸、强碱、异常增多的代谢产物、药物使用不当等,均可引起炎症。

3. 免疫性因子　由异常免疫反应所造成的组织损伤可导致各型超敏反应性炎症,如过敏性鼻炎、肾小球肾炎、类风湿关节炎等疾病。

4. 坏死组织和异物　各种原因所致的坏死组织都是潜在的致炎因子,可刺激周围组织出现炎症反应。通过各种途径进入机体的异物,如手术缝线、硅胶、物体碎片等残留在组织内均可导致炎症。

（三）炎症介质

炎症反应中，除了某些致炎因子可直接损伤血管壁引起血管反应外，多数致炎因子是通过一系列化学物质的介导而发挥作用。这类能参与或诱导炎症发生的具有生物活性的化学物质称为炎症介质。

炎症介质的主要作用是使炎症局部血管扩张、管壁通透性增高和趋化白细胞，导致充血、液体渗出和白细胞渗出。

炎症介质可来自组织细胞，如肥大细胞、血小板、嗜碱性粒细胞，能够释放组胺、5- 羟色胺等；也可来自血浆，如补体成分、缓激肽等。

（四）炎症的基本病理变化

炎症的基本病理变化包括局部组织的变质、渗出和增生。三者大多同时存在，按照一定的先后顺序发生，在不同时期以某一种为主。通常早期以变质和渗出为主，后期以增生为主。变质是损伤过程，而渗出和增生是抗损伤和修复过程。

1. **变质** 炎症局部组织发生的变性和坏死称为变质。变质多发生于实质细胞，如细胞水肿、脂肪变性、凝固性或液化性坏死等，也可见于间质成分。

少数炎症病变以变质为主，而渗出、增生相对较轻，称为变质性炎症，如急性病毒性肝炎、流行性乙型脑炎等。

2. **渗出** 炎症局部组织血管内的液体、蛋白质和白细胞通过血管壁进入间质、体腔、体表或黏膜表面的过程称为渗出。以血管反应为中心的渗出性病变是炎症的重要标志，在局部具有防御作用。

如炎症病变以渗出为主，而变质、增生相对较轻，则称为渗出性炎症。大多数急性炎症为渗出性炎症。

3. **增生** 在相应生长因子的刺激下，炎症局部组织内的实质细胞和间质细胞均可增生。实质细胞增生如肝炎时肝细胞的增生；间质细胞增生包括血管内皮细胞、巨噬细胞和成纤维细胞的增生。

以增生为主的炎症，称为增生性炎症。多见于慢性炎症。

（五）炎症的局部表现和全身反应

炎症的局部表现为红、肿、热、痛和功能障碍，以体表炎症时最为明显。红、热是由于炎症局部血管扩张、血流加快所致；肿是由于局部炎症性充血、血液成分渗出引起；由于渗出物压迫和某些炎症介质直接作用于神经末梢而引起疼痛；发炎的组织、器官，由于损伤、渗出物的压迫或阻塞，可引起功能障碍。疼痛也可影响肢体的活动功能。

虽然炎症的基本病变主要位于局部，但常可引起不同程度的全身反应。常见的全身反应主要有发热和末梢血白细胞增多。适当的发热与白细胞数目的增多可增强炎症反应，具有重要的防御意义。

（六）炎症的临床类型

临床上，通常根据炎症发病的缓急程度、病程持续时间的不同，可将炎症分为急性炎症和慢性炎症。

急性炎症起病急,症状明显,病程短(几天到一个月内),局部病变以变质、渗出为主,增生变化不明显;慢性炎症起病缓慢,症状不明显,病程长(几个月到几年),可从急性炎症转化而来,也可单独发生,病理改变以增生为主。

二、急性炎症

急性炎症是临床上最常见的炎症类型,在病变过程中主要有三方面的改变:血流状态的改变、血管通透性增高和白细胞渗出。通过这些病变,将抵抗病原微生物的抗体、白细胞运输到炎症局部组织,以完成其防御功能。

(一)基本病理过程

1. **血流状态的改变** 致炎因子作用于局部组织时,可迅速出现细动脉短暂收缩,随后扩张并伴血流加速,血流量增加,形成炎性充血;同时,局部毛细血管和小静脉进一步扩张,通透性升高,血浆液体渗出,血液浓缩,黏稠度增加,血流减慢,血液淤积,以至血流停滞,白细胞可游出管壁(图 5-13)。

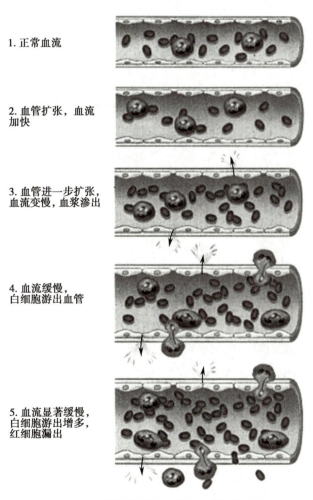

1. 正常血流

2. 血管扩张,血流加快

3. 血管进一步扩张,血流变慢,血浆渗出

4. 血流缓慢,白细胞游出血管

5. 血流显著缓慢,白细胞游出增多,红细胞漏出

图 5-13 急性炎症时血流状态变化模式图

2. 血管通透性增高 在炎症介质的作用下,炎症局部组织的毛细血管和小静脉进一步扩张,管壁通透性升高,使富含蛋白质的血浆液体大量渗出。

此时渗出的液体称为渗出液。渗出液在组织间隙可形成炎性水肿。渗出液具有重要的防御作用,主要表现为:①渗出的液体可以稀释毒素及有害物质,以减轻对局部组织的损伤。②给局部组织细胞带来营养物质,并运走代谢产物。③渗出液中含有抗体、补体,有利于消灭病原体。④渗出的纤维蛋白可交织成网,阻止病原体的扩散,有利于白细胞的游走和吞噬,还可作为组织修复的支架。⑤渗出物中的病原微生物可随淋巴液被带至局部淋巴结,以刺激机体的免疫反应。

3. 白细胞渗出 炎症时,除了液体成分的渗出外,还可有各种白细胞的渗出。白细胞的渗出是炎症反应的重要形态学特征,是炎症防御反应的主要表现。渗出于血管外的白细胞称为炎细胞。渗出的炎细胞聚集于炎症病灶的现象称为炎细胞浸润。

(1)白细胞渗出过程:①边集与附壁,随着血管扩张、血管通透性增加和血流缓慢,白细胞进入边流,靠近血管壁,并沿内皮滚动,最后黏附于血管内皮细胞上。②游出,附壁的白细胞在内皮细胞连接处伸出伪足,以阿米巴样运动方式穿过内皮间隙、基底膜到达血管外;白细胞的游出是一个主动过程,各种白细胞均以同样方式游出,但以中性粒细胞游出最快,淋巴细胞运动能力最差。不同类型的炎症,由于致炎因子不同,游出的白细胞不尽相同,如化脓菌感染以中性粒细胞渗出为主,病毒感染以淋巴细胞渗出为主,超敏反应或寄生虫病则以嗜酸性粒细胞渗出为主。③趋化作用,某些化学物质能使游出血管壁的白细胞主动向炎症病灶做定向移动的现象,称为趋化作用(图 5-14)。

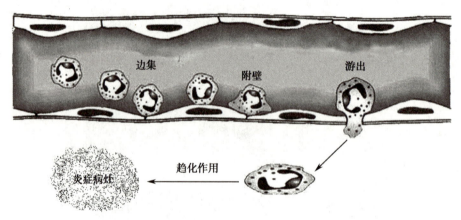

图 5-14 白细胞渗出模式图

(2)白细胞在炎症局部的作用:白细胞到达炎症病灶后发挥其吞噬作用、参与免疫反应,并介导组织损伤。具有较强吞噬能力的细胞,主要是中性粒细胞和巨噬细胞。发挥免疫作用的细胞主要是巨噬细胞、淋巴细胞和浆细胞。

(3)炎细胞的种类、主要作用及临床意义见表 5-2。

(二) 急性渗出性炎症的类型

急性炎症按病变特点可分为变质性炎症、渗出性炎症和增生性炎症,但大多数为渗出性炎症。根据渗出物的成分不同又可分为以下几类。

表 5-2　炎细胞的种类、主要作用及临床意义

种类	主要作用	临床意义
中性粒细胞	①具有活跃的游走功能和较强的吞噬能力 ②崩解后,释放多种蛋白水解酶,溶解坏死组织及纤维蛋白	主要见于急性炎症的早期和化脓性炎症
单核巨噬细胞	①具有很强的游走和吞噬能力 ②能演变为类上皮细胞及多核巨细胞等 ③处理抗原,传递免疫信息	主要见于急性炎症后期,肉芽肿性炎症(结核、伤寒等),病毒和寄生虫感染等
嗜酸性粒细胞	①游走能力较弱,有一定吞噬能力 ②吞噬免疫复合物	主要见于寄生虫感染及超敏反应性炎症
淋巴细胞及浆细胞	①游走能力弱,无吞噬能力 ②淋巴细胞参与免疫反应	主要见于慢性炎症,病毒感染和某些细菌感染
嗜碱性粒细胞	①无明显游走和吞噬能力 ②胞质可脱颗粒释放组胺、5-羟色胺	主要见于超敏反应性炎症

1. **浆液性炎**　以浆液渗出为特征,渗出物以白蛋白为主,其中混有少量中性粒细胞和纤维蛋白。浆液性炎好发于浆膜、皮肤、黏膜和疏松结缔组织等处。皮肤的浆液性炎,如皮肤的Ⅱ度烫伤;黏膜的浆液性炎,又称"卡他性炎",如感冒初期鼻黏膜排出大量浆液性分泌物;浆膜的浆液性炎,如渗出性结核性胸膜炎,可引起胸膜腔积液。浆液性炎一般较轻,病因消除后易于消退。

浆液渗出过多也可导致严重后果,如严重喉头水肿引起的窒息,胸膜和心包腔大量浆液渗出可影响心、肺功能。

2. **纤维蛋白性炎**　又称纤维素性炎,以纤维蛋白原渗出为特征,常见于黏膜、浆膜和肺。某些细菌(白喉杆菌、痢疾杆菌、肺炎球菌)毒素或内、外源性毒物(如尿毒症时的尿素、汞中毒等)的作用下,血管壁损伤较重,通透性明显升高,使大分子纤维蛋白原渗出,继而形成纤维蛋白,即纤维素,并交织成网络状。

发生于黏膜者,渗出的纤维蛋白、白细胞和坏死的黏膜组织形成一层灰白色的膜状物,称为假膜,因此在黏膜的纤维蛋白性炎又称为假膜性炎,如白喉、细菌性痢疾。发生于浆膜的纤维素性炎常见于胸膜腔和心包腔,如肺炎链球菌引起的纤维素性胸膜炎,风湿病引起的纤维素性心外膜炎(绒毛心)。发生于肺的纤维蛋白性炎,主要见于大叶性肺炎,表现为在肺泡腔内有大量的纤维蛋白渗出,病变肺大叶实变。

纤维蛋白性渗出物一般可通过中性粒细胞释放的蛋白水解酶溶解吸收。若纤维蛋白渗出过多而中性粒细胞较少,不能及时被吸收时,则可发生机化,导致组织、器官的粘连,功能受到严重影响。

3. **化脓性炎**　特点为渗出物含有大量中性粒细胞,常伴有组织坏死和脓液形成。多由化脓菌(如葡萄球菌、链球菌、大肠埃希菌)感染所致。在化脓过程中形成的黄白色或黄绿色浑浊、黏稠的液体,称为脓液。依据病因和发生部位的不同,化脓性炎主要分为三种类型。

(1)脓肿:为局限性化脓性炎,伴有脓腔形成。多见于皮下组织、肺、肝、脑等处,主要由金黄色葡萄球菌引起,中心充满脓液,脓肿壁为肉芽组织。

(2)蜂窝织炎:是指疏松结缔组织内的弥漫性化脓性炎。炎症病灶内组织明显充血、水肿,大量中性粒细胞浸润,常见于皮下组织、肌肉组织和阑尾等部位。多由溶血性链球菌感染所致,

此菌能分泌透明质酸酶和链激酶,可溶解结缔组织基质中的透明质酸和纤维蛋白,使细菌沿组织间隙蔓延、扩散,导致炎症病灶扩大,无法局限。

(3)表面化脓和积脓:黏膜的化脓性炎,脓性渗出物主要向黏膜表面渗出,称为表面化脓;如发生于浆膜或胆囊等处,脓液在浆膜腔或胆囊内积聚,称为积脓。

4. 出血性炎 是指炎症局部以大量红细胞漏出为特征的一类炎症。多因血管壁严重损伤,通透性明显升高所致。常见于某些烈性传染病,如流行性出血热、鼠疫等。

(三)急性炎症的结局

多数急性炎症经治疗可痊愈,少数可迁延为慢性炎症,极少数可蔓延扩散到全身。

1. 痊愈 多数情况下,由于机体抵抗力较强,或经过适当治疗,病原微生物被消灭,炎症区坏死组织和渗出物被溶解、吸收,通过周围健康细胞的再生可以完全恢复组织原来的结构和功能;如炎症灶内坏死范围较大,或渗出的纤维蛋白较多,不易完全溶解、吸收,则由肉芽组织增生,瘢痕修复。

2. 迁延为慢性炎症 若机体抵抗力较差或致炎因子持续存在,使炎症反复发作,不断引起组织细胞损伤,导致炎症经久不愈,可转变为慢性炎症,如急性肝炎反复发作可转为慢性肝炎。

3. 蔓延扩散 当机体的抵抗力低下或感染的病原体数量多、毒力强时,炎症可向周围组织蔓延扩散,并可经血管、淋巴管扩散到全身。

(1)局部蔓延:病灶内的病原微生物,沿组织间隙、自然管道向周围邻近的组织、器官扩散,如肾结核可沿尿道扩散至输尿管和膀胱。

(2)淋巴道扩散:病原体侵入淋巴管,随淋巴液扩散,引起淋巴管和局部淋巴结炎症,常表现为局部淋巴结肿大、质硬、压痛,如急性扁桃体炎时,病原体沿淋巴道扩散,可致颌下或颈部淋巴结炎症;原发性肺结核病时,肺原发灶内的结核分枝杆菌,可沿淋巴道扩散,引起肺内淋巴管结核和肺门淋巴结结核。

(3)血道扩散:病原体及其毒素侵入或吸收入血,可引起菌血症、毒血症、败血症和脓毒败血症。

1)菌血症:细菌由局部病灶侵入血液,在血液中可查到细菌,但无明显的全身中毒症状,侵入的细菌可被肝、脾、骨髓的吞噬细胞杀灭。

2)毒血症:细菌的毒素或毒性代谢产物被吸收入血,患者可出现高热、寒战等全身中毒症状,但血培养细菌检查为阴性,常同时伴有心、肝、肾等实质细胞的变性、坏死,严重者可出现中毒性休克。

3)败血症:细菌入血并在血液中大量生长繁殖,产生毒素,患者出现严重的全身中毒症状;同时伴有皮肤和黏膜的出血点及肝、脾、全身淋巴结肿大等症状。血培养细菌检查为阳性。

> **知识链接**
>
> #### 诺尔曼·白求恩
>
> 诺尔曼·白求恩,伟大的国际主义战士,加拿大著名外科医生,抗日战争期间来到中国,利用自己精湛的医术救助伤员。1939 年 10 月下旬,在涞源县摩天岭战斗中抢救伤员时左手中指被手术刀割破,后给一个伤员做手术时受到感染,后转为败血症,由于当时没有抗生素治疗,不幸牺牲。

4)脓毒败血症：由化脓菌引起的败血症。化脓菌随血流到达全身,除可引起败血症的症状外,常在全身多个器官形成多发性栓塞性小脓肿。脓肿中央的小血管内常可见到细菌菌落。

三、慢性炎症

慢性炎症的病程较长,一般数月至几年以上。可由急性炎症迁延而来,或由于致炎因子的刺激较轻并长时间存在,一开始即呈慢性经过,如结核病。根据慢性炎症病变的特点可分为一般慢性炎症和肉芽肿性炎两类。

(一) 一般慢性炎症

形态特点：①炎症灶内浸润的炎细胞主要为淋巴细胞、浆细胞和单核细胞。②成纤维细胞、血管内皮细胞和被覆上皮、腺上皮等实质细胞增生常较明显。③变性、坏死和渗出性病变轻微。

发生在黏膜的增生有时可形成炎性息肉,常见的有鼻息肉、宫颈息肉、肠息肉等,表现为向表面突起的带蒂的肿块。

若炎性增生形成境界清楚的肿瘤样肿块,则称为炎性假瘤,常发生于眼眶和肺等处,须与真性肿瘤鉴别。

(二) 肉芽肿性炎

以肉芽肿形成为主要病变特点的炎症,称为肉芽肿性炎或炎性肉芽肿；肉芽肿是以巨噬细胞及其衍生细胞增生为主而形成的境界清楚的结节状病灶。根据致炎因子和病变特点的不同,一般将其分为感染性肉芽肿和异物性肉芽肿两类。

1. 感染性肉芽肿　由病原体感染引起的肉芽肿,常见的有结核肉芽肿(结核结节)、伤寒肉芽肿(伤寒小结)等,其中结核性肉芽肿最有代表性。

2. 异物性肉芽肿　由外来异物,如手术缝线、滑石粉等引起的肉芽肿性病变。

点滴积累

1. 炎症本质上是针对损伤发生的防御反应,其中心环节是血管反应。
2. 炎症的基本病变包括变质、渗出和增生,渗出是炎症的特征性病变。
3. 急性渗出性炎症可分为浆液性炎、纤维蛋白性炎、化脓性炎和出血性炎。

第四节　水、电解质代谢紊乱

水、电解质代谢紊乱在临床上极为常见,这种紊乱如得不到及时纠正,可导致机体一系列功能、代谢障碍,甚至可以引起死亡。因此熟悉和掌握水、电解质代谢紊乱的发生机制及其演变规律,具有十分重要的临床意义。

生命起源于水,水是机体内含量最多和最重要的物质,体液由水及溶解于水中的物质所构成;体液中以离子状态存在的各种无机盐,以及一些可以解离的低分子有机物和蛋白质为电解质。正常成年男性体液总量占体重的 60%,其中细胞内液占 40%,细胞外液占 20%,细胞外液中血浆占 5%、组织液占 15%。人的体液含量和分布存在个体差异,与年龄、性别、脂肪含量密切相关。年龄越小体液占体重的比例越高;女性及脂肪丰富者体液占体重的比例较低。

各部分体液的含量并非固定不变,而是处于动态平衡,这种平衡状态的维持取决于体液的渗透压平衡,体液的渗透压有晶体渗透压和胶体渗透压两种。溶液的渗透压取决于溶质分子或离子的数目,与溶质的种类及分子量大小无关。晶体渗透压由无机盐电解质决定,对维持细胞内、外水的平衡起主要作用;胶体渗透压由有机电解质(蛋白质)决定,对维持血管内、外水的平衡起主要作用。正常血浆渗透压为 280~310mmol/L,主要取决于血清钠浓度,正常为 130~150mmol/L。正常人每天水和电解质的摄入和排出量保持动态平衡,病理情况下这种平衡可被打乱,常见的水、电解质代谢紊乱有以下类型。

一、脱水

脱水(dehydration)是指机体体液量明显减少,并出现一系列功能代谢变化的病理过程。依据脱水时细胞外液渗透压的高低,可将脱水分为高渗性脱水、低渗性脱水和等渗性脱水三种类型。

(一) 高渗性脱水

此型脱水的特征是失水多于失钠,细胞外液呈高渗状态,血浆渗透压>310mmol/L,血清钠浓度>150mmol/L。

1. **原因**　多见于进水不足(水源断绝或不能饮水等)和失水过多(大量出汗、多尿、呕吐、腹泻等),此外皮肤和呼吸道的不感蒸发等也会增加水分的丢失,使血浆渗透压升高。

2. **机体变化**　由于细胞外液高渗,渗透压失衡,可吸引大量水分从细胞内到达细胞外,以补充细胞外液的不足。因此,高渗性脱水的特点是细胞内液丢失为主(图 5-15)。临床上患者可出现以下表现。

(1)口渴:细胞外液渗透压增高,刺激口渴中枢,引起口渴感。

(2)尿量减少:细胞外液渗透压增高刺激下丘脑渗透压感受器而使抗利尿激素(ADH)释放增多,从而使肾小管重吸收水增多,尿量减少。

(3)中枢神经系统功能障碍:脑细胞脱水可引起嗜睡、肌肉抽搐、昏迷,甚至死亡。

(4)脱水热:脱水严重的病例,尤其是小儿,由于从皮肤蒸发的水分减少,散热受到影响,因而体温升高,称为脱水热。

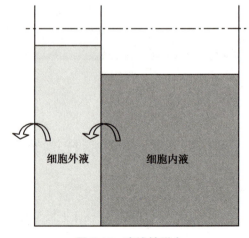

细胞外液　　细胞内液

图 5-15　高渗性脱水

3. 防治原则　首先应防治原发病并补充水分,不能口服者给予 5%~10% 葡萄糖注射液静脉输注。高渗性脱水时,患者仍有钠丢失,故还应补充一定量的含钠溶液,以免发生细胞外液低渗。

(二) 低渗性脱水

此型脱水的特征是失钠多于失水,细胞外液呈低渗状态,血浆渗透压<280mmol/L,血清钠浓度<130mmol/L。

1. 原因　低渗性脱水主要是由于体液丢失后只补水而未补钠造成的,常见原因有:呕吐、腹泻引起的消化液丢失,大量出汗、大面积烧伤经皮肤丢失体液;此外,肾性失钠,如排钠利尿药使用时间过长、急性肾衰竭的多尿期等。

2. 机体变化　由于细胞外液呈低渗而细胞内相对高渗,水分被吸引进入细胞内,使细胞外液明显减少,同时导致细胞内水肿。因此,低渗性脱水以细胞外液减少为主(图 5-16)。机体可出现以下变化:

(1)尿量变化:早期尿量不减少,而晚期或严重脱水时尿量减少。

(2)外周循环衰竭:随着细胞外液减少,血容量降低,血压下降,易发生低血容量性休克。

(3)中枢神经系统功能障碍:由于脑神经细胞水肿,引起颅内高压,严重者出现意识障碍、昏迷。

(4)脱水征:因为组织间液明显减少,导致皮肤弹性下降、眼窝凹陷、婴儿囟门凹陷。

3. 防治原则　去除原因、纠正不恰当的补液措施,一般应用等渗氯化钠溶液(生理盐水)以恢复细胞外液容量和渗透压。如已发生休克,要积极抢救。

(三) 等渗性脱水

此型脱水的特征是水钠按比例丢失,细胞外液维持等渗状态,血浆渗透压、血清钠浓度仍在正常范围。

1. 原因　任何原因在短时间内大量丢失体液皆可引起等渗性脱水。如胃肠道消化液过多丢失(剧烈呕吐、腹泻及小肠瘘和小肠梗阻等)和其他体液大量丢失(大量放胸腔积液、腹水,大面积烧伤等)。

2. 机体变化　细胞外液容量减少而渗透压在正常范围,故细胞内外液之间维持了水的平衡,细胞内液容量无明显变化(图 5-17)。口渴、少尿均不明显,如血容量减少得迅速而严重,患者也可发生休克。

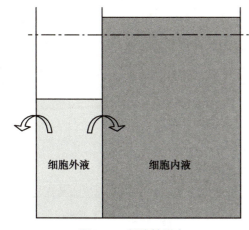

图 5-16　低渗性脱水

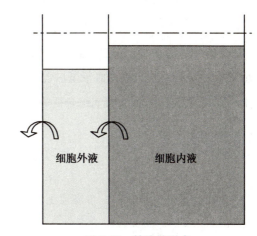

图 5-17　等渗性脱水

等渗性脱水如不及时处理,则可通过不感蒸发而转变为高渗性脱水;如只补充水分而不补钠盐,又可转变为低渗性脱水。

3. **防治原则** 防治原发病,补充渗透压偏低的氯化钠溶液。

临床上,区别三种类型的脱水对治疗效果具有决定性意义(表 5-3)。

表 5-3 三种类型脱水的比较

类型	水、钠丢失比例	失液部分	血清钠浓度	血浆渗透压
高渗性脱水	失水>失钠	细胞内液为主	>150mmol/L	>310mmol/L
低渗性脱水	失水<失钠	细胞外液为主	<130mmol/L	<280mmol/L
等渗性脱水	水钠按比例丢失	细胞外液为主	130~150mmol/L	280~310mmol/L

二、水肿

水肿是指体液在组织间隙或体腔积聚过多的现象。水肿不是一个独立的疾病,而是一个重要的病理过程。如果水肿发生在体腔称为积水或积液,如胸腔积液、腹腔积液(腹水)、脑积水等。按水肿波及的范围可分为全身性水肿和局部性水肿。

(一)水肿的原因和发生机制

正常人体组织液总量是相对恒定的,这种恒定有赖于血管内外液体交换和机体内外液体交换的动态平衡。若这两种平衡失调,机体就可能发生水肿。

1. **血管内外液体交换失衡——组织液的生成大于回流** 正常机体组织液和血液之间不断进行液体交换,使组织液的生成与回流保持动态平衡。这种平衡可因以下因素而被破坏,导致组织液的生成大于回流。

(1)毛细血管内流体静压增高:毛细血管流体静压增高可促使组织液生成增多,又可阻碍组织液的回收,引起组织液过多。其原因主要是静脉回流受阻引起的淤血:全身性淤血主要由右心衰竭引起,其结果是造成全身性水肿;肿瘤压迫局部静脉或静脉血栓形成会引起局部的淤血性水肿。

> **课 堂 活 动**
> 孕妇为什么会出现下肢水肿?

(2)血浆胶体渗透压的降低:血浆胶体渗透压是促进组织液回流的力量,其大小主要取决于血浆蛋白的含量。因此,当机体血浆蛋白含量减少时,血浆胶体渗透压便会下降,使组织液回流减少而引发水肿,常见于肝硬化、肾病综合征等疾病。

知识链接

肝、肾疾病水肿的机制

肝硬化时,由于肝功能下降,肝合成清蛋白减少,使血浆胶体渗透压降低,是引起腹水的原因之一;肾病综合征时,因为严重蛋白尿,血浆蛋白大量丢失而使血浆胶体渗透压下降导致全身水肿。

(3)淋巴回流受阻：当淋巴道阻塞或破坏时，淋巴回流受阻或不能代偿地加强回流时，含蛋白质的水肿液在组织间隙聚积，可形成淋巴性水肿。如乳腺癌手术治疗时将乳腺周围及腋下淋巴结切除，导致淋巴回流受阻，可引起患侧上肢的严重水肿。

(4)微血管壁通透性增高：感染、烧伤、冻伤和昆虫咬伤等可直接损伤毛细血管壁或通过炎症介质的作用使微血管壁通透性增高，血浆蛋白滤出增多，可使血浆胶体渗透压降低，组织液胶体渗透压增高而引起水肿。

2. 机体内外液体交换失衡——水钠潴留　正常时，肾脏通过肾小球的滤过和肾小管的重吸收功能维持机体内外钠、水的动态平衡。由于肾小球的广泛病变如急性肾小球肾炎，致肾小球滤过率下降，和/或肾小管重吸收钠、水增多时，可使钠、水在体内过多的潴留而形成水肿。

(二)水肿对机体的影响

除炎性水肿具有稀释毒素、运送抗体等抗损伤作用外，其他水肿对机体都有不同程度的不利影响，其影响大小取决于水肿的部位、程度、发生速度及持续时间，其主要表现有两个方面。

1. 影响组织细胞代谢　过量的液体在组织间隙积聚，不仅造成细胞与毛细血管之间的物质交换障碍，而且组织的张力增加，压迫微血管，组织血流量减少，使细胞发生代谢障碍和营养不良。因此，水肿组织抗感染能力降低，易合并感染；修复能力减弱，创伤不易愈合。

2. 引起重要器官的功能障碍　水肿对器官的功能有不同程度的损害，特别是急性重度水肿危害甚重。若生命活动重要器官或部位水肿，则可造成极为严重的后果。如喉头水肿可引起窒息；肺水肿可引起严重缺氧；脑水肿使颅内压增高，甚至发生脑疝，威胁患者的生命。

三、钾代谢紊乱

正常人体内含钾量 50~55mmol/kg，其中约 90% 存在于细胞内，骨钾约占 7.6%，跨细胞液约占 1%，仅约 1.4% 存在于细胞外液中。一般以血钾浓度来反映机体钾代谢的情况，测定血钾可取血浆或血清，血钾浓度的正常范围为 3.5~5.5mmol/L。

正常时钾主要来源于食物，钾的排出 90% 是经肾从尿中排出，排出特点是：多吃多排、少吃少排、不吃也排。钾的主要生理功能有：维持心脏功能和神经肌肉应激性、参与新陈代谢、调节酸碱平衡。在疾病过程中，多种原因可导致钾代谢紊乱，主要有低钾血症和高钾血症。

(一)低钾血症

血钾浓度低于 3.5mmol/L 并出现一系列功能代谢变化的病理过程称为低钾血症。

1. 原因　①钾的摄入不足：消化道疾病、昏迷或术后禁食者。②钾的丢失过多：呕吐、腹泻者可经消化道丢失钾，长期使用利尿药经肾脏丢钾，大汗致皮肤失钾。③细胞外的钾进入细胞过多：碱中毒、过量使用胰岛素可以出现。

> **课堂活动**
> 腹泻的患者为什么会出现下肢乏力感？

2. 机体变化　低钾血症对机体影响的严重程度，取决于血钾降低的程度，也取决于血钾降低的速度和持续的时间。

（1）神经肌肉兴奋性降低：从血钾低于3mmol/L时的四肢无力，到血钾低于2.5mmol/L时出现软瘫、麻痹性肠梗阻，严重者因为呼吸肌麻痹而发生呼吸衰竭，是低钾血症最严重、最危险的影响。

（2）对心脏的影响：表现为心律失常。心肌兴奋性增高，自律性增高，传导性降低，收缩性增强；心电图典型的变化有Q-T间期延长、S-T段压低，T波低平和明显的U波等。

（3）碱中毒：低钾血症时，细胞内K^+外移，细胞外H^+内移引起细胞外液碱中毒。此时肾小管上皮细胞与小管液的K^+-Na^+交换减弱、H^+-Na^+交换增强，尿液为酸性，与血液酸碱性质相反，故称为反常性酸性尿。

3. 防治原则 消除病因和补钾。注意补钾的原则：以口服为主，不能口服者可考虑静脉滴注，但要严格执行见尿补钾（尿量500ml以上）的原则，绝对禁止直接静脉推注，要控制好浓度、速度和总量，并密切观察。

课 堂 活 动
临床补钾时是否可以直接静脉推注？为什么？

（二）高钾血症

血钾浓度高于5.5mmol/L并出现一系列功能代谢变化的病理过程称为高钾血症。

1. 原因 ①钾输入过多：见于静脉滴注钾制剂过多过快以及输入大量库存血液。②肾脏排钾减少：这是高钾血症最主要的原因，常见于急性肾衰竭少尿期，也可见于长期大量使用保钾利尿药等。③细胞内K^+移出过多：缺氧、酸中毒、溶血和严重创伤等，都可以使大量K^+由细胞内释出。

2. 机体变化

（1）对心脏的影响：心肌兴奋性先增高后降低、心肌自律性降低、心肌传导性降低、心肌收缩性减弱，可出现各种心律失常，严重时出现心室颤动甚至心脏停搏，这是高钾血症对机体最主要的危害。心电图典型的变化为T波狭窄高耸，Q-T间期缩短，P波压低、增宽或消失等。

（2）神经肌肉兴奋性改变：血钾浓度轻度增高时，引起患者手足感觉异常、肌肉震颤等。严重的高钾血症可引起患者出现肌肉无力，甚至肌肉麻痹。

（3）酸中毒：高钾血症可引起代谢性酸中毒，同时发生反常性碱性尿。

3. 防治原则 防治原发病，去除引起高钾血症的原因。采取措施，降低血钾：①使钾向细胞内转移：葡萄糖和胰岛素同时静脉注射，可使细胞外钾向细胞内转移。②使钾排出体外：阳离子交换树脂聚苯乙烯磺酸钠经口服或灌肠应用后，能在胃肠道内进行Na^+-K^+交换而促进体钾排出。对于严重高钾血症患者，可用腹膜透析或血液透析来移除体内过多的钾。注射钙剂和钠盐以减轻高钾对心肌的损害。

案例分析

案例：患儿，男，两岁，因恶心、呕吐、腹胀和腹部绞痛1天入院。近三天食欲减退，呕吐频繁，精神萎靡不振，乏力。体温38.7℃，皮肤干燥，血钠浓度为152mmol/L，血钾浓度为2.0mmol/L。请问患儿最可能发生哪些水电解质紊乱，其原因有哪些？

分析：根据患儿呕吐频繁,血钠浓度为 152mmol/L、血钾浓度为 2.0mmol/L,判定为高渗性脱水、低钾血症。脱水原因为呕吐经消化道、发热经皮肤失液,食欲减退致使体液来源减少。低钾血症原因为呕吐经消化道失钾,食欲减退钾摄入减少。

点滴积累

1. 脱水是指机体体液量明显减少,并出现一系列功能代谢变化的病理过程。
2. 依据脱水时细胞外液渗透压的高低,可将脱水分为高渗性脱水、低渗性脱水和等渗性脱水三种类型。
3. 血钾浓度低于 3.5mmol/L 并出现一系列功能代谢变化的病理过程称为低钾血症;血钾浓度高于 5.5mmol/L 并出现一系列功能代谢变化的病理过程称为高钾血症。
4. 水肿是指体液在组织间隙或体腔积聚过多的现象;水肿是由于血管内外液体交换和机体内外液体交换失衡所致。

第五节　发热

机体在致热原作用下,体温调节中枢的调定点上移而引起的调节性体温升高称为发热。发热常出现于多种疾病的早期,因此发热为多种疾病的早期信号。正常人腋窝温度为 36.0~37.0℃,当体温上升超过正常值 0.5℃时,即为发热。

知识链接

发热与过热

体温升高并非都是发热,可分为生理性体温升高和病理性体温升高。前者见于运动、排卵后和妊娠时;后者包括发热和过热。过热是由于体温调节障碍、散热障碍或者产热器官功能异常等引起的体温升高。过热不是调节性反应,而是体温调节失控或调节障碍的结果,发热和过热在临床上要注意鉴别。

一、发热的原因

能引起人体发热的物质称致热原。致热原包括发热激活物和内生致热原两类。

(一) 发热激活物

发热激活物是指能激活内生致热原细胞,使之产生和释放内生致热原的物质。大多数发热激活物的分子量较大,不能通过血脑屏障直接作用于体温调节中枢,而只能激活内生致热原细胞,产生和释放内生致热原引起发热。发热激活物包括外致热原和体内的某些产物。

1. 外致热原 指来自体外的致热物质,主要包括病原体(细菌、病毒、真菌、立克次体、螺旋体、疟原虫等)及其代谢产物。其中,革兰氏阴性菌产生的内毒素是最常见的外致热原。这种内毒素耐热性高,一般方法难以清除,是血液制品和输液过程中的主要污染物。

由病原体侵入机体引起的发热称为感染性发热或传染性发热,占所有发热的 50%~60%,其中细菌感染引起的发热约占 43%。

2. 体内产物 指机体内产生的致热物质,主要包括抗原抗体复合物、类固醇和坏死组织产物等。由非生物病原体引起的发热称为非感染性发热。

(二)内生致热原

内生致热原(EP)是指在发热激活物的作用下,由产致热原细胞产生和释放的能引起体温升高的物质。产内生致热原的细胞主要是单核细胞、巨噬细胞、内皮细胞及某些肿瘤细胞。内生致热原包括白细胞介素(IL)、肿瘤坏死因子(TNF)、干扰素(IFN)等,它是一类小分子量蛋白质,易通过血脑屏障,直接作用于下丘脑体温调节中枢或通过中枢发热介质而致热。

二、发热的发生机制

人体的体温调节机构由三个基本部分组成,即感受器、整合器和效应器。发热的机制包括信息传递、中枢调节和发热效应三个基本环节。

1. 信息传递 在发热激活物的作用下,产致热原细胞合成和释放内生致热原,随血液循环通过血脑屏障到达下丘脑体温调节中枢。

2. 中枢调节 内生致热原以某种方式改变体温调节中枢的温度敏感神经元的化学环境,使冷敏神经元兴奋,热敏神经元抑制,引起体温调定点上移。此时,血液温度低于调定点水平,体温调节中枢发出冲动,引起调温效应器的反应。

3. 发热效应 体温调节中枢发出的冲动一方面通过运动神经引起骨骼肌紧张度增高或寒战,使产热增加,另一方面通过交感神经系统引起皮肤血管收缩,使散热减少,产热大于散热,体温升高至调定点上移后相适应的水平(图 5-18)。

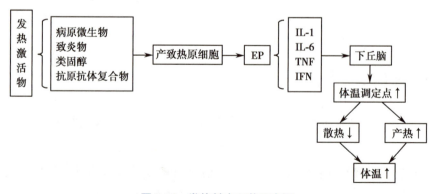

图 5-18 发热基本环节示意图

三、发热的过程

(一)体温上升期

在发热的开始阶段,随着调定点上移,机体产热增加,散热减少,产热大于散热,使体温上升。此期由于血管收缩,皮肤温度的下降,患者感到发冷、畏寒、皮肤苍白。由于寒战中枢兴奋,患者表现寒战和"鸡皮疙瘩"。寒战是骨骼肌不随意的节律性收缩,其产热较高,可比正常高 4~5 倍,由于屈肌和伸肌同时收缩,因此肢体不发生伸屈运动,但产热率较高。"鸡皮疙瘩"是经交感神经传出的冲动引起皮肤竖毛肌收缩而致。

本期热代谢特点:产热增多,散热减少,产热大于散热。

(二)高温持续期

当体温调节达到新的调定点水平时,便不再继续上升,而是在这个与新的调定点相适应的高水平上波动,因此称为高温持续期。患者的中心体温已达到或略高于体温调定点的新水平,故下丘脑不再发出引起"冷反应"的冲动,皮肤血管由收缩转为舒张,浅层血管舒张使皮肤血流增多,皮肤发红,散热增加。由于温度较高的血液灌注使皮温增高,热感受器将信息传入中枢而使患者产生酷热感。高热时水分经皮肤蒸发较多,因而皮肤和口唇干燥。

临床上根据此期体温上升的程度可将发热分为低热(38℃以下)、中热(38~39℃)、高热(39~40℃)和过高热(40℃以上)四种。

本期热代谢特点:在高调定点水平上维持产热与散热的动态平衡。

(三)体温下降期

此期由于发热激活物在体内被控制或清除,内生致热原及发热介质也被清除,体温调节中枢的调定点返回到正常水平。此时,由于体温高于调定点,热敏神经元兴奋,使交感神经的紧张性活动降低,皮肤血管进一步扩张,散热过程增强,产热过程抑制,体温开始逐渐下降,并降至与正常调定点相适应的水平。由于散热中枢的兴奋和高温对发汗中枢的刺激,汗腺分泌增加,引起大量出汗,严重者可致脱水。

> **课 堂 活 动**
> 体温下降期,应该如何预防患者发生水、电解质代谢紊乱?

本期热代谢特点:散热增加,产热减少,散热大于产热。

四、发热时机体的代谢和功能改变

(一)代谢变化

发热患者的代谢变化主要是由交感神经兴奋和内分泌腺活动增强所致。发热患者体内的糖、脂肪、蛋白质分解代谢加强,一般体温每升高 1℃,基础代谢率提高 13%。由于三大营养物质的分解代谢加强及氧化不全,故酸性代谢产物增多,可引起代谢性酸中毒和酮尿。长期发热的患者,由于营养物质摄入不足、消耗过多,可出现消瘦、抵抗力下降及组织修复能力减弱。另外,发热还会引起维生素缺乏,特别是维生素 C 和维生素 B 族缺乏。发热时由于皮肤温度升高,呼吸加深、加快,尤其是退热期大量出汗可引起脱水。

(二) 各系统功能变化

1. 神经系统　发热初期患者神经系统兴奋性增高,特别是高热患者可能出现烦躁、谵妄、幻觉,有些患者出现头痛,这些症状可能与内生致热原的作用有关。高热可引起小儿全身或局部肌肉抽搐,称为高热惊厥。高热惊厥多在高热 24 小时内发生,反复发作可引起脑损伤,表现为智力滞后、癫痫等,与小儿中枢神经系统尚未发育成熟,高热时代谢率升高引起脑细胞缺氧,使神经元异常放电等因素有关。

2. 循环系统　体温每升高 1℃,心率约增加 18 次 /min。心率加快可使心输出量增多,但对有心肌劳损或潜在病灶的患者可加重心肌负担而诱发心力衰竭。体温骤退可因大量出汗导致虚脱甚至休克。

3. 消化系统　消化腺分泌减少和胃肠运动减弱,使食物消化吸收与排泄功能异常。

4. 呼吸系统　发热时体温升高可以刺激呼吸中枢并提高呼吸中枢对 CO_2 的敏感性,加上代谢增加,CO_2 产生增多使呼吸加深加快,有利于更多的热从呼吸道散失。如果通气过度,CO_2 排出过多,可引起呼吸性碱中毒。持续体温升高可因大脑皮质和呼吸中枢的抑制,使呼吸变浅慢或不规则,甚至出现周期性呼吸。

5. 泌尿系统　发热初期可出现功能性少尿,可能与抗利尿激素分泌增多有关;发热时大量出汗和非显性蒸发造成水分丢失也是少尿的原因。持续发热时,肾小管上皮细胞可发生变性,出现蛋白尿和管型尿,体温下降期尿量和尿密度可逐渐恢复正常。

五、发热的意义及处理原则

发热是恒温动物在长期进化过程中获得的一种对致热刺激的防御性适应反应。发热有利有弊,一般来说,一定程度的发热有利于机体抵抗感染,机体吞噬细胞能力增强,而且内生致热原是一些具有免疫调节功能的细胞因子,可强化机体的免疫反应。但发热时机体能量消耗过高,还可能诱发相关脏器的功能不全。高热还可引起一些组织细胞的损伤,如细胞水肿等。

因此,在临床工作中,对发热应采取积极、慎重的处理原则,首先要寻找发热的原因,针对发热的病因进行治疗,对非高热或尚未查明发热原因的患者,不要贸然退热。对于发热过高或持续过久的患者,适当退热则是必要的。

案例分析

案例:患儿,男,3 岁,因发热、咳嗽一天,抽搐持续 1 分钟急诊入院。患儿 1 天前出现发热,体温 39℃,咳嗽,无痰,无呼吸困难。于入院前开始抽搐,两眼向上凝视,四肢抖动,持续 1 分钟后自行缓解。咽部充血、双扁桃体 I 度肿大。WBC: 13.3×10^9/L,淋巴细胞百分比 16%、中性粒细胞百分比 83%。请问该患儿体温为什么升高? 为什么出现惊厥?

分析：该患儿临床表现为发热、咳嗽、咽部充血、双扁桃体Ⅰ度肿大；WBC计数升高，中性粒细胞占比83%。患儿发热是由细菌感染引起，为感染性发热。细菌作为发热激活物，使机体产生内源性致热原，进而导致机体发热。高热惊厥多在高热24小时内发生，与小儿中枢神经系统尚未发育成熟，高热时代谢率升高引起脑细胞缺氧，使局部神经元异常放电有关。

点滴积累

1. 发热是机体在致热原作用下，体温调节中枢调定点上移而引起的体温升高。
2. 发热的机制包括信息传递、中枢调节和发热效应三个基本环节。
3. 发热的过程包括体温上升期、高温持续期和体温下降期。
4. 发热会引起一系列机体的代谢、功能变化。

第六节　休克

休克是机体在受到各种强烈致病因素作用后出现的急性血液循环障碍，以组织微循环灌流量严重不足为特征，以致重要器官代谢、功能发生严重障碍的全身性病理过程。主要临床表现为：患者面色苍白、皮肤湿冷、呼吸急促、血压下降、脉搏细速、尿量减少、烦躁不安或表情淡漠甚至昏迷等。病情进展迅速，如不能及时、有效地进行抢救，可因多器官功能衰竭而死亡。

知识链接

休克

"休克"一词是由英文"shock"的音译而来，其原意为"打击"或"震荡"。休克作为医学术语首次用于描述机体遭受强烈刺激后发生的一种危急状态，至今已应用了200多年。关于休克的发生机制目前公认的是微循环障碍理论。

一、微循环

微循环是指微动脉与微静脉之间的血液循环。微循环的基本功能是实现血液和组织细胞之间的物质交换。

（一）微循环的组成

典型的微循环由微动脉、后微动脉、毛细血管前括约肌、真毛细血管、直通毛细血管、动静脉吻合支和微静脉7部分组成（图5-19）。

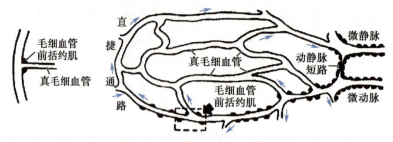

图 5-19　微循环结构示意图

（二）微循环的血流通路及意义

1. 迂回通路　血液经微动脉、后微动脉进入真毛细血管网,最后汇入微静脉。此通路是血液和组织液进行物质交换的主要场所,又称营养通路。

2. 直捷通路　血液从微动脉经后微动脉进入直捷通路,最后流入微静脉。此通路直而短,血流速度快,安静时经常开放,主要功能是使部分血液迅速通过微循环返回静脉,以保证静脉回心血量。

3. 动静脉短路　血液从微动脉经动静脉短路直接进入微静脉。此通路最短,血流速度更快,故无物质交换功能,多分布于皮肤,在调节体温方面起重要作用。如环境温度升高时,此通路开放,皮肤血流量增多,皮肤温度升高,有利于散热;当环境温度降低时,此通路关闭,皮肤血流量减少,有利于保持体温。

二、休克的原因和分类

引起休克的原因很多,临床亦有多种分类方法。按病因可分为以下几类。

（一）失血、失液性休克

大量失血可引起失血性休克,见于外伤出血、胃溃疡出血、食管静脉曲张出血及产后大出血等。休克发生与否取决于失血量及失血速度。剧烈呕吐、腹泻及肠梗阻、大汗淋漓及糖尿病时的多尿等均可导致大量体液丢失,引起血容量与有效循环血量锐减而发生休克。

（二）创伤性休克

严重创伤可导致创伤性休克,尤其是战争时期和自然灾害、意外事故时。休克的发生不仅与失血有关,还和强烈的疼痛刺激有关。

（三）感染性休克

严重感染可引起感染性休克,在革兰氏阴性菌引起的休克中,细菌内毒素中的脂多糖对病变进展有重要的促进作用。

（四）心源性休克

大面积急性心肌梗死、急性心肌炎、严重的心律失常等心脏病变可引起心输出量急剧减少,导致心源性休克。

（五）过敏性休克

由于药物过敏造成外周小血管扩张,致使回心血量减少,有效循环血量降低而引起休克。如青霉素过敏引起的休克。

（六）神经源性休克

强烈的神经刺激可导致神经源性休克,常见于剧烈疼痛、高位脊髓麻醉、中枢镇静药过量引起血管运动中枢抑制。患者血管平滑肌舒张、血管床容积增大,总外周阻力降低,回心血量减少,血压下降。

三、休克的发展过程及发生机制

组织微循环灌流量急剧减少是休克发生、发展的主要病理学基础。根据休克时微循环变化的规律,休克过程可分为以下三期。

（一）微循环缺血期

微循环缺血期是休克发生的早期,以机体代偿为主,又称休克代偿期。

1. 微循环变化 ①微动脉、后微动脉、毛细血管前括约肌和微静脉持续收缩,毛细血管前、后阻力增加,尤其是前阻力明显增加。②大量真毛细血管网关闭,血流量减少,流速减慢,血液通过直捷通路和动静脉吻合支回流。③微循环灌流量减少,出现"灌"少于"流"。此时组织开始出现进行性缺血、缺氧(图 5-20)。

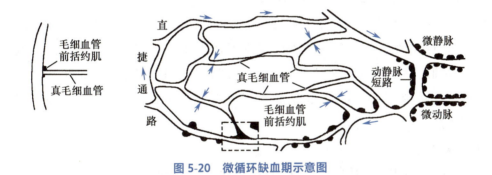

图 5-20　微循环缺血期示意图

2. 发生机制 ①在创伤、疼痛、失血或内毒素直接刺激下,交感 - 肾上腺髓质系统强烈兴奋,使儿茶酚胺大量释放,导致有丰富交感缩血管纤维且 α 受体占优势的皮肤、腹腔内脏微循环血管发生持续痉挛收缩。②交感神经兴奋,儿茶酚胺释放和血容量减少,可使肾素 - 血管紧张素 - 醛固酮系统激活,导致血管收缩。③儿茶酚胺增多、缺氧等可刺激血小板生成和释放血栓素(TXA_2)增多,促使血管进一步收缩。

3. 微循环改变的代偿意义 ①血液重新分布,保证了心、脑等重要器官的血供。这是由于脑血管交感缩血管纤维分布少,且 α 受体密度较低,血管收缩不明显;冠状动脉以 β 受体为主,且在交感神经兴奋、心脏活动增强,代谢产物中扩血管物质(如腺苷)增多,使血管非但不收缩反而扩张。②动脉血压的维持,本期动脉血压可不降低或略升高,其机制与儿茶酚胺等缩血管物质使毛细血管后微静脉、小静脉收缩,回心血量增加(即自身输血)和心肌收缩力增强,心输出量增加以及外周阻力增大有关。

4. 临床表现 患者面色苍白,四肢厥冷,心率加快,脉搏细速,血压正常或略有升高,脉压差减少,少尿或无尿,烦躁不安。

(二) 微循环淤血期

微循环淤血期是休克中期,休克早期的代偿作用已丧失,又称休克进展期。

1. 微循环变化 ①微血管对儿茶酚胺的反应性减低:当休克持续一段时间后,微血管因对儿茶酚胺的反应性开始减弱,这时毛细血管前括约肌变得松弛,毛细血管因后阻力大于前阻力而使大量血流涌入真毛细血管网。②微静脉血流开始变缓慢,红细胞聚集,白细胞滚动、附壁、嵌塞,血小板聚集,造成微循环血液"灌"多于"流",血液在组织中淤积,出现淤积性缺氧(图 5-21)。

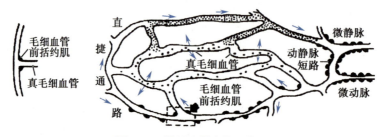

图 5-21　微循环淤血期示意图

2. 发生机制 ①在酸性环境下,微动脉、毛细血管前括约肌对儿茶酚胺的反应性降低,发生松弛、舒张;而微静脉、小静脉由于对酸性环境耐受性较强,仍保持对儿茶酚胺的反应能力而处于收缩状态,导致毛细血管前阻力小于后阻力,微循环出现灌多流少,大量血液淤积在微循环内。②组织缺氧使毛细血管周围肥大细胞释放过多组胺,组胺通过 H_2 受体可使微循环扩张,从而导致毛细血管前阻力剧降而后阻力降低不明显甚至升高,导致大量血液淤积在微循环中。同时组胺可使毛细血管壁通透性增高,造成大量血浆渗出,血液浓缩,加重微循环障碍。③感染性休克或其他类型休克时肠道菌群产生的内毒素可使毛细血管扩张、通透性增强。④由于内脏缺氧,可产生心肌抑制因子,抑制心肌收缩。

3. 临床表现 休克进展期患者的动脉血压进行性下降、心搏无力、脉搏细速;神志淡漠、意识模糊,甚至昏迷;少尿、无尿;皮肤呈花斑纹等。

(三) 微循环衰竭期

微循环衰竭期是休克晚期,临床上又称休克难治期。

1. 微循环变化 ①微血管扩张、麻痹,对所有的血管活性物质失去反应。②血液高度浓缩,黏度增大,血流更加缓慢甚至停止,微循环表现为不灌不流。③微血栓形成:微血管内皮细胞肿胀,白细胞嵌塞严重,血小板黏附和聚集,红细胞聚集,微血管内微血栓形成,因此又称弥散性血管内凝血(DIC)期(图 5-22)。

2. 发生机制 由于缺氧和酸中毒进一步加重,微血管对血管活性物质可失去反应而麻痹扩张,微血管淤血继续加重,血流更加缓慢,血小板和红细胞易于凝集,从而导致微循环内广泛形成微血栓,加重微循环障碍。当休克进入晚期时,组织、细胞可因严重缺氧和酸中毒而发生变性、坏死,导致生命重要器官(心、脑、肾等)功能代谢障碍。

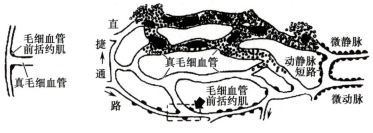

图 5-22　微循环衰竭期示意图

3. **临床表现**　血压进一步下降,甚至不能测出,全身多部位出血,实质器官坏死、功能衰竭,病情迅速恶化甚至死亡。

四、休克时机体代谢、功能的变化

(一) 代谢变化

休克时由于组织灌流不足导致组织严重缺氧,使 ATP 生成不足,造成组织损伤,功能降低。缺氧还导致糖酵解增强,脂肪酸氧化不全,局部酸性物质积聚,加上肾功能障碍,酸性物质排出受阻而发生代谢性酸中毒。

(二) 主要器官功能的变化

1. **肾的变化**　休克时最易受损的器官是肾脏,由休克导致的急性肾衰竭又称"休克肾",临床表现为少尿、氮质血症、高钾血症、水中毒及代谢性酸中毒等。休克初期,由于肾灌流不足,使肾小球滤过率降低,发生功能性急性肾衰竭。此时若能及时治疗,改善肾血流,肾功能较易恢复。若休克持续时间较久,可因严重肾缺血而发生急性肾小管坏死,导致器质性急性肾衰竭,并使休克进一步恶化,甚至危及生命。

2. **心的变化**　除心源性休克外,其他休克早期由于机体的代偿调节,心功能可无明显变化,休克发生到严重阶段可伴有心功能不全。在心源性休克中,心收缩力减弱是休克的原因。心功能不全可使循环障碍进一步加重,休克更趋恶化。

3. **肺的变化**　严重休克患者可出现进行性缺氧和呼吸困难,造成低氧血症性呼吸衰竭,表现为急性呼吸窘迫综合征(ARDS)。肺的主要病理变化以淤血、水肿、出血、肺不张、肺泡透明膜形成等为特征,称为休克肺。

4. **脑的变化**　休克早期由于代偿保证了脑的血液供应,脑功能无明显障碍,只有一定程度的烦躁和兴奋。休克中、晚期,患者可因脑血流量降低而出现意识模糊,甚至昏迷。脑组织缺氧、酸中毒及 DIC 等,可引起脑水肿、颅内高压,甚至脑疝。

五、休克的防治原则

休克的防治原则包括病因学防治和发病学治疗两方面。病因学防治主要是防治引起休克的原发病,如对创伤、感染等始动因素及时做好止血、镇痛、控制感染、输液等防治措施。发病学治疗主要是改善微循环(包括补充血容量、纠正酸中毒和应用血管活性药物)、改善细胞代谢(包括应用自由基清除剂和使用体液因子拮抗剂)和治疗器官功能衰竭。

> **点滴积累**
>
> 1. 休克是一种急性全身性血液循环障碍,以微循环血液灌流量显著减少为特征。
> 2. 根据休克的原因可将其分为:失血失液性休克、创伤性休克、感染性休克、心源性休克、过敏性休克和神经源性休克。
> 3. 根据微循环的变化,休克的发展过程分为三期:微循环缺血期、微循环淤血期和微循环衰竭期。
> 4. 休克时机体功能代谢变化包括 ATP 生成不足、代谢性酸中毒,肾、心、肺、脑等主要器官的变化。

第七节　肿瘤

肿瘤是一类常见病、多发病,严重危害人类健康,根据其性质可分为良性肿瘤与恶性肿瘤,恶性肿瘤又称为癌症(cancer)。我国常见的恶性肿瘤为肺癌、结直肠癌、甲状腺癌、肝癌、胃癌、乳腺癌等。按照目前社会经济发展及环境因素的影响,恶性肿瘤发病率呈上升趋势,肿瘤的防治工作任重而道远。

一、肿瘤的概念

肿瘤是机体在致瘤因素的作用下,局部组织细胞在基因水平上失去对其生长的正常调控,导致其异常增生而形成的新生物,这种新生物常形成局部肿块。这种异常增生称为肿瘤性增生。

肿瘤性增生与其他非瘤性增生(如炎性增生、修复性增生)有着本质的区别。肿瘤性增生的特点是:增生不受机体的控制,无限生长,新生的肿瘤细胞分化不成熟,与机体不协调;而非瘤性增生始终处于机体的调控之下,增生细胞分化成熟,为机体的正常细胞,且其增生程度和机体协调一致。

> **知识链接**
>
> **肿瘤与肿块**
>
> 　　肿瘤常表现为局部肿块,但也有的不形成肿块,如白血病;临床上的肿块也并非都是肿瘤,如炎性假瘤、炎性息肉等,鉴别肿块的性质需做病理活检。

二、肿瘤的形态

(一)肿瘤的大体形态

1. **形状**　肿瘤的形状多样,受到发生部位、组织来源及其性质等多种因素的影响。生长在皮肤黏膜等体表部位的肿瘤,可向表面突起呈息肉状、乳头状、菜花状;恶性肿瘤除向表面生长外,还同时向深部组织浸润生长。由于其生长迅速,常因血供不足而发生坏死,其表面组织坏死脱落后可形成溃疡。

位于深部组织的良性肿瘤,常呈结节状、分叶状或囊状,境界清楚,多有完整包膜;恶性肿瘤多呈不规则块状或条索状,如树根长入周围组织,边界不清楚(图 5-23)。

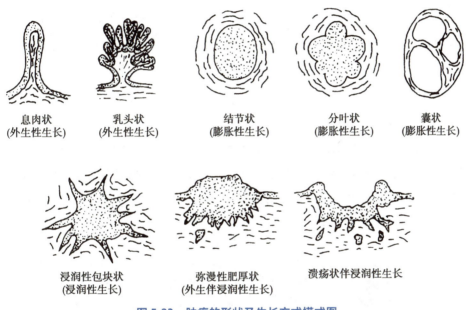

|息肉状
(外生性生长)|乳头状
(外生性生长)|结节状
(膨胀性生长)|分叶状
(膨胀性生长)|囊状
(膨胀性生长)|

浸润性包块状　　　弥漫性肥厚状　　　溃疡状伴浸润性生长
(浸润性生长)　　　(外生伴浸润性生长)

图 5-23　肿瘤的形状及生长方式模式图

2. **大小**　肿瘤的大小与患者就诊早晚、肿瘤性质、生长速度及发生部位有关。早期肿瘤的体积较小,肉眼观不易觉察,只能在显微镜检查时发现(如原位癌)。良性肿瘤生长时间较长,可以长得较大,有的甚至达到几十斤,如卵巢的囊腺瘤;相反,恶性肿瘤一般生长迅速,易发生转移导致患者死亡,其体积未必很大。体积大小也是预测肿瘤生物学行为的重要指标。

3. **质地**　肿瘤的质地取决于瘤细胞的种类及实质与间质的比例。骨组织发生的骨瘤较硬,脂肪组织起源的脂肪瘤较软;含间质多的肿瘤较硬;有继发坏死、出血时则较软,继发钙化或骨化时则较硬。

4. **颜色**　肿瘤的颜色取决于起源组织、局部血供状态、有无出血坏死及色素沉积。一般上皮及结缔组织发生的肿瘤呈灰白色,脂肪瘤呈浅黄色,软骨瘤呈淡蓝或银白色,血管瘤常呈红色,黑色素瘤多呈黑色。

5. **数目**　多为单发,但也可同时或先后发生多个原发性肿瘤,如多发性子宫平滑肌瘤、脂肪瘤。

(二) 肿瘤的组织结构

肿瘤组织分为实质和间质两部分。实质由肿瘤细胞构成，为主要成分，决定着肿瘤的生物学特性及其对机体的影响，也是病理诊断的主要依据。

肿瘤通常只有一种实质成分，但少数肿瘤可以有两种甚至多种成分，如畸胎瘤含有三个胚层来源的多种实质成分。

肿瘤间质由结缔组织和血管组成，起着支持、营养实质、参与肿瘤免疫反应等作用。肿瘤间质构成的微环境对肿瘤细胞的生长、分化和迁移具有重要影响。

三、肿瘤的异型性

肿瘤的细胞形态和组织结构与其起源的正常组织比较有不同程度的差异，这种差异称为异型性。它反映肿瘤的分化程度，异型性小者，分化程度高；异型性大者，分化程度低。异型性是区别良性肿瘤与恶性肿瘤的主要组织学依据，具体表现在肿瘤细胞和肿瘤组织结构的异型性。

(一) 肿瘤细胞的异型性

良性肿瘤细胞的异型性小，一般与其起源的正常细胞相似。恶性肿瘤细胞具有高度异型性，其形态结构特征如下：①细胞的多形性，即瘤细胞形态及大小不一致，一般体积较大，并可出现形态奇特、体积很大的瘤巨细胞。②核的多形性，即核增大，核浆比例增大，并可出现巨核、双核、多核或畸形核；核染色深，染色质呈粗颗粒状，核膜增厚，核仁肥大，数目增多；核分裂象多见，常出现不对称性、多极性等病理性核分裂象(图5-24)。病理性核分裂象只见于恶性肿瘤，是十分重要的病理诊断依据。③胞质内核蛋白体增多，染色呈嗜碱性。

染色质过多　　染色质过少　　不对称性核分裂　　三极核分裂

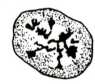
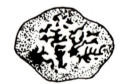

四极核分裂　　　多极核分裂　　　染色质杂乱排列

图 5-24　恶性肿瘤的病理性核分裂象

(二) 肿瘤组织结构的异型性

良性肿瘤与恶性肿瘤在组织结构上均有不同程度的异型性。由于良性肿瘤细胞的异型性不明显，组织结构的异型性是其诊断的主要依据，如纤维瘤的瘤细胞与正常纤维细胞相似，但其排列方式呈编织状。恶性肿瘤的组织结构和细胞的异型性更加明显，如鳞状细胞癌，形成癌巢，细胞排列失去极性，与正常鳞状上皮结构差异较大。

四、肿瘤的生长与扩散

(一) 肿瘤的生长

1. **肿瘤的生长速度**　良性肿瘤生长缓慢,可呈间断性的生长与停滞。恶性肿瘤生长快,并由于血液及营养供应相对不足而发生变性、坏死及感染等继发性改变。生长缓慢的良性肿瘤,其生长速度突然加快,则有恶性变的可能。

2. **肿瘤的生长方式**　肿瘤的生长方式主要有三种。

(1)膨胀性生长:是多数良性肿瘤的生长方式。随着瘤细胞增生,肿瘤体积逐渐增大,犹如吹气球一样,将周围组织推开或挤压。肿瘤常呈结节状,周围有完整包膜,边界清楚。位于皮下的肿瘤,触诊时可以移动。肿瘤手术易摘除干净,不易复发。

(2)浸润性生长:为多数恶性肿瘤的生长方式。随着瘤细胞增生,侵入周围组织,像树根长入泥土一样,破坏和浸润周围组织,常不形成包膜,与周围正常组织没有明显的界限。触诊时肿瘤固定,不易移动。手术难以摘除干净,术后易复发。

(3)外生性生长:发生在体表、体腔或自然管道(消化道、泌尿生殖道等)表面的肿瘤,常向表面生长,形成突起的乳头状、息肉状、蕈状或菜花状,此种生长方式称为外生性生长,这是良、恶性肿瘤共有的生长方式。但恶性肿瘤在外生性生长的同时伴有基底部浸润性生长。

(二) 肿瘤的扩散

恶性肿瘤不仅在原发部位生长,还可以通过多种途径扩散到身体的其他部位。扩散的方式表现为直接蔓延和转移。

1. **直接蔓延**　直接蔓延是指恶性肿瘤细胞连续不断沿着组织间隙、血管、淋巴管等侵入邻近正常组织或器官,并继续生长的现象。如晚期乳腺癌有时直接蔓延到胸肌和胸腔,甚至到达肺脏。

2. **转移**　转移是指恶性肿瘤细胞从原发部位侵入淋巴管、血管或体腔,被转运到远隔部位继续生长,形成与原发瘤同样类型肿瘤的过程。原发部位的肿瘤为原发瘤,由转移新形成的肿瘤为转移瘤,又称继发瘤。常见的转移途径有以下几种。

(1)淋巴道转移:癌多经淋巴道转移。瘤细胞侵入淋巴管,随淋巴液首先到达局部淋巴结,形成淋巴结转移瘤,如乳腺癌时患侧的腋窝淋巴结转移。瘤细胞到达淋巴结后,先聚集于边缘窦,继而生长、增生累及整个淋巴结,此时淋巴结常肿大,质地变硬,切面呈灰白色,继而瘤细胞可进一步随淋巴液依次向远处淋巴结转移。最后瘤细胞可经胸导管入血,再继发血行转移(图 5-25)。

(2)血行转移:多为肉瘤的转移途径,但癌晚期经血行转移的也不少见。由于静脉管壁较薄,管内压力较低,故瘤细胞多经小静脉入血。血液中瘤细胞运行途径与血栓栓子运行途径相似。侵入体循环静脉的瘤细胞经右心到肺,在肺内形成转移瘤(图 5-26);侵入肺静脉的瘤细胞,可经左心随主动脉血流到达全身各器官,发生广泛转移;侵入门静脉的瘤细胞到达肝,在肝内形成转移瘤;侵入胸、腰、骨盆静脉的瘤细胞,可通过吻合支进入脊椎静脉丛,进而转移到脑和脊椎。

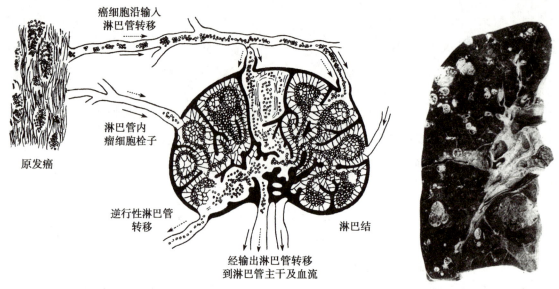

图 5-25　癌的淋巴道转移模式图

图 5-26　肺内血行转移瘤

　　形态学上,血行转移瘤多发、散在分布、结节大小较一致、边界清楚、多接近于器官的表面。体内许多器官可形成转移瘤,其中肺和肝是最常累及的器官,故临床上判断有无血行转移,做肺和肝的影像学检查很有必要。

　　(3)种植性转移:体腔内器官的恶性肿瘤扩散至器官表面时,瘤细胞可以脱落,像播种一样种植在邻近或远隔器官的表面,继续生长形成多个转移瘤。如胃癌破坏胃壁侵及浆膜时,癌细胞自浆膜脱落后,可种植到大网膜、腹膜、腹腔内器官表面,形成广泛种植性转移。

五、肿瘤的分级和分期

(一) 肿瘤的分级

　　恶性肿瘤的分级是根据肿瘤分化程度、异型性及核分裂象的数目,判定其恶性程度的指标。目前多采用三级分级法:Ⅰ级为高分化,恶性程度低;Ⅱ级为中分化,中度恶性;Ⅲ级为低分化,恶性程度高。

(二) 肿瘤的分期

　　肿瘤的分期是指恶性肿瘤的生长范围和播散程度。主要依据原发肿瘤的大小、浸润深度、浸润范围、邻近器官的受累情况、有无局部和远处淋巴结的转移、有无血源性或其他远处转移等因素。国际上广泛采用 TNM(tumor node metastasis)分期系统:T 指肿瘤原发灶的情况,随肿瘤体积增大和邻近组织受累范围的增加,依次用 T_1~T_4 来表示;N 指区域淋巴结受累情况,N_0 表示无淋巴结受累,随着淋巴结转移的程度和范围的扩大,依次用 N_1~N_3 表示;M 指远处转移(通常是血行转移),M_0 表示无远处转移,有远处转移者用 M_1 表示。

六、肿瘤对机体的影响

(一) 良性肿瘤对机体的影响

良性肿瘤生长缓慢,无浸润和转移,一般对机体影响较小,主要是对周围组织的压迫或阻塞作用,如肠道的平滑肌瘤可引起肠梗阻;但在关键部位有时也可引起较为严重的后果,如颅内良性肿瘤(如脑膜瘤)压迫脑组织可引起相应的神经系统症状。

(二) 恶性肿瘤对机体的影响

恶性肿瘤分化不成熟,生长迅速,浸润并破坏器官的结构和功能,还可发生转移,因而对机体的影响较大。恶性肿瘤除可引起局部压迫和阻塞症状外,还可继发多种病变与表现。

1. **出血** 多种恶性肿瘤由于自身坏死、溃疡或侵袭破坏周围组织而发生出血。如鼻咽癌导致鼻出血;肺癌导致咯血;膀胱癌可发生血尿;直肠癌可出现便血等。

2. **感染** 因为瘤组织的破溃、机体抵抗力的降低,恶性肿瘤晚期患者常并发局部或全身的严重感染。

3. **疼痛** 恶性肿瘤早期一般不出现疼痛,但晚期可因压迫或侵犯神经组织,出现顽固性疼痛。如肝癌时,肝被膜神经受压迫而出现肝区疼痛;鼻咽癌侵犯三叉神经时产生头痛。

4. **发热** 肿瘤的代谢产物、坏死分解产物或继发感染的毒性产物均可引起机体发热。

5. **恶病质** 多见于恶性肿瘤晚期,是指患者机体出现进行性消瘦、严重贫血、明显衰竭的状态。

6. **副肿瘤综合征** 是指肿瘤患者出现的某些病变和临床表现无法用原发瘤或转移瘤解释,实际由肿瘤的产物(如异位激素)或异常免疫反应等原因间接引起,可表现为神经、内分泌、消化、造血、骨关节、肾脏及皮肤等系统的异常。

异位内分泌综合征是指一些非内分泌腺发生的恶性肿瘤能产生或分泌激素或激素类物质,如促肾上腺皮质激素、降钙素、生长激素等,引起内分泌症状,以癌多见。异位内分泌综合征属于副肿瘤综合征。

七、肿瘤的命名与分类

(一) 肿瘤的命名

1. **良性肿瘤的命名** 一般在肿瘤的来源组织之后,加一个"瘤"字,如来源于腺上皮的良性肿瘤称为腺瘤,有囊腔形成者称为囊腺瘤。来源于被覆上皮(皮肤、膀胱)者常呈乳头状外生性生长,称为乳头状瘤。

2. **恶性肿瘤的命名** 来源于上皮组织的恶性肿瘤称为癌,命名为来源组织之后,加一个"癌"字,如鳞状细胞癌、腺癌;来源于间叶组织的恶性肿瘤称为肉瘤,命名为来源组织之后,加"肉瘤",如纤维肉瘤、骨肉瘤。

除了上述命名的一般原则外,肿瘤命名还有一些特殊情况。如有些肿瘤形态类似发育过程中的某些幼稚细胞或组织,常采用"母细胞瘤"来命名,多为恶性肿瘤,如肾母细胞瘤、视网膜母细胞瘤等。少数恶性肿瘤还沿用习惯名称,如白血病、霍奇金病等。

(二)肿瘤的分类

肿瘤的分类一般以组织来源为依据,主要包括:上皮组织、间叶组织、淋巴造血组织、神经组织和脑脊膜及其他。每类肿瘤又根据生物学特征的不同,分为良性与恶性两类。各种组织常见肿瘤见表5-4。

表5-4 肿瘤的分类

组织来源	良性肿瘤	恶性肿瘤	好发部位
上皮组织			
鳞状上皮	乳头状瘤	鳞状细胞癌	乳头状瘤见于皮肤、鼻腔、喉等处;鳞状细胞癌见于宫颈、皮肤、食管、肺、喉和阴茎等处
基底细胞	—	基底细胞癌	头面皮肤
尿路上皮	乳头状瘤	尿路上皮癌	膀胱、肾盂
腺上皮	腺瘤	腺癌(各种类型)	腺瘤多见于乳腺、甲状腺、胃、肠;腺癌见于胃肠、乳腺、甲状腺等
	黏液性囊腺瘤	黏液性囊腺癌	卵巢
	浆液性囊腺瘤	浆液性囊腺癌	卵巢
	多形性腺瘤	恶性多形性腺癌	涎腺
间叶组织			
纤维组织	纤维瘤	纤维肉瘤	四肢
脂肪组织	脂肪瘤	脂肪肉瘤	皮下、腹膜后
平滑肌组织	平滑肌瘤	平滑肌肉瘤	子宫、胃肠道
横纹肌组织	横纹肌瘤	横纹肌肉瘤	肉瘤多见于头颈、泌尿生殖道及四肢
血管淋巴管组织	血管瘤	血管肉瘤	皮肤等软组织和肝、脾等各器官
	淋巴管瘤	淋巴管肉瘤	
骨组织	骨瘤	骨肉瘤	骨瘤见于颅骨、长骨;骨肉瘤见于长骨两端
软骨组织	软骨瘤	软骨肉瘤	软骨瘤多见于手足短骨;软骨肉瘤多见于盆骨、肋骨、股骨及肩胛骨等
滑膜组织	滑膜瘤	滑膜肉瘤	膝、腕、肩等关节附近
间皮	间皮瘤	恶性间皮瘤	胸膜、腹膜
淋巴造血组织			
造血组织	—	白血病	
淋巴组织	—	多发性骨髓瘤	胸骨、椎骨、肋骨、颅骨和长骨
		淋巴瘤	颈部、纵隔、肠系膜和腹膜后淋巴结
神经组织和脑脊膜			
神经鞘膜组织	神经纤维瘤	神经纤维肉瘤	全身皮肤、深部神经及内脏
神经鞘组织	神经鞘瘤	恶性神经鞘瘤	头、颈、四肢等处神经
胶质细胞	胶质细胞瘤	恶性胶质细胞瘤	大脑
原始神经细胞	—	髓母细胞瘤	小脑
脑膜组织	脑膜瘤	恶性脑膜瘤	脑膜
交感神经节	节细胞神经瘤	神经母细胞瘤	纵隔、腹膜后、肾上腺髓质

组织来源	良性肿瘤	恶性肿瘤	好发部位
其他			
黑色素细胞	—	黑色素瘤	皮肤
胎盘组织	葡萄胎(良性病变)	恶性葡萄胎绒毛膜上皮癌	子宫
生殖细胞	—	精原细胞瘤	睾丸
	—	无性细胞瘤	卵巢
	—	胚胎性癌	睾丸、卵巢
三个胚叶组织	畸胎瘤	恶性畸胎瘤	卵巢、睾丸、纵隔和骶尾

八、良性肿瘤与恶性肿瘤的区别

良性肿瘤和恶性肿瘤在生物学特点和对机体的影响上有明显的不同。良性肿瘤一般对机体影响小,易于治疗,效果好;恶性肿瘤危害较大,治疗措施复杂,效果也不够理想。如果把恶性肿瘤误诊为良性肿瘤,就会延误治疗,或者治疗不彻底造成复发、转移;相反,如把良性肿瘤误诊为恶性肿瘤,由于不必要的治疗,使患者遭受不应有的痛苦和伤害。因此,区别良性肿瘤与恶性肿瘤,对于正确的诊断和治疗具有重要的实际意义。对于绝大多数肿瘤,尚未发现特异性的可以区别良、恶性肿瘤的单项形态学或者分子遗传学指标,目前二者的区别仍主要依据病理形态学改变,结合生物学行为等多项指标。其中最重要的是细胞的异型性、浸润与转移。表 5-5 是良性肿瘤与恶性肿瘤的主要区别。

表 5-5　良性肿瘤与恶性肿瘤的主要区别

项目	良性肿瘤	恶性肿瘤
分化程度	分化程度高,异型性小,与起源组织的形态相似	分化程度低,异型性大,与起源组织的形态差别明显
核分裂	少见,无病理性核分裂	多见,有病理性核分裂
生长速度	缓慢	迅速
生长方式	膨胀性生长或外生性生长,前者多有包膜,边界清楚	浸润性生长或外生性生长,前者无包膜,边界不清楚
继发改变	出血、坏死少见	出血、坏死、溃疡多见
转移	不转移	常有转移
复发	术后不易复发	术后常复发
对机体影响	较小,一般主要为局部压迫或阻塞	较大,除压迫、阻塞外,还可以破坏组织器官,并发出血、感染,造成恶病质、死亡

九、癌前疾病(或病变)、异型增生与原位癌

肿瘤的发生会经历一个漫长的病变过程。上皮组织起源的恶性肿瘤往往由癌前疾病(或病变)

发展为原位癌,再进一步进展为浸润癌。及时发现这些病变,对于肿瘤的早期诊断具有重要的临床意义。

(一)癌前疾病(或病变)

癌前疾病(或病变)是指某些具有潜在癌变可能性的良性疾病(或病变),如长期不愈,有可能转变为癌。常见的癌前疾病(或病变)有:①口腔和外阴的黏膜白斑;②慢性宫颈炎伴宫颈糜烂;③乳腺导管上皮非典型增生;④慢性病毒性肝炎与肝硬化;⑤慢性萎缩性胃炎与慢性胃溃疡;⑥慢性溃疡性结肠炎;⑦皮肤慢性溃疡。临床医生须正确认识和积极治疗这些癌前疾病(或病变),预防患者发生相关癌变。应当指出,并非所有癌前疾病(或病变)都必然发展为癌,癌也并不都始于癌前疾病(或病变)。

(二)异型增生

异型增生(dysplasia),以往也称为"非典型增生",指增生的上皮具有细胞和结构的异型性,具体表现为细胞大小不等,形状不一,核大深染,核质比例增大,核形不规则,核分裂象增多,但一般不见病理性核分裂象;细胞排列紊乱,极性消失。根据异型性大小和累及范围,异型增生可分为轻度、中度和重度三级。轻度、中度异型增生在病因消除后可恢复正常,重度异型增生则较难逆转。

(三)原位癌

原位癌(carcinoma in situ,CIS)通常用于上皮的病变,指异型增生的细胞在形态学和生物学特性上与癌变细胞相同,并累及上皮全层,但没有突破基底膜向下浸润,也称为上皮内癌。原位癌常见于鳞状上皮的部位,如子宫颈(简称宫颈)、食管、皮肤等处;也可见于发生鳞状上皮化生的黏膜表面,如鳞化的支气管黏膜。乳腺导管上皮发生癌变而未侵破基底膜向间质浸润者,称为导管原位癌或导管内癌。若能及时发现和治疗原位癌,可防止其发展为浸润性癌。

目前,多使用上皮内瘤变(intraepithelial neoplasia)的概念来描述上皮组织从异型增生到原位癌这一连续的病变过程。根据病变程度,上皮内瘤变可分级,常采用二级法和三级法。二级法如胃肠道黏膜的低级别上皮内瘤变(轻、中度异型增生)和高级别上皮内瘤变(重度异型增生和原位癌);三级法如宫颈上皮内瘤变Ⅰ、Ⅱ、Ⅲ级(参见第九章泌尿系统与生殖系统疾病)。

十、肿瘤的病因和发病机制

(一)肿瘤的病因学

肿瘤的病因十分复杂,涉及外界环境的刺激和机体内在的变化两个方面,而且往往多种因素交互作用。

1. 外界致癌因素

(1)化学性致癌因素:迄今经动物实验证实有致癌作用的化学物质已达1 000多种,其中有些可能与人类癌瘤有关。重要的化学性致癌物质有以下几种。

1)多环芳烃化合物:此类化合物中致癌作用较强的主要有3,4-苯并芘。它是煤焦油的主要致癌成分,广泛存在于沥青、煤烟、内燃机废气和烟草燃烧烟雾中,近些年来肺癌的发病率明显升高与此关系密切。此外,烧烤食品中也有此物。

2)亚硝胺类:可引起人类消化道的恶性肿瘤。亚硝胺在自然界性质不稳定,分布少,但合成亚硝胺的前身物质硝酸盐、亚硝酸盐、二级胺却广泛存在于水和食物中,变质的蔬菜、食物、腌制的腌菜中含量较高。亚硝酸盐和二级胺在胃内酸性环境中合成亚硝胺。

3)黄霉菌毒素:此毒素是黄曲霉菌的代谢产物。黄曲霉菌存在于受潮霉变的粮食中,在霉变的玉米、花生及谷类中含量最多。

(2)物理性致癌因素:主要是各种电子辐射,包括 X 射线、γ 射线、亚原子微粒的辐射,以及紫外线照射。长期接触 X 射线和镭、铀、钴等放射性同位素可引起肺癌、皮肤癌、白血病等各种癌症。在日光下长期暴晒,过量的紫外照射可引起皮肤的恶性肿瘤。

(3)生物性致癌因素:人类的某些肿瘤与病毒感染有关。在 DNA 病毒中,EB 病毒与鼻咽癌、伯基特淋巴瘤有关;人乳头状瘤病毒(human papilloma virus,HPV)与宫颈癌密切相关;乙型肝炎病毒与肝癌之间关系密切;RNA 病毒中,人类 T 细胞淋巴瘤病毒、白血病病毒与 T 淋巴瘤、白血病有关。

此外,流行病学调查和临床资料信息提示幽门螺杆菌与胃癌,特别是胃淋巴瘤的发生有关。寄生虫与某些肿瘤之间也有一定的关系,如日本血吸虫病与结肠癌的发生有关。

2. 机体内部因素

(1)遗传因素:遗传因素对人类肿瘤发生的作用可分为三种情况。①遗传在某些肿瘤的发生中起决定作用,如家族性多发性结肠腺瘤病、视网膜母细胞瘤等。②遗传不决定肿瘤的发生,而决定肿瘤的易感性,如着色性干皮病易发生皮肤癌。③遗传在个体致癌作用不明显,但显示出明显家族倾向,如乳腺癌等。

(2)内分泌因素:某些肿瘤的发生与内分泌激素刺激有密切关系。如乳腺癌、子宫内膜癌的发生与雌激素水平过高有关。

(3)免疫因素:肿瘤抗原引起的机体免疫反应以细胞免疫为主,T 淋巴细胞、K 细胞、NK 细胞和巨噬细胞对肿瘤细胞起杀伤作用。体液免疫在溶解破坏肿瘤细胞方面也起一定的作用。机体免疫功能不足或降低的人易发生恶性肿瘤。但大多数肿瘤发生在免疫功能正常的人群,说明肿瘤细胞有保护自身不受免疫攻击的机制。

(二)肿瘤的发病机制

肿瘤发生具有复杂的分子基础,从本质上说肿瘤是一种基因病,是一个长期的分阶段、多基因协同参与、逐渐形成的过程。它是在内外致瘤因素作用下,细胞发生了非致死性 DNA 损伤,导致原癌基因激活、肿瘤抑制基因失活,凋亡基因和 DNA 修复基因等相关基因异常,使细胞生长和分化失控,发生恶性转化(恶变)。

十一、常见肿瘤举例

(一)上皮组织肿瘤

上皮组织肿瘤来源于被覆上皮和腺上皮,最为常见。

1. 上皮组织良性肿瘤

(1)乳头状瘤:由被覆上皮发生,并向表面呈外生性生长,好发于皮肤及黏膜的表面。外观呈乳头状或绒毛状,其根部狭窄,常形成蒂与基底部正常组织相连(图5-27)。镜下观察,乳头的中心为含有血管的结缔组织间质,乳头表面被覆增生的上皮细胞。

(2)腺瘤:由腺上皮发生的良性肿瘤,好发于甲状腺、乳腺、唾液腺、胃肠道和卵巢等处。黏膜腺瘤多呈息肉状(图5-28);腺器官内的腺瘤多呈结节状,包膜完整,边界清楚。镜下观察,腺瘤的腺体与其起源的正常腺体在结构上非常相似,并具有一定的分泌功能;二者的差异即异型性主要表现在腺瘤的腺体较多,排列紧密,其形态、大小也不规则。

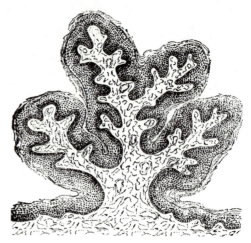

图 5-27　皮肤乳头状瘤

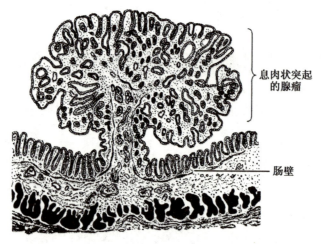

图 5-28　肠息肉状腺瘤

2. 上皮组织恶性肿瘤

由上皮组织发生的恶性肿瘤称为癌,是人类最常见的恶性肿瘤,中老年多见。癌的种类较多,常见的有鳞状细胞癌、腺癌、基底细胞癌和尿路上皮癌。下面主要介绍鳞状细胞癌和腺癌。

(1)鳞状细胞癌:简称鳞癌,由鳞状上皮发生。好发于有鳞状上皮覆盖的部位,如皮肤、口腔、食管、子宫颈及阴茎等处;也可发生于无鳞状上皮的部位,如支气管、胆囊等处,经鳞状上皮化生而发生鳞癌。

此癌外观常呈菜花状,或坏死脱落而形成溃疡,癌组织同时向深层浸润性生长。镜下观察,癌细胞集中成团,形成不规则的癌巢,散在分布。分化好的鳞癌癌细胞异型性小,癌巢中央常有层状角化物,称为角化珠或癌珠(图5-29)。

(2)腺癌:由腺上皮发生的恶性肿瘤,好发于胃肠道、子宫内膜、乳腺、甲状腺和胰腺等处。肉眼观察,肿瘤常呈息肉状、菜花状或不规则结节状;表面坏死脱落后也可形成溃疡。镜下观察,癌组织中出现大量腺腔样结构,其大小不等、形态不一、排列紊乱。癌细胞常不规则地排列成多层,核大小不一,核分裂象多见。当腺癌伴有大量乳头状结构时称为乳头状腺癌;腺腔高度扩张呈囊状的腺癌称为囊腺癌。此外,还有分化较差的、形成实体癌巢的实性癌。

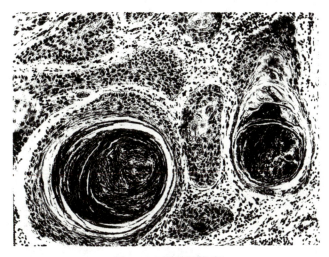

图 5-29　鳞状细胞癌

(二) 间叶组织肿瘤

1. 间叶组织良性肿瘤　这类肿瘤分化较为成熟,其形态结构与起源组织较为相似,生长缓慢,以膨胀性生长为主,一般都有包膜。常见的有以下几种。

(1)脂肪瘤:是最常见的良性间叶组织肿瘤,任何有脂肪组织的部位均可发生,但常见于躯干及四肢皮下。肿瘤多为单发,亦可多发,呈分叶状或扁圆形,包膜完整,质软、淡黄色,切面酷似正常脂肪组织。

(2)纤维瘤:由纤维组织发生,肿瘤多呈结节状,有包膜。切面呈灰白色,可见编织状花纹,质地韧。

(3)平滑肌瘤:由平滑肌组织发生,好发于子宫和胃肠道。肿瘤可单发,亦可多发,呈结节状,边界清楚,可无包膜,切面呈灰白色,可见编织状条纹(图 5-30)。

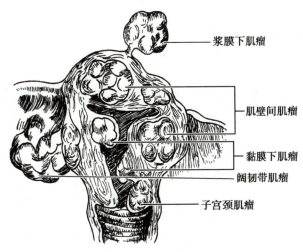

图 5-30　子宫平滑肌瘤

（4）血管瘤：由血管发生，可见于任何部位，但以皮肤多见。血管瘤多为先天性，儿童时期生长较快，成人后可停止生长。肿瘤呈鲜红色或紫红色，浸润性生长，无包膜。

2. 间叶组织恶性肿瘤　间叶组织恶性肿瘤统称肉瘤。肉瘤比癌少见，但来源广泛，种类较多，有些类型较多发生于青少年。肉瘤通常体积较大，呈结节状或分叶状，质软，切面多呈灰红色，湿润，细腻呈鱼肉状，故称为肉瘤。镜下观察，肉瘤细胞弥漫生长，与间质分界不清楚，血管丰富，故多由血行转移。这里主要介绍纤维肉瘤与骨肉瘤。

（1）纤维肉瘤：由纤维组织发生，好发于四肢皮下组织。肿瘤呈结节状或不规则形，可有假包膜；切面灰白色、鱼肉状，常伴出血、坏死。镜下观察，典型形态是异型的梭形细胞呈"鲱鱼骨"样排列。

（2）骨肉瘤：好发于四肢长骨的干骺端，尤其是股骨下端和胫骨上端。多见于青少年，常有局部外伤史。肿瘤组织生长可形成梭形肿块。肿瘤切面呈灰白色，鱼肉状。在肿瘤侵犯破坏骨皮质向外生长时，其表面的骨外膜常被掀起，在肿瘤上下两端掀起的骨外膜与骨皮质之间可有新生骨形成，从而出现三角形隆起，称为骨膜三角（又称科德曼三角，Codman triangle）；同时，在掀起的骨外膜与骨皮质之间可形成与骨表面垂直的放射状新生骨小梁，在 X 射线上表现为日光放射状阴影。上述两者成为 X 射线下诊断骨肉瘤的主要依据（图 5-31）。镜下观察，肿瘤细胞异型性明显，梭形或多边形，直接形成肿瘤性骨样组织或骨组织，这是诊断骨肉瘤最重要的组织学依据。骨肉瘤恶性度很高，生长迅速，发现时常已有血行转移。

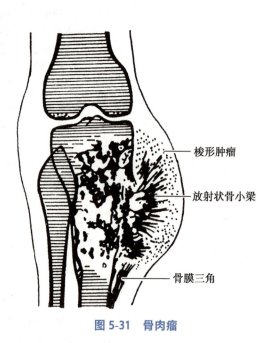

梭形肿瘤

放射状骨小梁

骨膜三角

图 5-31　骨肉瘤

正常细胞从增生到恶变，要经历一个渐进而复杂的演变过程。一些恶性肿瘤的发生会经历癌前病变、异型增生及原位癌。因此早期发现、正确诊断并进行及时治疗，是阻止肿瘤发生发展、防治肿瘤的重要环节。

点滴积累

1. 肿瘤是机体的正常细胞异常增生而形成的新生物，常表现为局部肿块。
2. 异型性是区别良、恶性肿瘤的主要组织学依据。
3. 肿瘤的生长方式有三种：膨胀性生长、浸润性生长与外生性生长。
4. 转移是恶性肿瘤的主要危害与特征，转移途径有三条：淋巴道转移、血行转移与种植性转移。
5. 常见恶性肿瘤主要有两类：癌与肉瘤。

实验三 疾病的基本病理变化

【实验目的】

1. 通过肉眼观察常见大体标本,掌握损伤与修复、局部血液循环障碍、炎症、肿瘤等病变的形态特点。

2. 学会使用显微镜观察:常见变性、坏死细胞、组织的形态特点;认识各种炎细胞;识别恶性肿瘤细胞。

【实验材料】

大体标本、病理组织切片与显微镜。

【实验步骤】

1. 大体标本观察 萎缩、干性坏疽、梗死、脓肿、肿瘤大体标本。

2. 细胞组织切片观察 细胞水肿、脂肪变性、坏死组织、炎细胞、恶性肿瘤细胞。

【实验提示】

1. 观察大体标本时,首先应了解标本的来源器官;观察病变部位时,应注意从范围、大小、重量、色泽、质地、形态以及与正常组织间的关系等方面逐一进行描述,并从动态的角度将组织器官的病理改变与临床进行联系。

2. 严格按照显微镜的使用规则使用显微镜。

3. 爱护器材,珍惜标本。

【实验思考】

1. 请结合教材将观察的病理改变与教材所描述的病理改变进行对照。

2. 将以上病理改变与疾病的临床表现进行联系。

目标检测

1. 细胞和组织的适应与损伤在形态学上有哪些类型?

第五章
习题

2. 举例说明炎症的病理类型。

3. 叙述三种类型脱水的特点。

4. 水肿发生的机制有哪些？

5. 休克发生发展过程中微循环三期的病变各有何特点？

6. 请比较良性肿瘤与恶性肿瘤的区别。

（董孟华　张可丽）

第六章　心血管系统疾病

导学情景

情景描述：

　　患者，男，48岁，办公室职员。活动后胸痛2年，加重1周。2年前体检时发现高血压，当时血压为165/95mmHg，未用药治疗。平时嗜好烟酒。体格检查：体温36.6℃，脉率95次/min，血压160/95mmHg，神志清楚，体态肥胖，双肺未见异常，心音正常。心电图检查提示心肌缺血。医生初步诊断为"冠心病"。

学前导语：

　　这名冠心病患者的主要病因是什么？冠心病患者主要治疗措施有哪些？

第一节　心血管系统的解剖

　　心血管系统是一个密闭而连续的管道系统，主要由心脏、血管和调节血液循环的神经-体液装置构成。心脏是动力器官，动脉是输送血液出心脏的血管，静脉是输送血液回到心脏的血管，毛细血管是连于动脉和静脉之间呈网状的微细血管，是血液与组织液进行物质交换的场所。心血管系统内有血液循环流动，心脏的主要功能是通过收缩和舒张活动，泵血到组织器官，将血液中的氧、营养物质和激素等供给全身的组织细胞，同时，将组织细胞产生的代谢废物运走，以保证人体新陈代谢的顺利进行。

一、血液循环

　　血液在心血管内周而复始的循环流动，称为血液循环。心脏是血液循环的动力器官，通过有节律的收缩和舒张推动血液流动。心脏为一中空的肌性器官，由四个腔构成，即左心房、左心室、右心房和右心室。血管是血液流经的通道,由动脉、毛细血管和静脉组成。根据血液循环的途径不同,可分为体循环和肺循环两部分(图 6-1)。

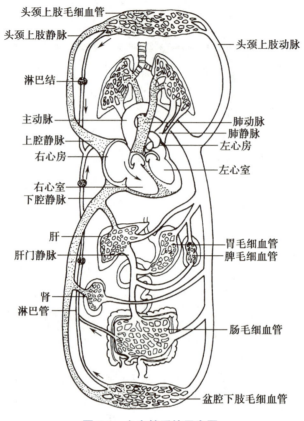

图 6-1　心血管系统示意图

(一)体循环(大循环)

当左心室收缩时,血液由左心室射入主动脉,经各级动脉分支流向毛细血管,在此与周围组织细胞进行物质交换,再经各级静脉回流至上、下腔静脉,最后返回右心房。这一循环过程称为体循环,也称为大循环。体循环的特点是流程长,血液由动脉血变成静脉血。

(二)肺循环(小循环)

当右心室收缩时,血液由右心室射出,经肺动脉干及其分支到达肺泡毛细血管,进行气体交换,再经肺静脉返回左心房。这一循环过程称为肺循环,也称小循环。肺循环的特点是流程短,血液由静脉血变成动脉血。

二、心脏

(一)心脏的位置和外形

心脏位于胸腔的中纵隔内,约 2/3 位于身体正中线的左侧,1/3 位于正中线的右侧。心的上方连有出入心的大血管,下方是膈;两侧借纵隔胸膜与肺相邻;前方大部分被肺和胸膜覆盖;后方与左主支气管、食管、胸主动脉邻近(图 6-2)。心脏呈倒置的圆锥形,可分一尖、一底、两面、三缘和三沟。心尖,钝圆,朝向左前下方,于左侧第 5 肋间隙锁骨中线内 0.5~1cm 处可扪及其搏动。心底,朝向右后上方,与出入心的大血管相连。两面:心脏前面,朝向胸骨及肋软骨,又称胸肋面(图 6-3);心脏后面,与膈的中心腱相邻,又称膈面(图 6-4)。三缘:右心缘主要由右心房构成,左心缘主要由左心室构成,下缘由右心室和心尖构成。冠状沟是靠近心底处的一条环形沟,是心房与心室在心表面的分界标志;在胸肋面和膈面各有一条自冠状沟向心尖稍右侧走行的沟,即前室间沟和后室间沟,为左、右心室的分界线。

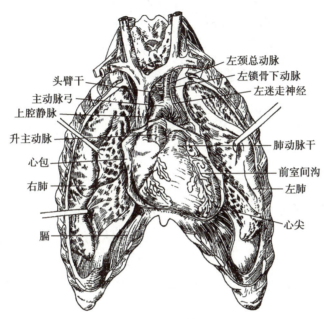

图 6-2 心的位置

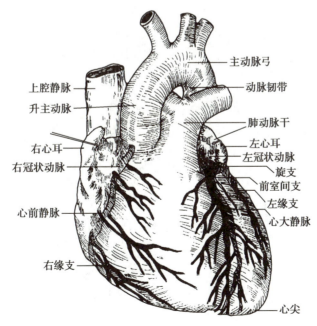

图 6-3 心的外形和血管(前面)

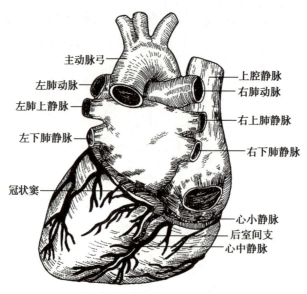

图 6-4　心的外形和血管(后面)

(二)心腔的结构

心脏有四个腔,借房间隔和室间隔分为左心和右心,每侧又可分为后上部的心房和前下部的心室,同侧的心房和心室借房室口相通。心房接纳静脉,心室发出动脉。左、右侧的心腔之间有房间隔和室间隔,故不直接相通。在房室口处有房室瓣,右房室瓣有三个瓣膜称三尖瓣,左房室瓣有两个瓣膜称二尖瓣。在瓣膜的游离缘与心室壁的乳头肌顶端之间连有数条丝状的腱索,使瓣膜在心室收缩时关闭房室口,防止血液逆流回心房(图 6-5、图 6-6)。

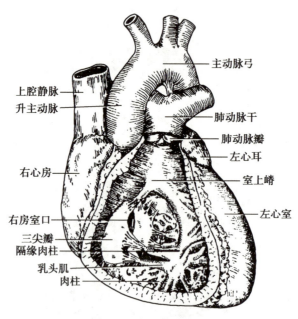

图 6-5　右心室的腔面

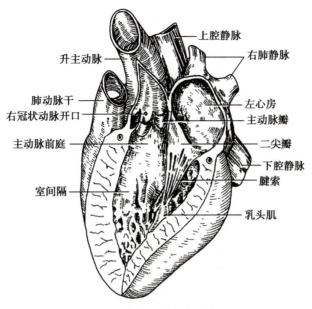

图 6-6　左心房与左心室

右心房与上、下腔静脉相连,左心房与肺静脉相连,右心室与肺动脉相连,左心室与主动脉相连。在心室与动脉的连接处有三片半月形瓣膜,分别称为肺动脉瓣和主动脉瓣。瓣膜开向动脉方向,血液自心室流向动脉时开放;心室舒张时瓣膜被回冲血液充满使瓣膜互相贴紧,关闭动脉口,防止动脉内的血液再返回心室。

(三) 心壁的结构

心壁由内向外依次分为心内膜、肌层和心外膜三层。心内膜是衬在心腔内面的一层光滑的薄膜,其内皮与血管的内皮相连续。心瓣膜即由心内膜折叠而成。心内膜分为内皮、内皮下层和心内膜下层,心内膜下层内含有血管、神经和心脏传导系统的分支。心肌层最厚,由心肌构成。其中心房肌较薄,心室肌较厚,左心室肌最厚。在各房室口和动脉口周围,有致密结缔组织形成的纤维环,构成了心壁的支架。心房肌和心室肌分别附着于纤维环上,互不连续。室间隔的大部分由心肌构成,称为肌部;其上部靠近心房处,有一缺乏心肌的卵圆形区域,称为膜部,是室间隔缺损的好发部位。心外膜为心壁外面的一层浆膜,即心包的脏层,紧贴心脏表面,内有血管和神经等,与心包壁层形成心包腔。

(四) 心脏传导系统

心脏传导系统位于心壁内,由特殊分化的心肌细胞组成,它们形成一些结或束,其功能是产生并传导冲动,维持心脏正常的节律,使心房肌和心室肌的收缩互相协调。心脏传导系统包括窦房结、结间束、房室结、希氏束、左右束支及其分支和浦肯野纤维(图 6-7)。

(五) 心脏的血管

冠状动脉是营养心脏的血管,起于升主动脉的根部,有左、右 2 支,经冠状沟分布到心脏的各部。右冠状动脉主要分布于右心房、右心室、左心室后壁、室间隔的后 1/3 心肌和窦房结、房室结等。左冠状动脉主要分布于左心房、左心室、右心室前壁和室间隔的前 2/3 心肌(图 6-4)。

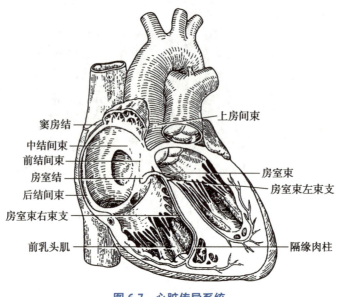

图 6-7 心脏传导系统

窦房结
中结间束
前结间束
房室结
后结间束
房室束右束支
前乳头肌
上房间束
房室束
房室束左束支
隔缘肉柱

冠状动脉并非终末动脉,同侧冠状动脉各分支和左、右冠状动脉分支之间均有广泛的吻合,因此心肌内的毛细血管极为丰富,几乎每根肌纤维都伴有一条毛细血管,毛细血管汇成小静脉。心脏的静脉大部分于冠状沟后部汇合成冠状窦,再经冠状窦口注入右心房。

(六) 心包

心包是包裹心及大血管根部的锥形囊,可分为纤维心包和浆膜心包两部分。纤维心包是坚韧的结缔组织囊,为心包的外层,包在心脏的表面,向上与出入心脏的大血管外膜延续,向下与膈的中心腱相附着。浆膜心包是纤维心包内的一个密闭的浆膜囊,分为脏层和壁层。脏层即心外膜;壁层紧贴纤维心包的内面。脏、壁两层在大血管根部相互移行,形成潜在的心包腔,内含少量浆液,可减少心脏搏动时的摩擦(图 6-8)。

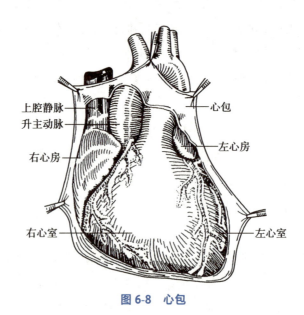

上腔静脉
升主动脉
右心房
右心室
心包
左心房
左心室

图 6-8 心包

三、血管

(一) 血管的种类与结构

血管可分为动脉、静脉和毛细血管三类。

1. 动脉 动脉是将血液从心脏运送到毛细血管的管道。动脉在走行中不断分支变细,根据其管径大小可分为大、中、小三级动脉。大动脉是指由心室发出的主干血管,其管径大、管壁厚,如主动脉和肺动脉等;管径小于 1.0mm 的动脉称小动脉,其中接近毛细血管的部分称微动脉;介于大、小动脉之间的动脉均为中动脉,如肱动脉和脑动脉等。

动脉管腔的横断面呈圆形,其管壁较厚,由内向外分为内膜、中膜和外膜三层。内膜最薄,由内皮及其外面的少量结缔组织构成。内膜游离面光滑,可减少血液流动的阻力。内膜邻近中膜处,有呈波浪状的内弹性膜,内弹性膜由弹性纤维构成,且在中动脉最明显。中膜是管壁结构中最厚的一层,由平滑肌和弹性纤维构成。大动脉的中膜以弹性纤维为主,因弹性较大而被称为弹性动脉(图 6-9)。中动脉和小动脉的中膜以平滑肌为主,故称为肌性动脉。小动脉管壁平滑肌的舒缩可改变血流的外周阻力,影响血压,所以又称其为"阻力血管"。外膜较薄,由疏松结缔组织构成,含有小血管、淋巴管和神经等。

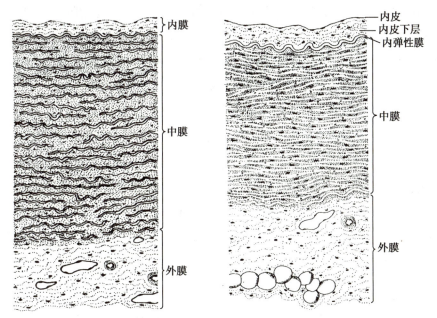

图 6-9 大中动脉管壁结构(低倍)

2. 静脉 静脉管壁较薄,分为内膜、中膜和外膜,但是三层间的界限不明显。静脉也可分为大、中、小静脉,大静脉是指注入心房的静脉主干,如上、下腔静脉;管径小于 2.0mm 的静脉称小静脉,其中与毛细血管相连的部分称微静脉;介于大、小静脉之间的静脉属于中静脉,如肘正中静脉等。静脉的主要功能是汇集从毛细血管来的血液,将血液送回心脏,其容量大,机体的血液 60%~70% 存在于静脉中,又称"容量血管"。

3. 毛细血管　毛细血管分布广泛,管腔最小,管壁最薄,仅由一层内皮及其基膜构成,吻合成网状,是血液与组织液之间进行物质交换的场所,又称"功能血管"。毛细血管可分为连续毛细血管、有孔毛细血管和血窦三类。

(二)肺循环血管

肺循环的血管包括肺动脉、毛细血管和肺静脉。肺动脉干短而粗,起于右心室,在升主动脉的前方向左后上方斜行,至主动脉弓的下方分为左、右肺动脉。经左、右肺门进入肺内,再经多次分支后形成肺泡毛细血管网。肺动脉内的血液含 CO_2 浓度高,为静脉血。肺静脉起于肺泡周围的毛细血管网,在肺内逐级汇合,至两肺门处,各自形成两条肺静脉出肺,注入左心房。肺静脉内的血液含 O_2 浓度高,为动脉血。

(三)体循环血管

体循环血管包括体循环的动脉和静脉,即从心脏发出的主动脉及其各级分支,以及返回心脏的上腔静脉系、下腔静脉系和心静脉系。

1. 体循环的动脉　主动脉是全身最粗大的动脉,由左心室发出,根据行程可分为升主动脉、主动脉弓和降主动脉三段。

升主动脉是主动脉向右上行部分,比较短,在其起始处发出左、右冠状动脉。

主动脉弓位于胸骨柄的后方,呈弓形弯向左后方,至第 4 胸椎体下缘移行为降主动脉。在主动脉弓的上面,从右向左发出三大分支,即头臂干、左颈总动脉和左锁骨下动脉。头臂干上升到右胸锁关节高度时发出右颈总动脉和右锁骨下动脉。颈总动脉上行又分为颈内、颈外动脉,分布于头颈部。锁骨下动脉延续为腋动脉、肱动脉,分布于上肢。主动脉弓下方,靠近动脉韧带处有 2~3 个粟粒状小体,称主动脉小球,是化学感受器,参与呼吸的调节。

主动脉弓下行为降主动脉,在胸腔内称为胸主动脉,在腹腔内称为腹主动脉。胸主动脉的分支有食管动脉、支气管动脉、心包动脉、肋间后动脉和肋下动脉。腹主动脉的分支较多,可分为壁支和脏支两种。壁支为 4 对腰动脉,分布于腹后壁、背部等处。脏支数量多且粗大,不成对的脏支有腹腔干(又分为胃左动脉、肝总动脉和脾动脉 3 支)、肠系膜上动脉和肠系膜下动脉,成对的脏支有肾动脉和睾丸动脉。

腹主动脉再下行分支为左、右髂总动脉,髂总动脉又分支为髂内、髂外动脉。髂内动脉分布于盆腔内脏器官和盆壁,髂外动脉向下移行为股动脉,分布于下肢(图 6-10)。

2. 体循环的静脉　体循环的静脉与同级动脉比较,数量多、管壁薄、管腔大、弹性差。静脉管壁内具有半月形向心开放的静脉瓣,有防止血液逆流的作用,四肢静脉的静脉瓣较多,尤其是下肢更多。静脉按存在部位又分为浅静脉和深静脉。浅静脉位于浅筋膜内,有些部位可透过皮肤看到,又称为皮下静脉,不与动脉伴行,最后注入深静脉。临床上常经较大的浅静脉进行注射、输液和插管等。深静脉位于深筋膜的深面,多与同名动脉伴行,引流范围与伴行动脉的分布范围大体一致。

体循环的静脉可分为上腔静脉系、下腔静脉系(包括门静脉系)和心静脉系。上腔静脉系是收集头颈、胸部(心除外)和上肢的静脉血回流到心脏的管道。下腔静脉系是收集下肢、盆部和腹部的静脉血返回心脏的一系列管道。心静脉系为收集心脏的静脉血液的管道。

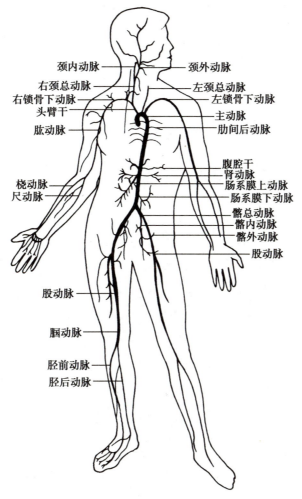

图 6-10　全身动脉示意图

图中标注（左侧，自上而下）：颈内动脉、右颈总动脉、右锁骨下动脉、头臂干、肱动脉、桡动脉、尺动脉、股动脉、腘动脉、胫前动脉、胫后动脉

图中标注（右侧，自上而下）：颈外动脉、左颈总动脉、左锁骨下动脉、主动脉、肋间后动脉、腹腔干、肾动脉、肠系膜上动脉、肠系膜下动脉、髂总动脉、髂内动脉、髂外动脉、股动脉

　　门静脉系是下腔静脉系中的一个重要组成部分,收集除肝脏外腹腔不成对器官的静脉血。门静脉由肠系膜上静脉和脾静脉在胰头后方汇合而成,后经肝门入肝,在肝内反复分支,注入肝血窦,最后经肝静脉出肝,入下腔静脉。正常情况下,肝门静脉系与上、下腔静脉系之间的吻合支都比较细小,血流量也较少,当肝门静脉回流受阻时(如肝硬化),肝门静脉系的血液经上述交通途径形成的侧支循环,注入上、下腔静脉系,随着血流量的增多,吻合支变得粗大并出现静脉曲张(图 6-11)。

点滴积累

1. 心血管系统由心脏、血管和调节血液循环的神经 - 体液装置构成,其内有血液循环,根据血液循环的途径不同,可分为体循环和肺循环两部分。

2. 心脏是血液循环的动力器官,通过有节律的收缩和舒张推动血液流动;心脏由四个心腔构成;营养心脏的血管为冠状动脉。

3. 血管是血液流经的通道,由动脉、毛细血管和静脉组成。

4. 体循环的静脉可分为上腔静脉系、下腔静脉系和心静脉系。

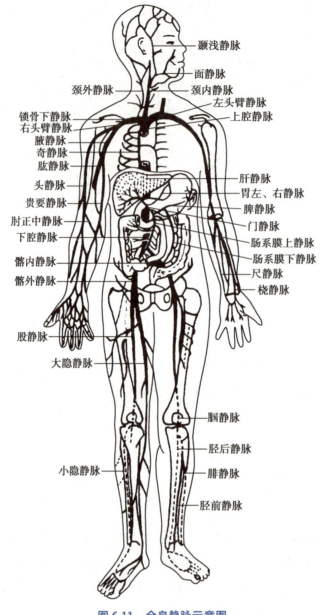

颞浅静脉

面静脉

颈外静脉　颈内静脉

左头臂静脉

锁骨下静脉　上腔静脉
右头臂静脉

腋静脉

奇静脉

肱静脉

头静脉

贵要静脉　肝静脉

肘正中静脉　胃左、右静脉

下腔静脉　脾静脉

髂内静脉　门静脉

髂外静脉　肠系膜上静脉
肠系膜下静脉
尺静脉

股静脉　桡静脉

大隐静脉

腘静脉

胫后静脉

小隐静脉　腓静脉

胫前静脉

图 6-11　全身静脉示意图

第二节　心血管系统的生理功能

一、心脏功能

心脏的主要功能是泵血,是通过心房和心室有节律的收缩和舒张活动来完成的。心肌的节律性收缩是血液循环流动的动力,心瓣膜的作用是使血液的流动始终朝着单一方向进行。

(一) 心率与心动周期

1. 心率 每分钟心跳的次数即为心率。正常成人安静状态时为 60~100 次 /min，平均 75 次 /min。心率可因年龄、性别及生理状态不同而有差异。新生儿心率可达 130 次 /min；两岁以内每分钟 100~120 次，此后随年龄增长逐渐减慢，至青春期接近成人。在成人中，女性心率较男性稍快；经常运动锻炼者心率较慢。人在运动、情绪激动和妇女怀孕等情况下，心率加快。如果安静时正常成人心率超过每分钟 100 次，称为心动过速；低于每分钟 60 次，称为心动过缓。

2. 心动周期 心脏每收缩和舒张一次称为一个心动周期。心动周期的长短与心率有关，如果心率为 75 次 /min，心动周期即为 0.8 秒。在一个心动周期中，心房首先收缩，持续 0.1 秒，随后舒张为 0.7 秒；在心房收缩之后，心室立即收缩，持续 0.3 秒，随后舒张 0.5 秒。从心室开始舒张到心房开始收缩之前这段时间，心房和心室均处于舒张状态，称为全心舒张期，约为 0.4 秒（图 6-12）。若心率加快，则心动周期缩短，以舒张期缩短更为明显。故过快的心率对心脏的充盈和持久活动非常不利。

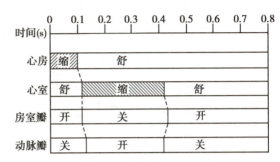

图 6-12　心动周期模式图

(二) 心脏泵血过程

在心脏内血液是由心房流向心室，再由心室射入动脉。心腔内压力的变化是促进血液流动的动力，而瓣膜的开闭则决定着血流的方向。在心的泵血过程中，心室起着主要作用。现以左心室为例说明心室射血和充盈过程（图 6-13）。

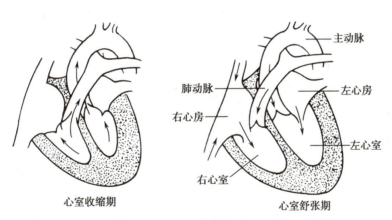

图 6-13　心室射血与充盈示意图

1. 心室收缩期 可分为等容收缩期和射血期。

心房收缩完毕开始舒张，心室立即开始收缩，心室内压力迅速升高，当超过房内压时房室瓣关闭，防止血液逆流入心房。此时室内压仍低于主动脉压，主动脉瓣处于关闭状态，心室成为一个封闭的腔，腔内充满不可压缩的血液，随着心肌的强烈收缩，室内压急剧升高，没有血液从中射出，心室容积基本不变，称为等容收缩期，持续约 0.06 秒。当室内压继续升高，超过主动脉压时，动脉瓣被推开，血液由心室快速流入动脉，心室容积变小，此期为射血期，历时约 0.24 秒。

2. 心室舒张期 可分为等容舒张期、充盈期和房缩期。

心室射血完毕后开始舒张，室内压下降，当低于主动脉压时，动脉瓣关闭，此时的室内压仍高于房内压，房室瓣亦处于关闭状态，心室再次形成一个封闭的腔，容积不变，室内压下降，称为等容舒张期，持续约0.08秒。心室继续舒张，室内压进一步下降，当室内压低于房内压时，心房中血液推开房室瓣快速流入心室，心室容积随之扩大，称为充盈期，历时约0.42秒。在心室舒张期的最后约0.1秒，心房开始收缩，称房缩期。心室血液的70%来自心室舒张，室内压降低对心房和大静脉血液有"抽吸作用"，而通过心房收缩充盈心室的血液仅占30%。

（三）心输出量及其调节

衡量心脏泵血功能的基本指标，可分为每搏输出量和每分输出量。每搏输出量是指一侧心室每次收缩时射出的血量（简称搏出量）。每分输出量是每分钟一侧心室射出的血量（简称心输出量），等于搏出量和心率的乘积。正常人左半侧心和右半侧心的心输出量基本相等。健康成人安静状态下，搏出量为70ml，以心率75次/min计算，则心输出量约为5L/min。心输出量与机体的代谢水平相适应，在肌肉运动、情绪激动、怀孕等情况下，心输出量增加。女子的心输出量比体重相同的男子约低10%，青年期比老年期高，剧烈运动时心输出量可达25~35L/min，麻醉情况下则可降低到2.5L/min。

心输出量取决于搏出量和心率，而搏出量又受心肌前负荷、心肌后负荷和心肌收缩力的影响。这些因素都可调节心输出量。

1. 心肌前负荷 心肌在收缩前所承受的负荷，称为心肌前负荷。心室肌的前负荷可以用心室舒张末期容积（包括静脉回心血量和心室上次射血后剩余血量）或压力来表示。这一血量或压力，决定了心肌在收缩前的初长度。在一定范围内，前负荷增大，心肌收缩的初长度增长，心肌收缩力亦随之增强，搏出量增多，心输出量增多。

2. 心肌后负荷 心肌收缩时所遇到的阻力，称为心肌后负荷，即动脉血压。在心肌前负荷和心肌收缩力不变的情况下，动脉血压升高时，即后负荷增大，使心室等容收缩期延长，射血期缩短，搏出量减少。动脉血压降低时，搏出量则可增多。

3. 心肌收缩力 是指心室肌细胞本身的功能状态。在同等条件下，心肌收缩力增强则搏出量增多，心肌收缩力减弱则搏出量减少。心肌收缩力受神经及体液因素的调节。交感神经兴奋、血中肾上腺素增多时，心肌收缩力增强；迷走神经兴奋时，心肌收缩力减弱。

4. 心率 在一定范围内，心率加快，心输出量可增加。但心率过快（超过180次/min）时，由于心动周期缩短，特别是心室舒张期显著缩短，导致心室充盈血量减少，使搏出量和心输出量相应减少。反之，心率过缓（低于40次/min），尽管心室舒张期延长，但心室容积有限，充盈量亦不会无限制增加，故心输出量也将减少。

（四）心音

指在心动周期中心肌收缩与舒张、瓣膜关闭等机械振动所产生的声音。正常情况下用听诊器在胸壁适当部位可听到2个心音，即第一心音和第二心音。

第一心音出现在心室收缩期，标志着心室收缩的开始。其音调低，声音强，持续时间长。在心尖搏动处听得最清楚。第一心音主要是心室收缩、房室瓣突然关闭伴随大动脉管壁振动而形成的。故它的强弱可以反映心室收缩力量以及房室瓣的功能状况。

第二心音出现在心室舒张期,标志着心室舒张的开始。其音调高,声音弱,持续时间短,在胸骨旁第二肋间处听得最清楚。第二心音主要是由心室舒张、动脉瓣关闭引起的。故其声音的强弱可以反映动脉血压的高低以及动脉瓣的功能状态。

在听取心音同时可了解心率、心室舒缩情况和瓣膜的功能状态等。如心瓣膜发生病变时,会出现一些异常的声音称为心脏杂音。因此,心音与心脏杂音的听诊在某些心脏疾病的诊断上具有重要意义。

二、血管功能

血管分为动脉、毛细血管和静脉三大类。各种血管之间的连接又构成复杂的网络。各类血管有自己的结构和功能特点,在血液循环系统中发挥着不同的生理作用。

(一) 血流的基本生理因素

血液在心血管中流动时,涉及一系列血流动力学问题,其中最基本的是血流量、血流阻力和血压以及它们之间的关系。

1. 血流量和血流速度　血流量(Q)是指单位时间内流过血管某一横截面的血量,也称为容积速度,通常以 ml/min 或 L/min 为单位。整个循环系统的血流量就是两个心室的总输出量,对于一个器官来说,单位时间内流过某一器官的血流量就是该器官的血流量。不论心输出量,还是器官血流量,都与其动、静脉两端压力差(ΔP)成正比,而与血流阻力(R)成反比。其关系式如下:

$$Q = \frac{\Delta P}{R}$$

血流速度是指单位时间内血液中的一个质点在血管内移动的距离,也称为线速度,通常以 mm/s 或 m/s 为单位。血液在血管内流动时,其流速与血流量成正比,与血管总横截面积成反比。因此,血液在主动脉中流速最快,在总横截面积最大的毛细血管中流速最慢。

2. 血流阻力　血流阻力(R)是指血液在血管内流动时所遇到的阻力。它来自血液成分之间以及血液与血管壁之间的摩擦。血流阻力的大小与血管长度和血液黏滞度成正比,与血管半径的4次方成反比。生理情况下,血管的长度、血液黏滞度的变化很小,故血流阻力主要取决于血管口径,血管半径稍有变化,血流阻力便发生很大变化。由于体内小动脉和微动脉口径较小,又易受神经、体液因素的影响而改变,故小动脉、微动脉对血流阻力的影响较大,将来自小动脉、微动脉、毛细血管和小静脉的血流阻力,称为外周阻力。机体主要是通过控制各器官阻力血管的口径,来调节各器官的血流分配的。

3. 血压　血压(P)是指血液对单位面积血管壁的侧压力。在不同血管内被分别称为动脉血压、毛细血管血压和静脉血压。血压通常以毫米汞柱或千帕为计量单位(1mmHg ≈ 0.133kPa)。血液在流经大动脉、中小动脉、毛细血管、静脉系统至右心房时,由于不断克服阻力,血压逐渐降低,因此不同部位血管内的血压不同。动脉血管处,血压最高;小动脉、微动脉处,血压下降最显著;至腔静脉、右心房时血压已接近零值。

(二)动脉血压

1. 动脉血压的正常值 通常所指血压即指动脉血压。在每一心动周期中动脉血压呈现周期性变化。心室收缩时,动脉血压升高所达到的最高值,称为收缩压。心室舒张时,动脉血压降低所达到的最低值,称为舒张压。收缩压与舒张压之差,称为脉压。脉压可反映动脉血压波动的幅度。为便于测量血压,常以上肢肱动脉血压为标准。临床上动脉血压的习惯记录方法是"收缩压/舒张压"。我国健康青年人安静状态下的收缩压为100~120mmHg(13.3~16.0kPa),舒张压为60~80mmHg(8.0~10.6kPa),脉压为30~40mmHg(4.0~5.3kPa)。

稳定的动脉血压是推动血液循环和保持各器官有充足供血量的必要条件。动脉血压过低,血液供应不能满足需要,特别是脑、心、肾等重要器官可因缺血缺氧造成严重后果。动脉血压过高,心脏后负荷增大,可导致心室肥大,甚至心力衰竭。另外,血压过高还容易引起血管壁的损伤,如脑血管破裂可造成脑出血。可见,动脉血压的相对稳定是保证正常生命活动的必要条件。

2. 动脉血压的形成 在封闭的心血管系统中,足够的循环血量是形成动脉血压的前提。在此基础上,心脏射血与外周阻力二者相互作用形成了动脉血压。外周阻力是血液在外周血管内流动时所遇到的阻力,主要与血管口径有关,特别是小动脉和微动脉所构成的血流阻力起决定作用。在心室收缩期,心室射出的血液,由于外周阻力的存在,只有1/3流至外周,其余2/3暂时贮存在大动脉内,因此收缩期动脉血压升高,但由于大动脉壁的弹性扩张,收缩压不至于过高。心室舒张期心脏射血停止,动脉血压下降,同时大动脉弹性回缩,继续推动血流。由于大动脉的弹性回缩和外周阻力的存在,使舒张期大动脉内仍保持一定的血液充盈,使舒张压不至于过低。

3. 影响动脉血压的因素

(1)搏出量:当搏出量增加时,动脉血压升高,以收缩压升高明显,脉压增大。搏出量减少,则收缩压明显降低。因此,收缩压主要反映搏出量多少。

(2)心率:其他因素不变,心率在一定范围内增加,可使舒张压升高,这是由于心率加快,心动周期缩短,尤其是心室舒张期缩短明显,因而流至外周的血量减少,心室舒张期末存留于大动脉内的血量增多,使舒张压升高。

(3)外周阻力:其他因素不变,外周阻力增大,血压升高,以舒张压升高明显。这是由于舒张期中血液流至外周的速度减慢,舒张期末血管内血液增多所致。外周阻力下降,舒张压下降。因此,舒张压高低主要反映外周阻力的大小。

(4)循环血量与血管容积的比例:正常机体的循环血量与血管容积相适应,使血管内血液保持一定的充盈度,而显示一定的血压,当循环血量减少或血管容积增加时,均可导致血压下降。

(5)大动脉的弹性:由于大动脉的弹性贮器作用,动脉血压的波动幅度明显小于心室内压的波动幅度。老年人的动脉管壁硬化,大动脉的弹性贮器作用减弱,故收缩压明显升高,舒张压明显降低,脉压增大。

（三）动脉脉搏

在每个心动周期中,动脉内的压力发生周期性波动。这种周期性的压力变化可引起动脉血管发生波动,称为动脉脉搏,简称脉搏。这种波动起始于主动脉,沿着动脉管壁向周围传播,在一些表浅动脉的表面(如桡动脉)均可摸到。脉搏的频率(脉率)与节律是心率和心律的反映,是反映心血管功能的一项重要指标。

（四）静脉血压与血流

1. 静脉血压　静脉具有管壁薄、容量大、可收缩的特点,具有调节血流量的功能,静脉通过收缩或舒张来调节回心血量和心输出量,以使血液循环适应机体的需要。

当体循环血液流经小静脉时,血压降到约 15~20mmHg;到达右心房时压力已接近于零。通常将各器官的静脉血压称为外周静脉压,而把胸腔内的大静脉和右心房内的血压称为中心静脉压。中心静脉压的正常值为 4~12cmH$_2$O。

中心静脉压的高低,取决于心脏射血功能和静脉回心血量。如心功能良好,能及时将回心血液射出,则中心静脉压较低;反之,中心静脉压则较高。若静脉回心血量增加,中心静脉压也会升高。故中心静脉压的测定有助于对患者心功能状况与血容量的判断,并可作为临床控制补液量和补液速度的观察指标。

2. 静脉血流及其影响因素　外周静脉压与中心静脉压之差是推动静脉血流的动力,凡能改变这个压力差的因素,都可影响静脉血流。

(1)心肌收缩力:心肌收缩力越强,搏出量越多,心室排空越完全,中心静脉压越低,静脉回心血量也就越高;相反,则静脉回流受阻,使回心血量减少。

(2)呼吸:吸气时由于胸膜腔内压降低,有利于大静脉和心房扩张,可间接导致中心静脉压的降低,从而加速静脉血回流;呼气时则相反,使静脉血回流减少。

(3)体位:当身体由平卧位突然直立时,由于重力作用,心脏水平面以下部位的静脉扩张,容量增加,因而回心血量减少,导致心输出量减少和血压下降,引起脑、视网膜供血一时不足,出现头晕、眼前发黑等症状。

(4)骨骼肌的挤压作用:骨骼肌收缩时,挤压静脉使静脉压升高,促进静脉血回流;骨骼肌舒张时,静脉压降低,又促使毛细血管血液流入静脉。由于外周静脉有静脉瓣,故静脉内血液只能向心流动而不能逆流。

（五）组织液的生成与回流

组织、细胞间隙内的液体,称为组织液。组织液是组织细胞直接生活的环境。组织细胞通过细胞膜与组织液进行物质交换。组织液则通过毛细血管壁与血液进行物质交换。因此,组织液是组织细胞与血液进行物质交换的中介。大部分组织液呈胶冻状,不能流动,因此,不会受重力影响流至身体低垂部位。组织液中只有极少一部分呈液态可以自由流动。组织液中除蛋白质浓度明显低于血浆外,其他成分与血浆相同。

1. 组织液生成与回流的机制　组织液是血浆经毛细血管壁滤出而生成的,同时它还可以通过毛细血管壁回流入血液,毛细血管壁的通透性是组织液生成与回流的结构基础。血浆中除大分子蛋白质外,其他成分均可通过毛细血管壁。在一段毛细血管,是生成组织液还是组织液回流入血液,取决于有效滤过压。有效滤过压是由四种因素决定的,它是促进液体滤出的毛细血管血压和组织液胶体渗透压,以及促进液体回流的血浆胶体渗透压和组织液静水压这四种力的代数和。

有效滤过压 =(毛细血管血压 + 组织液胶体渗透压)-(血浆胶体渗透压 + 组织液静水压)

当有效滤过压为正值时,毛细血管内液体滤出,生成组织液;有效滤过压为负值时,组织液则被"重吸收",回流入血液。

正常情况下,组织液在动脉端不断生成,在静脉端不断回流。在毛细血管动脉端生成的组织液,大部分在静脉端重吸收入血液,少量不能在静脉端回流的组织液,则进入淋巴管,形成淋巴液,再由淋巴管运回血液。

2. 影响组织液生成与回流的因素　正常机体,组织液生成与回流保持着动态平衡。凡能影响有效滤过压和毛细血管壁通透性以及淋巴循环的因素,都能影响组织液生成与回流。如果组织液生成增多,回流减少,即产生水肿。

三、心血管活动的调节

人体在各种不同的生理情况下,各器官组织的代谢水平不同,对血流量的需要也不同。人体主要通过神经和体液两种调节方式对心血管系统的功能活动进行调节,使之适应各器官组织不同情况下对血流量的需要。

(一)神经调节

心肌和血管平滑肌接受内脏神经支配。机体对心血管活动的神经调节是通过各种心血管反射实现的。

知识链接

内脏神经

内脏神经分布于内脏、心血管和腺体,可分为内脏运动神经和内脏感觉神经。内脏运动神经又分为交感神经和副交感神经,可支配平滑肌、心肌和腺体分泌。

1. 心的神经支配及其作用　心接受交感神经和迷走神经的双重支配。

(1)心交感神经及其作用:心交感神经起自脊髓胸段 1~5 节灰质的侧角,分布于心肌细胞。心交感神经兴奋时,对心肌细胞具有兴奋作用,使心率加快,心肌收缩力增强,心输出量增多而血压升高。

(2)心迷走神经及其作用:心迷走神经,分布于窦房结、心房肌、房室结、房室束及其分支,心室肌也有少量分布。当迷走神经兴奋时,对心肌细胞具有抑制作用,使心率减慢,心肌收缩力减弱,心输出量减少而血压下降。

2. 血管的神经支配及其作用　除毛细血管外,血管壁内都有平滑肌,绝大部分血管平滑肌都受内脏神经支配。支配血管平滑肌的神经纤维可分为缩血管神经纤维和舒血管神经纤维两大类。

(1)交感缩血管神经及其作用:交感缩血管神经分布到全身血管平滑肌,特别是小动脉和微动脉处分布较丰富。该神经兴奋时,使血管平滑肌收缩,外周阻力增加,血压升高。

(2)交感舒血管神经及其作用:骨骼肌血管除受交感缩血管神经支配外,还受交感舒血管神经支配,兴奋时使骨骼肌血管舒张,血流量增加。通常只在情绪激动和剧烈运动时才发挥作用,以增加肌肉的血流量。

3. 心血管中枢 中枢神经系统内与调节心血管活动有关的神经元,统称为心血管中枢。从大脑皮质到脊髓都存在着调节心血管功能的各级中枢,但心血管的基本中枢在延髓。延髓心血管中枢包括心迷走中枢(心抑制中枢)、心交感中枢(心加速中枢)和交感缩血管中枢。它们分别通过心迷走神经,心交感神经和交感缩血管神经来调节心血管的活动。

4. 心血管活动的反射性调节

(1)颈动脉窦和主动脉弓压力感受性反射:颈动脉窦和主动脉弓管壁的外膜下有压力感受器,能感受血液对血管壁的牵张刺激。动脉血压升高时,压力感受器接受刺激而产生神经冲动,由传入神经传至延髓,使心迷走中枢兴奋。通过相应的传出神经调节心血管活动,使心率减慢,心收缩力减弱,心输出量减少,血管舒张,外周阻力下降,从而使动脉血压回降。这一反射是由血压升高引起,反射结果为血压下降,故又称减压反射。减压反射是一种负反馈调节。其生理意义是维持动脉血压的相对稳定。

(2)颈动脉体和主动脉体化学感受性反射:颈动脉体和主动脉体为化学感受器。当血液出现缺O_2、CO_2过多或H^+浓度增高时,均可刺激化学感受器,使其产生神经冲动,冲动沿传入神经传入延髓,主要兴奋延髓的呼吸中枢,使呼吸加深加快,肺通气量增加;同时也提高交感缩血管中枢的紧张性,使血管收缩,外周阻力增加,动脉血压升高。此反射主要对呼吸具有经常性调节作用,对维持血中O_2、CO_2含量的相对稳定起重要作用。

(二) 体液调节

体液调节是指血液和组织液中一些化学物质对心血管活动的调节作用,按其作用范围,可分为全身性体液调节和局部性体液调节。

1. 全身性体液调节 主要有以下三种激素和血管活性物质。

(1)肾上腺素和去甲肾上腺素:血液中的肾上腺素和去甲肾上腺素主要来自肾上腺髓质。两者对心血管的作用相似,但又各有特点。肾上腺素对心肌作用较强,可使心率加快,心肌收缩力增强,心输出量增多。所以临床上常把肾上腺素作为心脏的兴奋药使用。

去甲肾上腺素的缩血管作用较强,可使全身的小动脉收缩,外周阻力显著增加,使动脉血压升高。临床上常作为升压药使用。肾上腺髓质在安静及休息时分泌这两种激素很少,但在运动、劳动、情绪激动、失血、窒息、疼痛等情况下分泌增多,以调节心血管活动使其适应机体的需要。

(2)血管紧张素:血管紧张素主要是在肾血流量减少或血钠降低时产生的。血液中的血管紧张素有3种:血管紧张素Ⅰ、Ⅱ、Ⅲ。其中血管紧张素Ⅰ不具有生理活性。血管紧张素Ⅱ、Ⅲ作用相似,都有刺激肾上腺皮质球状带分泌醛固酮和缩血管作用,从而引起血压升高。醛固酮具有保钠、排钾、保水等作用,可使循环血量增多,血压升高。

    2. 局部性体液调节 组织细胞活动时释放的某些物质对微血管具有扩张作用。由于这些物质非常容易破坏,或经血液稀释后浓度很低,只能在局部发挥调节作用,且均可以引起局部血管扩张。这些物质主要有组胺、前列腺素、激肽类和组织代谢产物如 CO_2、乳酸、H^+、腺苷等。

> **点滴积累**
>
> 1. 心脏的主要功能是泵血,心输出量是衡量心脏泵血功能的基本指标,其大小取决于搏出量和心率。
> 2. 血压是指血液在血管内流动时对管壁产生的侧压,通常所说血压即动脉血压。影响血压的生理因素有搏出量、心率、外周阻力、循环血量与血管容积的比例、大动脉的弹性。
> 3. 人体主要通过神经和体液两种方式对心血管系统的功能活动进行调节。
> 4. 心脏接受心交感神经和走行在心迷走神经中的副交感神经双重支配。

第三节　心血管系统疾病常见症状与体征

一、心悸

    心悸是一种自觉心脏跳动的不适感觉或心慌感。当心率加快时主观感觉心脏跳动不适,心率缓慢时则感觉搏动有力。心悸时心率可快、可慢,也可有心律失常。

    心悸的病因多种多样,既可见于心脏器质性病变,也可见于功能性疾病,临床上须加以鉴别。常见病因有以下几种。

(一) 心律失常

    1. 早搏 如房性早搏、交界性早搏及室性早搏等。

    2. 心动过速 如各种原因所致的窦性心动过速、阵发性室上性或室性心动过速等。

    3. 心动过缓 如高度房室传导阻滞(Ⅱ、Ⅲ度房室传导阻滞)、窦性心动过缓或病态窦房结综合征,由于心率缓慢,舒张期延长,心室充盈度增加,心搏强而有力发生心悸。

(二) 心脏活动增强

    1. 生理情况 如剧烈运动、精神过度紧张、大量饮酒或浓茶后,某些药物如阿托品、氨茶碱、肾上腺素、麻黄碱、咖啡因、甲状腺片等药物应用可发生心悸。

    2. 病理情况 如高热、贫血、甲状腺功能亢进、低血糖、缺氧、嗜铬细胞瘤等均可发生心悸。

    3. 各种器质性心脏病 如高血压心脏病、风湿性心脏病、原发性心肌病、动脉导管未闭、室间隔缺损、脚气性心脏病等。

（三）心脏神经症

心脏神经症是由于自主神经功能失调引起心悸、胸痛等临床表现的一种功能性疾病，虽无心律失常或器质性心脏病，但由于交感神经张力增高、心跳增强，患者常感觉到心悸。多见于青壮年女性，临床上除心悸外尚有心率加快、心前区或心尖部轻微疼痛，以及疲乏、失眠、头昏、头痛、耳鸣、记忆力减退等神经衰弱的表现。患者在焦虑、情绪激动等情况下更易发生。

二、胸痛

各种原因引起的胸部疼痛称为胸痛，是临床上常见的症状。其机制是各种原因所致组织损伤，刺激胸部的感觉神经纤维产生痛觉冲动，并传至大脑皮质的痛觉中枢引起胸痛。

（一）病因

1. 胸壁疾病　急性皮炎、皮下蜂窝织炎、带状疱疹、肋软骨炎、流行性肌痛、肋间神经痛、肋骨骨折、多发性骨髓瘤、急性白血病等。

2. 心血管疾病　心绞痛、急性心肌梗死、心肌病、急性心包炎、二尖瓣或主动脉瓣病变、胸主动脉瘤、肺梗死、心脏神经症等。

3. 呼吸系统疾病　胸膜炎、胸膜肿瘤、自发性气胸、支气管炎、支气管肺癌等。

4. 纵隔疾病　纵隔炎、纵隔气肿、纵隔肿瘤等。

5. 其他　食管炎、食管癌、膈下脓肿、肝脓肿、脾梗死等。

（二）临床表现

1. 疼痛的部位　不同疾病引起的胸痛常有特定的部位。胸壁疾患的疼痛常固定在病变部位，且局部有明显压痛；急性肺炎、肺梗死、自发性气胸等的疼痛在患侧胸部；心绞痛和急性心肌梗死常位于胸骨后或心前区，可放射至左肩、左臂内侧。

2. 疼痛的性质　由轻微的隐痛至剧烈的疼痛，程度不等，性质各异。肋间神经痛呈阵发性的烧灼痛。原发性肺癌和纵隔肿瘤可致胸部隐痛和闷痛。心绞痛和心肌梗死常呈压榨样痛可伴有窒息感。

3. 疼痛的发生方式　胸膜炎的疼痛常在深吸气及咳嗽时，屏住呼吸时疼痛减轻。心绞痛常在用力或过度激动时诱发，呈发作性疼痛。心肌梗死常呈持续性剧痛伴有濒死感。

4. 伴随症状　胸痛伴咳嗽者考虑呼吸系统疾患。胸痛伴有高热、咳嗽者考虑各型肺炎。胸痛伴有咯血者考虑肺结核、支气管扩张、肺癌、肺梗死等。胸痛突然发生伴呼吸困难者多见于自发性气胸。胸痛伴进行性吞咽梗阻感者考虑食管疾患。

点滴积累

1. 心悸是一种自觉心脏跳动的不适感觉或心慌感，可伴有心前区不适感，常由心律失常、心脏活动增强等原因导致。
2. 胸痛是各种原因引起的胸部疼痛，可由炎症、外伤、肿瘤等引起。

第四节 心血管系统常见疾病

一、原发性高血压

高血压是以体循环动脉血压升高为主要临床表现的一种常见心血管疾病,其诊断标准为:收缩压 ≥ 140mmHg 和 / 或舒张压 ≥ 90mmHg。根据原因可分为两类:原发性高血压和继发性高血压。前者,是一种病因尚未完全明了的独立性疾病,又称高血压病,约占所有高血压患者的 95% 以上;后者,是由某些疾病引起,如急性肾炎、慢性肾炎、甲状腺功能亢进症等,高血压只是其症状之一,故又称症状性高血压,发病率约占高血压患者的 5%。本节讲述原发性高血压。

原发性高血压主要见于中、老年人,发病率随年龄而增高。近些年来,我国的原发性高血压发病率呈明显上升趋势。

知识链接

高血压日

在我国,高血压患病率一直呈上升趋势。《中国心血管健康与疾病报告 2023》显示:成人患病率已达 31.6%,患病人数约为 2.45 亿。高血压是我国人群脑卒中、冠心病等心脑血管疾病发病和死亡的主要危险因素。为提高广大群众对高血压危害健康的认识,引起社会各界对高血压防治工作的重视,普及高血压防治知识,增强全民的自我保健意识,卫生部决定自 1998 年起,每年的 10 月 8 日为全国高血压日。

(一)病因与发病机制

1. **病因** 目前尚未完全清楚,可能与下列因素有关。

(1)遗传:在高血压患者中多数有家族史,父母双方或一方有高血压者,其子女高血压的发病率明显高于一般人群,表明遗传因素在高血压的发病中具有重要作用。目前认为原发性高血压是一种受多基因遗传影响,在多种后天因素作用下,正常血压调节失常所致疾病。

(2)高盐饮食:食盐过多是公认的引起高血压的危险因素。流行病学研究发现,高盐饮食的人群和地区,高血压的发病率明显高于低盐饮食的地区,如我国高血压的发病率北方高于南方。临床上,限制高血压患者每日食盐摄入量(健康成人每天不超过 5g),或用利尿药增加钠离子的排泄均可起到降血压作用。

(3)职业与环境:临床观察发现,不同职业的人群中,高血压的发病率有着显著差别,注意力集中、长期精神紧张的职业人群,如司机及会计等脑力劳动者,发病率较高。另外,长期处于不良的心理状态,如焦虑、忧郁、恐惧等,也易患高血压。

(4)其他:吸烟、过度饮酒、肥胖、年龄增长和体力活动过少等,也是血压升高的危险因素。

2. **发病机制** 目前尚未清楚,多数人认为是在遗传、后天环境等多种因素的共同作用下,使正常血压调节机制发生障碍,从而导致血压升高。

(1)精神神经因素:由于长期的不良精神刺激,使大脑皮质的兴奋与抑制平衡失调,失去了对皮层下中枢的调控,皮层下血管中枢收缩冲动占优势,交感神经兴奋,去甲肾上腺素释放增多,作用于细小动脉管壁平滑肌的 α 受体,引起全身细小动脉痉挛,外周阻力升高;同时,心脏收缩加强、加快,心输出量增加,血压升高。

(2)肾素-血管紧张素-醛固酮系统的作用:交感神经兴奋的缩血管作用可使肾缺血,从而刺激肾小球球旁细胞分泌肾素增加。肾素可催化血浆中的血管紧张素原,使之转变为血管紧张素 I。后者在血管紧张素转换酶的作用下生成血管紧张素 II。血管紧张素 II 具有较强的缩血管作用,可使全身小动脉强烈收缩,外周阻力升高;同时,还可刺激肾上腺皮质分泌醛固酮,导致水钠潴留,血容量增加,从而使血压升高。

(3)钠盐摄入过多的影响:钠盐摄入增多可致体内水钠潴留,致血浆和细胞外液增加,因而血容量增加,结果心输出量加大,导致血压升高;此外,为防止心输出量增加引起组织过度灌注,外周血管会收缩以限制灌注量,但同时外周阻力增加,血压亦会升高。此种情况见于钠盐敏感高血压患者。

(4)外周阻力血管的重构:主要为细小动脉硬化,管腔变小,导致外周阻力升高,血压增高。

(二) 临床表现

1. **高血压分级** 2024 年《中国高血压防治指南(2024 年修订版)》发布了中国高血压的诊断标准(表 6-1)。

表 6-1 高血压的分级

分类	收缩压 /mmHg		舒张压 /mmHg
正常血压	<120	和	<80
正常高值血压	120~139	和 / 或	80~89
高血压	≥140	和 / 或	≥90
1 级高血压(轻度)	140~159	和 / 或	90~99
2 级高血压(中度)	160~179	和 / 或	100~109
3 级高血压(重度)	≥180	和 / 或	≥110
单纯收缩期高血压	≥140	和	<90
单纯舒张期高血压	<140	和	≥90

注:当收缩压和舒张压分属于不同级别时,以较高的分级为准。

2. **临床类型** 根据起病急缓和病程进展,原发性高血压可分为缓进型和急进型,临床上以缓进型多见,急进型少见。

(1)缓进型高血压:起病缓慢,病程较长。病变发展分为三个时期。

1)功能障碍期:是高血压的早期,主要表现为全身细动脉和小动脉间断性的痉挛收缩,血压处于波动状态,血管痉挛时血压升高,痉挛缓解后血压可恢复到正常水平。此期多在劳累或精神紧张时发生,经休息后可降至正常。

2)血管病变期:主要病变为细动脉与小动脉硬化。细动脉硬化是由于管壁玻璃样变性,常见于肾小球入球动脉、视网膜中央动脉等;小动脉硬化表现为内膜纤维增生、中膜平滑肌细胞的增生与肥大等,使动脉管壁增厚、变硬,管腔狭窄,外周阻力增高。临床上,患者出现持续性高血压。

3)内脏病变期:随着病程进展,血压持续升高,患者的心、脑、肾等重要器官可受到损害而发生病变。

心脏病变:长期血压升高,心脏负荷加重,左心室出现代偿性肥厚;晚期,左心室失代偿,心肌收缩力降低,可发生左心室心力衰竭。以上心脏病变称为高血压心脏病。部分患者并发冠心病,临床可出现心绞痛或心肌梗死。

肾脏病变:由于肾脏细、小动脉硬化,肾单位缺血萎缩纤维化,双肾体积缩小,重量减轻,表面呈均匀弥漫的细颗粒状,称为原发性颗粒性固缩肾。患者肾功能逐渐减退,可引起多尿、夜尿,尿中出现蛋白质、管型和红细胞。

脑的病变:可发生急性脑血管病,出现脑水肿、脑软化及脑出血。脑出血是高血压最严重的并发症,常导致死亡。在脑细小动脉硬化、变脆或小动脉瘤形成的基础上,当血压骤然升高时,血管、动脉瘤可破裂出血。脑出血多发生于基底核、内囊区域,该区域的血供来自豆纹动脉,为大脑中动脉垂直发出的分支,承受高压血流冲击,在管壁硬化的基础上易破裂出血;一旦内囊损伤,神经纤维被破坏,患者就会出现出血灶对侧的肢体偏瘫、偏身感觉障碍和双眼对侧半视野偏盲,即"三偏综合征"。出血严重者可昏迷、死亡。

视网膜病变:视网膜中央动脉硬化,检眼镜检查可见血管迂曲,反光增强,呈银丝状改变,动静脉交叉处出现压痕。严重时有视盘水肿、视网膜渗出和出血,患者视力减退。

(2)急进型高血压:在未经治疗的原发性高血压患者中,约1%为急进型高血压,起病较急骤,也可发病前有病程不一的缓进型高血压,典型表现为血压显著升高,舒张压多持续在130~140mmHg或更高。男女比例约3:1,多在青中年发病。本病进展迅速,血压显著升高,患者多在一年内,因尿毒症、脑出血或心力衰竭而死亡。

(3)高血压急症

1)高血压危象:在高血压病程中,因多种诱因可使全身小动脉强烈痉挛,导致血压急剧升高而出现的一系列严重的临床表现称为高血压危象,通常表现为剧烈头痛,伴有恶心呕吐、视力障碍,常危及生命。多见于缓进型高血压内脏病变期和急进型高血压患者。

2)高血压脑病:血压持久显著升高,超过了脑血管自身调节能力时,可引起严重的脑血管痉挛、脑水肿和颅内压增高,临床表现为剧烈头痛、呕吐、抽搐或昏迷。此种情况称为高血压脑病,常常危及生命。

(三)治疗

治疗高血压的最终目标是减少靶器官损害及其相关的不良事件,将高血压患者的血压控制在合适的水平(140/90mmHg 或以下)且长期维持,可以减少心脑血管事件及其相关死亡率。

1. 改善生活方式 主要措施包括:减少钠盐摄入,增加钾摄入;合理膳食,控制体重;不吸烟;限制饮酒;适当运动;减轻精神压力,保持心态平衡。

2. 药物治疗 对于缓进型高血压患者,抗高血压药物治疗是控制血压、减少靶器官损害和预防心血管事件的重要手段。

(1)常用抗高血压药物

1)利尿药：通过增加钠、水的排出，降低血容量、心输出量，而起到降血压作用。利尿药作用温和、小剂量不良反应少，是基础抗高血压药。主要用于1级、2级高血压，尤其在老年人高血压或并发心力衰竭时。常用药物：氢氯噻嗪 25mg，口服，每日 1~2 次；吲达帕胺 2.5mg，口服，每日 1 次。

2)β 受体阻滞剂：通过减慢心率和减弱心肌收缩力，使心输出量下降；降低交感神经活性，使血管扩张；抑制肾素分泌等作用降低血压。β 受体阻滞剂有心脏保护的作用，对冠心病心肌梗死后作为二级预防有良好作用。β 受体阻滞剂适用于合并冠心病、血浆肾素活性较高和需要血管扩张剂的患者。常用药物：阿替洛尔 12.5~50mg，口服，每日 1~2 次；美托洛尔 100~200mg，每日 1~2 次。

3)钙通道阻滞药（CCB）：阻滞钙离子通道，抑制血管平滑肌及心肌钙离子内流，降低心肌收缩力，扩张外周血管，使血压下降。适用于各级高血压。常用药物：尼群地平 10~40mg，口服，每日 1~2 次；硝苯地平 30~120mg，口服，每日 2~3 次。

4)血管紧张素转换酶抑制药（ACEI）：抑制血管紧张素转换酶活性，减少血管紧张素 II 的生成；同时，减慢可扩张血管的缓激肽的降解，使血管扩张，血压下降。适用于各级高血压。常用药物：卡托普利 12.5~25mg，口服，每日 3 次；依那普利 5~20mg，口服，每日 2 次。

5)血管紧张素 II 受体阻滞药（ARB）：通过对血管紧张素 II 受体的抑制，能较 ACEI 更彻底地阻断血管紧张素的作用。常用药物：氯沙坦 50mg，口服，每日 1 次；缬沙坦 80mg，口服，每日 1 次。

6)α_1 受体阻滞剂：为二线抗高血压药。通过阻滞突触后 α_1 受体使外周血管扩张，从而产生降血压作用。常用药物：哌唑嗪 0.5mg，口服，每日 2 次，逐渐增加到 6~15mg，每日 2 次。

(2)高血压急症的药物治疗：应尽快使血压降至安全范围以阻止脑、肾、心等靶器官的进行性损害，药物治疗方法如下。

1)硝普钠：可直接扩张小血管，迅速降低血压，常为首选药物。成人可用硝普钠 25mg 溶入 5% 葡萄糖溶液 250ml，避光作静脉滴注，开始滴速 10μg/min，使用时应监测血压，根据血压下降情况调整滴速。该药见光很快分解，需新鲜配制，滴注瓶需用黑纸遮光。

2)硝酸甘油：可扩张静脉，减少静脉回心血量，降低心脏前负荷而降血压，较大剂量也可扩张动脉降低后负荷。静脉滴注时作用迅速，硝酸甘油 10~20mg 加入 5% 葡萄糖注射液 250ml 或 500ml 中，开始滴速 5~10μg/min，然后根据血压逐渐增加到 20~50μg/min。

二、动脉粥样硬化与冠心病

(一)动脉粥样硬化

动脉粥样硬化是一种常见的动脉硬化症，病变主要累及大、中动脉，如主动脉、冠状动脉、脑动脉等；其病变是由于血液中的脂质（胆固醇、甘油三酯）在动脉内膜中沉积，引起局部管壁纤维增生，形成粥样斑块，从而导致管壁增厚、变硬、管腔狭窄，可致使心、脑等器官继发缺血性病变，出现冠心病与急性脑血管病等。

动脉粥样硬化多见于中、老年人，近年来在我国的发病率有明显升高的趋势。冠状动脉粥样硬化引起的冠心病,是导致老年人死亡的常见原因之一。

1. 病因和发病机制 尚未完全阐明,下列因素被视为危险因素。

(1)高脂血症:流行病学调查和基础研究表明,血中胆固醇持续升高与本病的发生呈正相关,且胆固醇喂养家兔、猴等,能引起实验性动脉粥样硬化性病变。血浆内脂质以脂蛋白形式存在。脂蛋白由脂质(胆固醇及其酯、甘油三酯)与载脂蛋白组成。血浆脂蛋白按密度不同分为四类,即乳糜颗粒、极低密度脂蛋白、低密度脂蛋白和高密度脂蛋白。血浆低密度脂蛋白、极低密度脂蛋白水平持续升高与动脉粥样硬化的发病率呈正相关,主要因为分子较小的脂蛋白容易透入动脉内膜,促进血管壁内平滑肌细胞迁移和增生形成斑块,引起动脉粥样硬化。高密度脂蛋白与动脉粥样硬化的发病呈负相关,可能与高密度脂蛋白有清除血液及外周组织中过多胆固醇的作用有关。

(2)高血压:据统计,高血压患者冠状动脉粥样硬化的发病率比血压正常者高 4 倍;而且与同性别、同年龄组的人相比较,其动脉粥样硬化的发病较早、病变较重。高血压时,由于血流对管壁的机械压力和冲击作用较大,动脉内膜容易受损,使血中脂蛋白易于透入内膜。同时内膜受损的血管壁胶原纤维显露,引起血小板聚集,从而释放生长因子,刺激动脉中膜平滑肌细胞增生并移入内膜,以吞噬和分解脂蛋白,并产生胶原纤维、弹力纤维等,形成斑块。

(3)吸烟:大量吸烟可使血液中的一氧化碳等有害物质浓度升高,损伤血管内皮细胞,使血脂易于透入内膜下。

(4)糖尿病:与非糖尿病人群相比较,糖尿病人群中动脉粥样硬化的发病率较高,发病年龄较轻,病变进展也较快。糖尿病患者由于糖代谢障碍,而使脂肪代谢增强,血中胆固醇、甘油三酯明显升高,同时高密度脂蛋白降低,从而促进了动脉粥样硬化的发生。

(5)其他因素:①年龄:老年人更易发生动脉粥样硬化。②性别:育龄妇女发病率较低,因雌激素有升高高密度脂蛋白的作用。③遗传:冠心病的家族聚集现象说明,遗传因素是动脉粥样硬化的危险因素之一。④缺少体育锻炼或体力活动。⑤长期精神紧张。⑥体重超重或肥胖等因素均与动脉粥样硬化的发生有关。

2. 临床表现 随着病情发展,病变的中等动脉管壁增厚变硬,管腔狭窄,相应器官会因缺血而出现临床表现,如冠状动脉狭窄导致心肌缺血,可表现为心绞痛;脑动脉狭窄可造成脑供血不足,患者出现头痛、头晕、记忆力减退,长期缺血可引起脑萎缩。

另外,粥样斑块可继发血栓形成,阻塞管腔,导致心肌梗死、脑梗死等严重病变,患者在临床上会出现更加严重的临床表现。主动脉由于管腔粗大,管壁硬化不会导致管腔狭窄,而无缺血引起的临床表现。

3. 药物治疗

(1)扩张血管的药物:硝苯地平等。

(2)调节血脂的药物:他汀类,如辛伐他汀 10~20mg,每日 1 次;贝特类,如苯扎贝特缓释片 400mg,每日 1 次。

(3)抗血小板药物:抗血小板的黏附和聚集,旨在防止血栓形成。可用阿司匹林 50~100mg,每日 1 次。

(二) 冠心病

冠心病是由冠状动脉粥样硬化引起的心肌缺血、缺氧性病变,亦称缺血性心脏病。根据冠状动脉病变的部位、范围和程度不同,临床上将本病分为隐匿型或无症状型冠心病、心绞痛、心肌梗死、缺血性心肌病和猝死五种类型。本节重点讨论心绞痛和心肌梗死。

1. 心绞痛 心绞痛是由于冠状动脉供血不足,心肌急性、暂时性缺血和缺氧所引起的临床综合征。

(1)发病机制:在冠状动脉粥样硬化的基础上,冠状动脉痉挛减少了供血量,或由于运动及其他原因使心肌耗氧量急剧增加,冠状动脉的血液供应不能满足心肌代谢的需要,从而引起心肌缺血、缺氧,产生酸性代谢产物。由于代谢产物堆积并刺激心脏传入神经末梢,兴奋经第1~5胸交感神经节和相应的脊髓段,传至大脑,产生痛觉。同时,兴奋累及相应脊髓段的脊神经,使其分布的皮肤区域产生放射痛。

(2)临床表现

1)症状:典型的心绞痛有以下特点。①诱因:劳累、情绪激动、恐惧、寒冷、饱餐、吸烟等均可诱发。②部位:胸骨上段或中段之后,范围如手掌大小,可波及心前区,可放射至左肩、左臂内侧,达无名指和小指,或至颈、咽或下颌部。③性质:常为压迫、发闷或紧缩感,但不是刺痛或锐痛,可有窒息或濒死感。④持续时间:多为1~5分钟,一般不超过15分钟。⑤缓解因素:休息或舌下含服硝酸甘油后,多数患者缓解。

2)体征:疼痛发作时可出现面色苍白、冷汗、焦虑、心率加快和血压升高,在心尖部闻及收缩期杂音等。

课 堂 活 动

患者,男,56岁。近一个月来晨起活动时出现心前区闷痛,伴紧缩感,并放射至左臂内侧,休息5~10分钟后可缓解。发病以来无咳嗽及发热,饮食、睡眠尚好,二便正常。查体:脉率(P)76次/min,血压(Bp)130/80mmHg,神志清晰,肥胖体型。双肺呼吸音清。叩诊心界不大,心率76次/min,心律整齐,无杂音。请问该患者的诊断是什么?试分析诊断依据。

---

(3)治疗

1)发作期治疗:目的在于终止发作。主要措施包括:休息,吸氧;药物治疗常选作用较快的硝酸酯制剂,这类药物可扩张冠状动脉,增加血流量,如硝酸甘油0.3~0.6mg舌下含化,1~2分钟起作用,可缓解心绞痛。

2)缓解期治疗:消除诱因,适当运动,合理饮食,戒烟酒,使用持久的抗心绞痛药物,主要有:①硝酸酯类药物,如硝酸异山梨酯。②β受体阻滞剂,如普萘洛尔。③钙通道阻滞药,如硝苯地平。④抗血小板药,如阿司匹林、氯吡格雷。⑤中医中药治疗,可用速效救心丸、复方丹参等。也可实施主动脉冠状动脉旁路移植术(CABG)、经皮冠脉介入术(PCI)等方法治疗。

2. 心肌梗死 心肌梗死是由于冠状动脉急性阻塞,引起心肌严重而持续性缺血、缺氧所导致的局部心肌细胞的坏死。

(1)病因与发病机制:基本病因是冠状动脉粥样硬化,造成管腔狭窄。在此基础上,一旦出现某些继发性病变或诱因,使管腔闭塞,又无侧支循环建立,可使血供急剧减少或中断,如持续1小时以上可导致心肌的缺血性坏死。其机制是在冠状动脉粥样硬化后又并发以下情况:①血栓形成;②斑块内出血;③冠状动脉持久性痉挛;④因情绪激动或过度劳累使心肌负荷增加而供血不足;⑤少数情况下,因大出血、休克等使冠状动脉循环血量急剧减少。

(2)临床表现

1)先兆:多数患者发病前数日有乏力,胸部不适,活动时心悸、气急、烦躁、心绞痛等前驱症状,其中以新发生心绞痛或原有心绞痛加重为最突出。心绞痛发作较以往频繁、程度较剧、持续较久、硝酸甘油疗效差,诱发因素不明。疼痛时伴有恶心、呕吐、大汗、头晕,血压波动明显,或伴严重心律失常或心功能不全。

2)症状:疼痛是最先出现的症状,多发生于清晨,疼痛的部位和性质与心绞痛相同,程度较重,持续时间较长,可达数小时或更长,休息和含用硝酸甘油片多不能缓解。患者常烦躁不安、出汗、恐惧,或有濒死感。此外,还可出现全身症状或胃肠道症状。如果患者度过急性期多数出现下述并发症:①心律失常;②左心衰竭及休克;③心脏破裂;④室壁瘤;⑤附壁血栓形成及栓塞。

3)体征:主要有①心脏体征,心率多增快,少数也可减慢;心尖区第一心音减弱;可出现房性奔马律,少数有室性奔马律;10%~20%患者在起病第2~3天出现心包摩擦音;心尖区可出现粗糙的收缩期杂音或伴收缩中晚期喀喇音;可有各种心律失常。②血压降低。③休克或心力衰竭有关的其他体征。

(3)治疗:保护和维持心脏功能,改善心肌血液供应,挽救濒死心肌,缩小心肌梗死范围,及时处理并发症防止猝死。

1)监测与一般治疗:①监测:密切观察血压、心率、呼吸、心电图、神志、疼痛及全身情况。②休息:卧床休息2周,保持环境安静,减少探视,防止不良刺激。③吸氧:最初几日间断或持续通过鼻管或面罩给氧。④护理:第1周患者应绝对卧床,注意饮食,保持大便通畅;以后根据病情适当安排活动。

2)止痛:应尽早解除疼痛,一般可肌内注射哌替啶或吗啡。

3)再灌注疗法:①溶栓疗法:具有快速、简便、经济的特点。溶栓药物包括阿替普酶和尿激酶、链激酶,可使闭塞的冠状动脉早期再通,从而达到血液的再灌注,恢复对缺血心肌的血液供应,最大限度地缩小心肌梗死的面积,达到降低心力衰竭、心律失常的发生率以及近远期死亡率的目的。②经皮冠脉介入术(PCI):应用此法可直接扩张狭窄血管,再灌注心肌。

知识链接

经皮冠脉介入术

经皮冠脉介入术(percutaneous coronary intervention,PCI),是指经皮肤进行有关动脉穿刺插入心导管的技术。心导管经外周动脉可直达冠状动脉,从而疏通狭窄的冠状动脉管腔,并可置入冠脉支架。目前PCI已成为治疗冠心病的常用方法。PCI穿刺的动脉有股动脉、桡动脉、肱动脉等。

4）纠正心律失常：使用利多卡因静脉注射治疗室性心律失常。

5）抗休克：可采用补充血容量，使用升压药物等措施来维持血压。

6）治疗心力衰竭：根据病情使用利尿药、血管扩张剂、非洋地黄类正性肌力药等。

7）其他治疗：酌情选用促进心肌代谢药物、极化液疗法、右旋糖酐、β受体阻滞剂、血管紧张素转换酶抑制药、药物抗凝疗法等。

点滴积累

1. 高血压是一种由多种病因相互作用所致的复杂的以动脉血压持续升高为特征的进行性"心血管综合征"。常引起心、脑、肾等重要器官的病变，导致高血压心脏病、脑血管意外等严重后果。

2. 高血压的治疗以药物治疗为主，常用抗高血压药有：利尿药、β受体阻滞剂、钙通道阻滞药、血管紧张素转换酶抑制药等。

3. 动脉粥样硬化是一种常见的动脉硬化性疾病，主要累及大、中动脉，其病变是由于血液中的脂质在动脉内膜中沉积，引起局部管壁纤维增生和粥样斑块形成，从而导致管壁增厚、变硬、管腔狭窄，可使心、脑等器官继发缺血性病变。

4. 冠状动脉粥样硬化性心脏病简称冠心病，是由冠状动脉粥样硬化引起的心肌缺血、缺氧性病变，亦称缺血性心脏病。临床上将冠心病分为隐匿型或无症状型冠心病、心绞痛、心肌梗死、缺血性心肌病和猝死五种类型。

实验四　人体心率、血压的测量与心肺复苏

【实验目的】

1. 熟练掌握人体心率的测定方法。

2. 学会测量人体动脉血压的原理与方法。

3. 能进行心肺复苏。

【实验材料】

听诊器、血压计、秒表。

【实验步骤】

1. **心率的测定**　脉率指触法和心音听诊法。

（1）受试者静坐 5 分钟。

（2）指触法检测者将示指、中指、无名指在受试者一侧手腕部桡动脉处测量脉率,也可用心前区听诊法测量心率。脉搏测量先以 10 秒为单位,连续测量 3 个 10 秒,其中两次相同并与另一次相差不超过 1 次时,即认为是相对安静状态,否则应当适当休息后继续测量,直至符合要求,然后测量 30 秒的脉搏乘 2,即为心率。

2. 动脉血压的测量

（1）熟悉血压计的结构:血压计有汞柱式、弹簧式和电子式。一般常用的是汞柱式血压计,它由水银检压计、袖带和橡皮充气球 3 部分组成。水银检压计是一种标有压力刻度的玻璃管,上端通大气,下端和水银槽相通。袖带为外包布套的长方形橡皮囊,它借橡皮管分别和检压计的水银槽及充气球相通。橡皮充气球是一个带有螺丝帽的橡皮囊,供充气、放气用。

（2）受试者脱去一侧衣袖,静坐 5 分钟以上。

（3）松开血压计橡皮球螺丝,驱出袖带内残留气体,再旋紧螺丝。

（4）令受试者将前臂平放于桌上,与心脏在同一水平位,手掌向上。将袖带在该上臂,其下缘至少在肘关节上 2cm,松紧适宜。

（5）将听诊器耳件塞入外耳道,其弯曲方向与外耳道一致,即略向前弯曲。

（6）在肘窝内侧先用手指触及肱动脉脉搏,将听诊器胸件放在其上。

（7）测量收缩压:用橡皮球将空气打入袖带内,使检压计中水银柱逐步上升到听诊器听不到脉搏音为止。继续打气使水银再上升 20~30mmHg,随即松开气球螺旋,连续缓慢放气,降低袖带内压力,在水银柱缓慢下降的同时仔细听诊。当开始听到"砰、砰"的动脉音时检压计上水银柱的刻度即为收缩压。正常成人安静状态时的收缩压多为 100~120mmHg。

（8）测量舒张压:继续缓慢放气,动脉音先由低到高,然后由高变低,最后完全消失。在声音消失的瞬间,检压计上水银柱刻度即代表舒张压(图 6-14)。正常成人舒张压多为 60~80mmHg。血压记录常以"收缩压 / 舒张压"mmHg 表示。

（9）测量结束后,及时放出袖带内的气体,关闭开关。

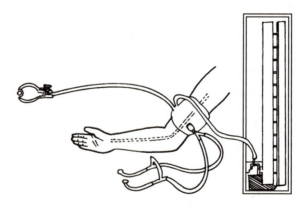

图 6-14 人体动脉血压的测量

3. 心肺复苏

(1)5秒钟内完成判断意识、呼吸及脉搏有无,若已消失大声呼救。

(2)将患者置于硬板床,取仰卧位,去枕,头、颈、躯干在同一轴线上,双手放于两侧,身体无扭曲。

(3)抢救者立于患者右侧,解开衣领、腰带,暴露患者胸腹部。

1)心脏按压部位:胸骨中下1/3交界处。

2)按压方法:两手掌根部重叠,手指翘起不接触胸壁,上半身前倾,两臂伸直,垂直向下用力。

3)按压幅度:胸骨下陷至少5cm。

4)按压频率:≥100次/min(不超过120次/min)。

(4)开放气道:检查口腔,清除口腔异物。

1)取出活动义齿。

2)判断颈部有无损伤,根据不同情况采取合适方法开放气道。

(5)人工呼吸:捏紧患者鼻孔;深吸一口气,用力吹气,直至患者胸廓抬起;吹气毕,观察胸廓情况;连续2次;按压与人工呼吸之比为30:2,连续5个循环。

(6)判断复苏效果:操作5个循环后,判断复苏效果。

1)颈动脉恢复搏动,平均动脉血压大于60mmHg。

2)自主呼吸恢复。

3)瞳孔缩小,对光反射存在。

4)面色、口唇、甲床和皮肤色泽转红。

(7)整理,记录患者病情变化和抢救情况。

【实验提示】

1. 测量应在安静环境中进行,被测者应先休息且保持心境平静。

2. 受试者应脱去衣袖,以免袖口过紧,阻碍血液循环。

3. 重复测量时,应让汞柱回到零位后再测,以防静脉回流不畅。

4. 不要将听诊器胸件置于袖带底进行测量。

5. 打气时不要太快,以防水银喷出管外。

【实验思考】

1. 测量运动前后不同时间段的血压各三次,取平均值,分析变化规律。

2. 根据你的操作,你认为有哪些因素可影响血压的测量?

3. 哪些因素会影响心肺复苏的成功率?

第六章
习题

目标检测

1. 简述缓进型高血压的分期。

2. 简述典型心绞痛的临床表现。

3. 简述心肌梗死的治疗原则。

（陈 军）

第七章　呼吸系统疾病

学习目标

1. **掌握**　慢性支气管炎、肺气肿、哮喘、肺炎、肺癌的病因及临床表现。
2. **熟悉**　呼吸系统的形态结构和生理功能、呼吸系统疾病的症状与体征。
3. **了解**　慢性支气管炎、肺气肿、哮喘、肺炎、肺癌的药物治疗原则。

导学情景

情景描述：

　　立冬后，气温骤降，妈妈特意给孩子买了件新羽绒背心御寒。但奇怪的是，孩子穿上这件背心后，就出现浑身发痒、打喷嚏、咳嗽，甚至喘息等症状。医生检查后，诊断为过敏性哮喘。经对症治疗后，孩子的症状明显好转。这是为什么呢？

学前导语：

　　上述故事中孩子的哮喘病是对羽绒背心中的羽毛过敏引起的。本章将带领同学们学习呼吸系统的常见疾病，了解感冒、慢性支气管炎、哮喘等常见病的原因、机制与临床表现，初步学会对这些疾病的诊断和治疗。让我们先从呼吸系统的基础知识开始吧！

　　呼吸系统由呼吸道和肺两部分组成(图 7-1)。呼吸道是气体进出肺的通道，肺是气体交换的场所。呼吸系统的主要功能是气体交换，即吸入氧、排出二氧化碳。临床上，呼吸系统疾病的发病率较高，约占内科疾病的 25%。

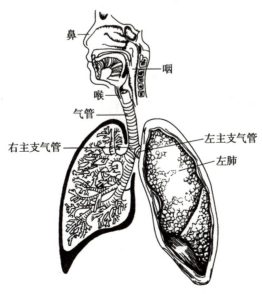

图 7-1　呼吸系统

第一节　呼吸系统的解剖结构

一、呼吸道

呼吸道包括鼻、咽、喉、气管和支气管。临床上常将鼻、咽、喉称为上呼吸道;而将气管和各级支气管称为下呼吸道。

(一)鼻

鼻既是呼吸道的起始部,又是嗅觉器官,分为外鼻、鼻腔和鼻旁窦三部分。

1. 外鼻　外鼻以鼻骨和软骨为支架,外被皮肤,而软骨部的皮肤因富含皮脂腺和汗腺,是痤疮、酒渣鼻和疖的好发部位。

2. 鼻腔　鼻腔被鼻中隔分为左右两半,起始部覆盖着皮肤的部分称为鼻前庭,其余部分又分为呼吸部和嗅部,内衬黏膜。呼吸部的黏膜上皮为假复层纤毛柱状上皮,嗅部为假复层柱状上皮,其内有嗅细胞,又称嗅上皮。鼻腔向后与鼻咽相通称鼻后孔。鼻中隔前下方血管丰富,外伤和干燥易引起出血,绝大多数鼻出血发生于此处。

3. 鼻旁窦　鼻旁窦是鼻腔周围颅骨内的含气空腔,包括上颌窦、额窦、蝶窦和筛窦各一对。鼻旁窦均开口于鼻腔,故鼻腔炎症若蔓延发展可导致鼻旁窦炎。

(二)咽

咽是呼吸道和消化道的共同通道。其上方为颅底,下端接食管,是一个上宽下窄,前后略扁的漏斗状肌性管道。咽的前壁不完整,从上到下有鼻后孔、咽峡、喉口,分别与鼻腔、口腔、喉腔相通。以软腭和会厌上缘为界,咽可分为鼻咽部、口咽部和喉咽部。其中,鼻咽顶部和外侧壁是鼻咽癌的好发部位;口咽的外侧壁有一凹陷称扁桃体窝,容纳腭扁桃体。

(三)喉

喉既是呼吸的通道,又是发音的器官,由软骨和喉肌构成。喉软骨是喉的支架,包括甲状软骨、会厌软骨、环状软骨和成对的杓状软骨。喉肌属于横纹肌,包括环甲肌和成对的环杓后肌。喉向上开口于喉咽部,向下与气管相接。喉腔的侧壁上下分别有一对向腔内突出的黏膜皱襞,上方的为前庭襞,下方的为声襞(也称为声带)。左右声带之间的裂隙称声门裂,是喉腔最狭窄的部位。由于喉肌的运动和气流振动声带而发出声音。

> **知识链接**
>
> #### 环甲膜穿刺术
>
> 环甲膜穿刺术是急性喉阻塞患者来不及进行气管切开术时,在甲状软骨下缘和环状软骨上缘之间的环甲正中韧带处穿刺,建立暂时的呼吸通道,以挽救患者的生命。该手术是在患者情况十分危急时的一种急救措施,所以应争分夺秒,在尽可能短的时间内实施完成。

（四）气管和支气管

气管上端起自环状软骨的下缘，下端分为左、右主支气管，全长由 14~16 个气管软骨构成。

支气管包括左、右主支气管及其以下的多级分支，呈树枝状，故称支气管树。小支气管分支至管径 1mm 以下时称细支气管；细支气管的分支至管径 0.5mm 时则称终末细支气管。

气管和左、右主支气管的管壁结构相似，由内向外分为黏膜、黏膜下层和外膜三层。黏膜的上皮为假复层纤毛柱状上皮；黏膜下层内有混合腺（黏液腺和浆液腺）；外膜由 C 形的透明软骨环和纤维结缔组织组成，软骨环缺口处由平滑肌封闭。进入肺内的支气管随着逐级分支，管壁逐渐变薄，上皮演变为单层纤毛柱状上皮，黏膜下层的腺体逐渐减少直至消失；外膜中的软骨环逐渐变为软骨片，至细支气管时消失，而平滑肌相对增多，可形成完整的环形肌。哮喘患者出现呼吸困难，主要是因为细支气管平滑肌痉挛收缩，使管径缩小所致，平喘药则可通过舒张平滑肌来达到治疗的目的。

知识链接

永不疲倦的呼吸道"清洁工"——纤毛

从喉、气管到呼吸性细支气管，其黏膜表面主要为假复层纤毛柱状上皮覆盖，每个纤毛上皮细胞都有 200~300 条纤毛，它与上皮层内的杯状细胞和黏膜下层腺体分泌的黏液一起组成了黏液纤毛系统，构成了呼吸道的一道防御屏障。由于纤毛不停地按固定方向有规律摆动，可将进入呼吸道被黏液黏附的细菌和尘埃颗粒通过咳痰清除出来。因此，纤毛可以说是名副其实的呼吸道"清洁工"。吸烟、理化因素的刺激可以引起纤毛和上皮损伤，从而导致呼吸道防御功能的下降和某些呼吸系统疾病的发生。

二、肺

肺位于胸腔内、纵隔的两侧，左右各一。左肺裂分为上叶和下叶两叶，右肺则分为上叶、中叶和下叶三叶，大叶性肺炎即指肺叶的病变。幼儿的肺呈淡红色，随着年龄的增长，吸入的空气中尘埃的沉积逐渐增多，肺的颜色逐渐加深呈棕黑色，吸烟者更加显著。

肺组织由实质和间质组成，肺实质由支气管树和肺泡构成，肺间质包括血管、淋巴管、神经和结缔组织等。肺依其功能可分为导气部和呼吸部，前者包括肺内各级支气管，直至细支气管和终末细支气管；后者即终末细支气管以下的分支，包括呼吸性细支气管、肺泡管、肺泡囊和肺泡；由于其均有肺泡结构，所以均可进行气体交换。

肺泡是吸入气体与血液进行气体交换的场所。肺泡膜又称呼吸膜，由肺泡壁、毛细血管壁及其间的组织构成，是肺泡气和血液气体交换的必经之路。人体两肺大约有 3 亿~4 亿个肺泡，总面积可达 $100m^2$。肺的组织结构见图 7-2。

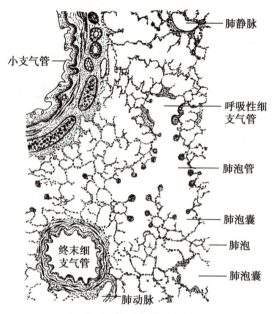

图 7-2　肺的组织结构模式图

（图中标注：小支气管、终末细支气管、肺动脉、肺静脉、呼吸性细支气管、肺泡管、肺泡囊、肺泡、肺泡囊）

肺的表面覆盖着互相移行的两层胸膜,内层为脏胸膜,紧贴肺表面且不易与肺分离,外层为壁胸膜。两层胸膜之间潜在的腔隙称为胸膜腔。胸膜腔左右各一,互不相通,腔内有少许浆液,可减轻呼吸时两层胸膜的摩擦。

点滴积累

1. 呼吸系统由呼吸道和肺两部分组成。
2. 呼吸道包括鼻、咽、喉、气管和支气管。鼻、咽、喉称为上呼吸道;气管和各级支气管称为下呼吸道。
3. 肺组织由实质和间质组成。肺实质主要由逐级分支的支气管树和肺泡组成,肺泡是吸入气与血液进行气体交换的场所;肺泡膜是肺泡气和血液气体交换的必经之路。

第二节　呼吸系统的生理功能

机体的组织细胞在新陈代谢过程中,需要不断地从环境中摄取氧和排出二氧化碳。机体与环境之间的气体交换称为呼吸。它包括三个环节:①外呼吸,指外环境与血液通过肺进行的气体交换,由肺通气和肺换气两个环节组成。②气体在血液中的运输,指机体通过血液循环把从肺泡弥散来的氧输送到全身各组织细胞,同时把组织细胞产生的二氧化碳输送到肺的过程。③内呼吸,指组织细胞与血液之间的气体交换。

一、肺通气

肺通气是指肺与外环境之间的气体交换过程。气体进出肺是由推动气体流动的动力克服阻止气体流动的阻力实现的。

(一)肺通气的动力

呼吸肌的舒缩活动引起胸廓的扩大和缩小,是肺通气的原动力。因此,当呼吸中枢、周围神经和呼吸肌本身有病变的时候,肺通气量减少。由胸廓活动引起的肺容积和肺内压的周期性变化,从而形成肺内压与大气压的差,是气体进出肺的直接动力。

1. 呼吸运动 即由呼吸肌舒缩活动引起的胸廓的节律性扩大和缩小的运动。

平静呼吸时,吸气有呼吸肌收缩活动,是主动的;呼气则没有呼吸肌的收缩,是被动的。用力呼吸时,吸气和呼气都是主动的。

2. 胸膜腔内压和肺内压 胸膜腔内压指胸膜腔内的压力,因为正常人在平静呼吸时,胸膜腔内压低于大气压,故又称胸内负压。其生理意义一是使肺泡处于扩张状态,二是促进静脉血液回心和淋巴回流。肺内压是指肺泡内的压力,其大小随着呼吸运动而变化。吸气时,胸廓扩大,肺容量增大,肺内压低于大气压;呼气时,胸廓缩小,肺内压高于大气压。吸气末和呼气末,肺内压和大气压相等。

(二)肺通气的阻力

肺通气的阻力包括弹性阻力和非弹性阻力。平静呼吸时,弹性阻力大约占肺通气总阻力的70%,非弹性阻力约占30%。

1. 弹性阻力 肺通气的弹性阻力既来自肺,又来自胸廓。肺的弹性阻力包括肺组织的弹性回缩力和肺泡液-气界面的表面张力。胸廓的弹性阻力来自胸廓的弹性组织。过度肥胖、胸膜增厚等可引起胸廓的弹性阻力增大;肺纤维化、肺不张等可致肺的弹性阻力增大。

2. 非弹性阻力 肺通气的非弹性阻力主要是气道阻力。所谓气道阻力是指气流通过呼吸道时,气体分子之间以及气体分子与呼吸道黏膜的摩擦力。气道阻力的大小与气道管径有密切的关系,与管径的四次方成反比。在呼吸过程中,气道阻力呈现周期性变化。吸气时,由于肺内小气道扩张,气道阻力减小;呼气时,气道阻力变大。因此,哮喘患者呼气比吸气更为困难。

(三)肺容量和肺通气量

1. 肺容量 肺容量是指肺容纳的气体量,其大小随呼吸运动而变化。

(1)潮气量:指平静呼吸时,每次吸入或呼出的气体量。正常成人参考值大约为500ml。

(2)补吸气量:指平静吸气末再用力吸气所能吸入的气体量,正常参考值男性约2 160ml,女性约1 560ml。

(3)补呼气量:指平静呼气末再用力呼气所能呼出的气体量,正常参考值男性约910ml,女性约560ml。

(4)肺活量:指最大吸气后再用力呼气所能呼出的最大气体量,即潮气量、补吸气量和补呼气量之和。正常参考值男性约 3 500ml,女性约 2 500ml。

肺活量反映了一次呼吸所能达到的最大通气量,而且测定方法简单,因此可作为判断肺通气功能的指标之一。但是,肺活量的个体差异较大,而且,当气道狭窄时,虽然肺通气功能已经受到明显影响,但在延长呼气时间的情况下,肺活量仍可在正常范围之内。

2. **肺通气量**　指一定时间内进肺或出肺的气体量。

(1)每分钟静息通气量:指在静息状态下平静呼吸时每分钟进肺或出肺的气体总量。

$$每分钟静息通气量 = 潮气量 × 呼吸频率$$

因为肺通气功能有很大的储备,所以,除非通气功能有严重障碍,一般每分钟静息通气量不会减小。

(2)最大通气量:指在限定时间内(一般为 12 秒或 15 秒)进行最大速度和幅度的呼吸,所测得的肺通气量乘 5 或 4,计算出 1 分钟的肺通气量。正常男性为 104L ± 2.71L,女性为 85.5L ± 2.17L。最大通气量是一个比较有意义的反映肺通气功能的指标。

(3)用力肺活量(FVC):指在用力吸气后,以最大用力、最快速度所能呼出的气体量。正常人在 3 秒内可将肺活量几乎全部呼出。临床上,通常测定第一秒用力呼气量(FEV_1),并计算其占 FVC 的百分比(正常值为 83%);而在阻塞性通气障碍患者,FEV_1/FVC 的比例明显减小。

3. **无效腔和肺泡通气量**

(1)无效腔:呼吸性细支气管以上的气道没有气体交换功能,对于气体交换来说其通气是无效的,称为解剖无效腔,其容积大约为 150ml。进入肺泡的气体如果没有与血液进行气体交换,则该部分肺泡称为肺泡无效腔。正常人肺泡无效腔几乎为零。

(2)肺泡通气量:指每分钟进入肺泡并进行气体交换的气体量。

$$肺泡通气量 =(潮气量 - 无效腔气量) × 呼吸频率$$

$$正常成人平静呼吸时肺泡通气量 =(500-150) × 12 = 4 200ml/min$$

当潮气量减半而呼吸频率加倍或潮气量加倍而呼吸频率减半时,每分钟肺通气量是相等的,但肺泡通气量却不相同,前者少于后者,也就是说,从气体交换的效率上来看,深慢呼吸比浅快呼吸要高。

二、气体交换

生理情况下,机体内的气体交换包括肺换气和组织换气。

(一) 肺换气

肺换气指肺泡中的 O_2 进入肺泡壁毛细血管血液以及血液中的 CO_2 进入肺泡的过程。通过肺换气,含 O_2 量少而含 CO_2 多的静脉血转变为含 O_2 量多而含 CO_2 少的动脉血。

肺换气是通过呼吸膜进行的,其动力是呼吸膜两边存在的气体分压差。O_2 从压力高的肺泡向压力低的血液运动,CO_2 从压力高的血液向压力低的肺泡运动。气体分子从压力高处向压力低处运动,称为气体扩散。

气体扩散速率与气体分压差、温度、扩散面积(呼吸膜面积)和溶解度成正比,与扩散距离(呼吸膜厚度)和分子量的平方根成反比。综合考虑各因素,O_2的扩散速率大约是CO_2的二分之一,因此,临床上缺氧比二氧化碳潴留更为常见。

另外,肺通气与血流的比值也可影响肺换气的效率。就整个肺来说,通气/血流即每分钟肺泡通气量与每分钟肺血流量(亦即心输出量)的比值。正常人安静状态下,每分钟肺泡通气量约为4.2L,心输出量约为5L,通气/血流为0.84,此时,肺内气体交换效率最高。通气/血流增大或减小时,肺换气的效率均下降。

(二) 组织换气

组织换气指血液中的O_2与组织细胞产生的CO_2进行交换的过程,也称为内呼吸。组织换气的原理与肺换气相同,O_2与CO_2都是顺着压力差扩散的。在此过程中,组织细胞不断地消耗O_2而产生CO_2。任何原因引起输送到组织细胞的O_2减少即为缺氧。

三、气体在血液中的运输

O_2和CO_2在血液中均通过物理溶解和化学结合两种形式运输。在气体交换时,进入血液的O_2和CO_2首先溶解在血浆中,提高了气体分压,再发生化学结合;反之,O_2和CO_2从血液释放时,也是溶解的先逸出,待气体分压下降后,呈化学结合的气体再解离、释放出来。

(一) O_2 的运输

1. **物理溶解**　血液中物理溶解的O_2的量取决于血氧分压的高低,血氧分压越高,溶解的氧越多。正常时,动脉血氧分压大约为13.3kPa,此时,1L血液中溶解有3ml O_2,大约占血液含O_2量的1.5%。

2. **化学结合**　血液运输O_2主要是靠O_2和血红蛋白的化学结合。正常时,每升动脉血中血红蛋白结合的O_2可达到200ml,占血液总O_2含量的98.5%。

O_2与血红蛋白中Fe^{2+}的结合是一种可逆的过程。在肺内,由于氧分压升高,O_2与血红蛋白结合形成氧合血红蛋白,从而把O_2运输到组织。在组织内,由于血氧分压降低,O_2与血红蛋白解离并扩散进入细胞内供细胞代谢所需。

氧合血红蛋白呈鲜红色,脱氧血红蛋白呈紫蓝色。当毛细血管床中血液的脱氧血红蛋白达到50g/L以上时,患者皮肤、甲床和黏膜表现为青紫色,称为发绀。

(二) CO_2 的运输

1. **物理溶解**　血液中物理溶解的CO_2大约占血液中CO_2总量的5%。

2. **化学结合**　CO_2的化学结合有两种形式。

(1)生成碳酸氢盐(HCO_3^-):是血液运输CO_2的主要形式,大约占血液中总CO_2的88%。组织内的CO_2进入血液后,与水发生反应,生成碳酸,碳酸再电离为H^+和HCO_3^-。

(2)生成氨基甲酸血红蛋白:CO_2进入红细胞后,可以很快与血红蛋白结合生成氨基甲酸血红蛋白。这一形式大约占血液CO_2总量的7%。

1. 呼吸包括外呼吸、气体在血液中的运输和内呼吸。
2. 外呼吸包括肺通气和肺换气。
3. 呼吸肌的舒缩活动是肺通气的原动力；肺内压与大气压的差，是气体进出肺的直接动力。肺通气的阻力包括弹性阻力和非弹性阻力。
4. 肺容量是指肺容纳的气体量，其大小随呼吸运动而变化。包括潮气量、补吸气量、补呼气量和肺活量；反映肺通气量的指标有每分钟静息通气量、最大通气量和用力肺活量。
5. 肺换气是通过呼吸膜进行的，换气量与呼吸膜面积成正比，与呼吸膜厚度成反比。
6. O_2 和 CO_2 在血液中均通过物理溶解和化学结合两种形式运输，且以化学结合为主要形式。

第三节　呼吸系统疾病的常见症状与体征

呼吸系统疾病的症状和体征很多，但较常见的主要有以下几种。

一、咳嗽

咳嗽是机体的一种保护性反射动作。借助咳嗽，可以将呼吸道内的分泌物和进入呼吸道的异物排出体外。但是，频繁和剧烈的咳嗽可影响患者工作和休息，甚至引起呼吸肌疼痛。

咳嗽的病因主要有呼吸道疾病（如吸入刺激性气体、气道异物、炎症、出血、肿瘤等）、胸膜疾病（如胸膜炎、气胸等）、心脏病（如左心衰竭引起肺淤血、肺水肿等）、纵隔肿瘤等。

咳嗽的发生是延髓咳嗽中枢受到刺激所致。当来自呼吸道黏膜及呼吸系统以外器官的刺激产生冲动传入咳嗽中枢后，冲动又经传出神经传到咽肌、声门、膈肌及其他呼吸肌，进而产生咳嗽动作。其过程包括：短促的吸气后声门关闭，膈下降，然后呼气肌和膈肌快速收缩，肺内压升高，声门突然开放，肺内高压气体喷射而出，冲击狭窄的声门裂隙而发出声音，呼吸道分泌物或异物亦随之排出。

临床上，把咳嗽时无痰或痰量极少称为干性咳嗽（干咳），常见于咽喉炎、急性支气管炎初期、轻症肺结核、气管受压以及胸膜受刺激等；伴有痰的咳嗽称为湿性咳嗽（湿咳），常见于慢性支气管炎、肺气肿、肺脓肿、空洞性肺结核、支气管扩张等。

二、咳痰

咳痰是呼吸道内的分泌物随咳嗽动作而排出口腔外。痰液由呼吸道分泌的黏液、炎性渗出物、吸入的尘埃以及病原体等混合而成。

不同疾病形成的痰液,其性状不完全相同。慢性支气管炎常为白色黏痰或白色泡沫样痰,急性发作伴感染时转为脓性痰;支气管扩张和肺脓肿痰液量多,而且可呈现分层现象:上层为泡沫,中层为浑浊黏液,下层为脓性物和坏死组织;肺淤血肺水肿时常出现粉红色泡沫样痰;肺癌和肺结核可见血性痰;大叶性肺炎可见铁锈色痰。

三、咯血

咯血是指喉部以下的呼吸道出血,经咳嗽从口腔排出。

咯血可发生于支气管和肺部疾病(如肺结核、支气管扩张、支气管肺癌、慢性支气管炎、支气管内膜结核等)、心血管疾病(如二尖瓣狭窄等)、血液病(如血小板减少性紫癜、白血病、血友病等)、急性传染病(如流行性出血热等)。

临床上,咯血须与口腔、咽、鼻出血鉴别,大量咯血还须与呕血(上消化道出血)鉴别(表 7-1)。

表 7-1 咯血与呕血的区别

	咯血	呕血
出血前症状	喉部发痒、咳嗽、胸闷等	上腹部不适、恶心、呕吐
出血方式	咯出	呕出,可为喷射状
血液的性状	碱性,鲜红色,混有泡沫和痰	酸性,咖啡色、暗红色或鲜红色,混有食物残渣和胃液
柏油样便	一般无,若咽下血液可有	有,呕血停止后仍可持续数天
出血后痰的性状	痰中带血	无痰

四、哮喘

哮喘主要见于支气管哮喘,是由于机体对某些过敏原发生超敏反应、呼吸道炎症和反应性增高、神经因素等作用,导致支气管平滑肌收缩所致。典型的哮喘发作表现为伴有哮鸣音的呼气性呼吸困难、咳嗽、胸闷,严重者表现为端坐呼吸。有些青少年的哮喘在运动时出现,称为运动性哮喘。

另外,慢性喘息性支气管炎患者除咳嗽、咳痰外,尚有喘息并伴有哮鸣音;左心衰竭引起肺淤血、肺水肿时,患者亦可出现喘息和哮鸣音,称为心源性哮喘。

五、呼吸困难

呼吸困难是指患者主观上感觉呼吸费力、空气不足和不适,客观上还可出现呼吸频率和深度以及节律的变化、鼻翼扇动、发绀、端坐呼吸等表现。

呼吸困难主要见于呼吸系统疾病(如慢性阻塞性肺疾病、支气管哮喘、肿瘤和异物等引起的呼吸道梗阻、肺炎、气胸、大量胸腔积液等)、中枢神经系统疾病(如脑出血、脑外伤、颅内压升高等)、心血管疾病（左心衰竭引起的肺淤血和肺水肿）等。

临床上，呼吸困难可以分为：①吸气性呼吸困难：见于上呼吸道部分梗阻时，吸气费力而时间延长，出现胸骨上窝、锁骨上窝及肋间隙向内凹陷，称为"三凹征"，听诊有高调吸气性哮鸣音。②呼气性呼吸困难：见于下呼吸道有部分梗阻时，呼气费力而时间延长，听诊有呼气性哮鸣音。③混合性呼吸困难：见于肺部有广泛病变或大片肺不张，因呼吸膜面积明显减少，影响换气功能，患者感觉呼气和吸气均费力。

> **点滴积累**
>
> 1. 呼吸系统疾病的常见症状有咳嗽、咳痰、咯血、哮喘和呼吸困难等。
> 2. 呼吸困难可以分为吸气性呼吸困难、呼气性呼吸困难和混合性呼吸困难。

第四节　呼吸系统常见疾病

呼吸系统与外界环境相通，其疾病发生与外界环境致病因素的关系较为密切。近些年来由于大气污染加重、吸烟人群增多，再加上病原体的变异和耐药性的增加，呼吸系统疾病的发病率增高，各种感染性疾病、慢性疾病、恶性肿瘤（肺癌）日渐增多，成为危害人群健康的常见病、多发病。

一、急性上呼吸道感染

急性上呼吸道感染一般称为感冒，是由病毒或细菌感染引起的鼻、咽、喉的急性炎症性疾病，也是最常见的感染性疾病。

（一）病因和发病机制

急性上呼吸道感染的病原体主要为病毒，常见的有鼻病毒、冠状病毒、副流感病毒、呼吸道合胞病毒等；也可有链球菌、葡萄球菌、肺炎链球菌等细菌感染。

受凉、过度劳累、营养不良等引起全身抵抗力下降是此病的诱因。

（二）临床表现

感冒初期患者有鼻塞、流清水鼻涕、打喷嚏、咽部干燥不适等症状，随后，鼻涕可变稠，有细菌感染时呈黄脓样。炎症波及喉部，可出现声音嘶哑、咳嗽或有少量黏液痰。还可有畏寒、低热、全身酸痛、头痛、乏力、食欲减退等全身症状。感冒继发细菌感染并不多见，有时可并发鼻窦炎、扁桃体炎、中耳炎等。

（三）治疗原则

1. 感冒是一种自限性疾病，无并发症者一般不需特别处理。

2. 头痛、发热、全身酸痛时可应用解热镇痛药。

3. 无继发细菌感染者,不需应用抗生素。

4. 减轻鼻部充血和鼻塞可用麻黄碱滴鼻液;有鼻过敏者可选用抗组胺药。

5. 中药对感冒有一定疗效,常用的中成药有感冒冲剂、板蓝根冲剂、银翘解毒片等。

知识链接

人类的杀手——流行性感冒

流行性感冒简称流感,是一种由流行性感冒病毒引起的急性呼吸系统感染性疾病。流感不仅会引起呼吸系统病变,还可累及神经、心血管系统等,并且增加患者死亡的风险。流感每年的季节性流行对全球造成了严重的疾病负担。目前世界各国都在严密地监测着流感的发病和流行情况。

二、慢性阻塞性肺疾病

慢性阻塞性肺疾病(chronic obstructive pulmonary disease,COPD)是一组慢性气道阻塞性疾病的统称,其共同特点为小气道和肺实质受损,导致慢性气道阻塞、呼吸阻力增加和肺功能不全,主要包括慢性支气管炎、肺气肿与支气管哮喘。

当 COPD 患者出现慢性咳嗽、咳痰和呼吸困难等症状时,通过肺功能检查可明确诊断。在应用支气管扩张剂后 FEV_1 小于预计值的 80%,同时 $FEV_1/FVC<70\%$,表明存在气流受限,此种状况如不能完全逆转,则可考虑 COPD。

(一)慢性支气管炎

慢性支气管炎是发生在气管、支气管黏膜及其周围组织的慢性非特异性炎症,临床上表现为反复发作的咳嗽、咳痰,部分患者还伴有喘息,后期常并发肺气肿和慢性肺源性心脏病。

1. 病因和发病机制 慢性支气管炎的病因比较复杂,其发生是多种因素长期综合作用的结果。

(1)理化因素:吸烟、大气污染、粉尘、刺激性烟雾、气候寒冷等既可损伤呼吸道黏膜,又可导致呼吸道局部防御功能下降,从而局部容易发生感染,进而促使慢性支气管炎的发生。

(2)感染因素:病毒、细菌的感染与慢性支气管炎的发生发展尤其是慢性支气管炎的急性发作关系密切。常见的病毒为鼻病毒、腺病毒、呼吸道合胞病毒等;常见的病原菌为肺炎链球菌、甲型链球菌、流感嗜血杆菌等。

(3)过敏因素:慢性喘息性支气管炎的发生与机体对某些过敏原产生了超敏反应、支气管平滑肌收缩有关。

(4)其他因素:机体自主神经功能紊乱,呼吸道副交感神经功能亢进,气道高反应状态,微弱的刺激即可引起支气管收缩、分泌物增多,与慢性支气管炎的发生也有一定关系。

2. 临床表现

(1)咳嗽、咳痰:为慢性支气管炎的主要症状,其病变基础是由于支气管管壁黏液腺增生肥大

(图 7-3),使黏液分泌亢进。临床上以慢性咳嗽、咳痰三个月以上并至少连续两年作为诊断本病的依据。咳嗽的特点是:长期反复咳嗽,冬春寒冷季节加重,逐年加重,清晨起床和入睡前咳嗽频繁,白天减轻。痰常为白色泡沫样或白色黏痰,早晚量多,合并感染而急性发作时,常转变为黏液脓性痰,且量更多。此时,听诊可有散在的干、湿啰音。

(2)喘息:见于慢性喘息性支气管炎患者,肺部可闻及哮鸣音。

3. 治疗原则

(1)戒烟:对于减轻症状,延缓病情的发展具有重要作用。

(2)控制感染:根据感染的严重程度及病原菌药敏试验结果选用合适的抗菌药物。轻者口服即可,重者肌内注射或静脉滴注。

(3)祛痰、镇咳:祛痰为主,以达到减轻阻塞,疏通呼吸道,改善肺通气和减轻症状的目的。应该避免使用强镇咳剂。

(4)解痉、平喘:口服或吸入支气管舒张剂,可选用 β_2 受体激动剂、抗胆碱药、茶碱类药物等。

(二) 肺气肿

肺气肿是在小气道阻塞的基础上,末梢肺组织(包括呼吸性细支气管、肺泡管、肺泡囊和肺泡)因过度充气而持久性扩张,并伴有肺泡间隔破坏,致使肺容积增大的病理状态(图 7-4)。肺气肿患者在后期可继发呼吸衰竭、慢性肺源性心脏病等严重并发症。

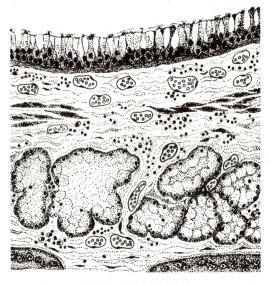

图 7-3　慢性支气管炎

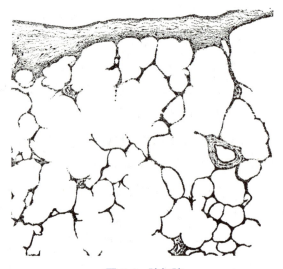

图 7-4　肺气肿

知识链接

慢性肺源性心脏病

慢性肺源性心脏病是因慢性肺疾病、肺血管及胸廓的病变引起肺循环阻力增加、肺动脉压升高而导致右心室肥厚、扩大甚至右心衰竭的心脏病,又称肺心病。本病在我国较为常见,引起肺心病的原因很多,最常见的是慢性支气管炎并发慢性阻塞性肺气肿。

---

1. 病因和发病机制　在我国多数肺气肿是由慢性支气管炎发展而来的。由于肺内小气道阻塞，患者吸气时胸腔内压降低，阻塞的小气道有所扩张，故吸气较容易；呼气时情况相反，小气道阻塞更加明显，导致呼气明显困难。在呼气末，末梢肺组织因残留的气体增多而膨胀，长期如此，肺组织内的弹性组织遭到破坏，其回缩力减小，进而导致末梢肺组织的持久扩张状态。

另外，部分肺气肿的发生与遗传因素有关。炎症时，中性粒细胞可释放大量弹性蛋白酶，破坏肺组织的弹性纤维；而正常组织中的 α_1-抗胰蛋白酶为弹性蛋白酶的抑制物，可保护肺组织。遗传性 α_1-抗胰蛋白酶缺乏的家族，其肺气肿的发病率比一般人高 15 倍。

2. 临床表现

（1）原发病的表现：慢性咳嗽、咳痰、喘息等。

（2）呼吸困难：呈现逐渐加重的特点，早期仅在劳动、爬楼梯等活动时有气促，随着病情加重，在轻微活动甚至静息状态也感到呼吸困难、胸闷，严重时还可出现发绀等缺氧的表现。

（3）桶状胸：是由于肺内残气量明显增多，患者胸廓前后径增大，肋间隙增宽，是肺气肿特征性的体征。X 射线检查表现为胸廓扩张、肋间隙增宽、两肺透光度增强。

（4）肺功能检查：$FEV_1/FVC<70\%$，FEV_1 小于预计值的 80%，最大通气量低于预计值的 80%，残气量大于肺总量的 40% 时，对肺气肿的诊断最有价值。

3. 治疗原则

（1）积极治疗原发病：慢性支气管炎是引起肺气肿最常见的原发病，因此，积极治疗慢性支气管炎是控制肺气肿发展的重要措施之一。

（2）加强营养：由于长期的呼吸困难，消耗的能量多，同时又影响进食，所以肺气肿患者往往营养不良。因此，加强营养有利于改善呼吸功能并增强免疫力。

（3）呼吸训练：通过缩唇呼气、膈肌训练等可改善肺通气。

（4）氧疗：每天坚持一定时间的低流量吸氧，对防止肺心病等并发症的发生、改善生存质量、延长寿命有较好的效果。

案例分析

案例：患者，男，58 岁，吸烟史 40 年。活动后气急 5 年，时有咳嗽、咳痰。体格检查：桶状胸，两肺呼吸音低。肺功能检查：FEV_1 小于预计值的 80%，$FEV_1/FVC<70\%$。胸片示两肺透亮度增加，肋间隙增宽。最可能的临床诊断是什么？

分析：根据患者的病史及肺气肿的典型临床表现，结合 X 射线胸片、肺功能检查结果，可诊断患者为慢性阻塞性肺气肿。

三、支气管哮喘

支气管哮喘简称哮喘，是一种因呼吸道对各种刺激发生超敏反应，引起的以发作性、可逆性的支气管痉挛为特征的气道阻塞性疾病。哮喘是一种常见病，我国患病率约 1%~3%，儿童及青少年多见,无性别差异。

(一)病因和发病机制

哮喘的病因和发病机制比较复杂,尚未完全阐明,主要与下列因素有关。

1. 过敏因素 引起哮喘的过敏原很多,包括花粉、尘埃、蜱螨、羽毛、真菌、某些食物和药物等。这些过敏原通过呼吸道、消化道等途径进入人体后,机体对其产生Ⅰ型超敏反应,引起支气管平滑肌痉挛而导致哮喘发作。

知识链接

药物性哮喘

哮喘的发作是由于使用某些药物引起的,常见的药物有阿司匹林、抗生素类、β受体阻断剂、含碘造影剂和蛋白制剂等。

---

2. 遗传因素 哮喘患者大多具有特异性超敏反应性体质,说明遗传因素在其中有一定作用。

3. 其他因素 部分患者精神紧张可诱发哮喘发作。

(二)临床表现

哮喘发作时,因支气管痉挛和黏液栓阻塞,患者表现为喘息、呼气性呼吸困难伴哮鸣音,还可有胸闷、咳嗽等表现。症状经治疗可缓解或自行缓解。长期反复发作的哮喘可致肺气肿,有时可并发自发性气胸。

(三)治疗原则

1. 脱离接触过敏原 是治疗哮喘最有效的方法。

2. 药物治疗 主要目的是要解除呼吸道的阻塞。需根据不同的病情选用不同的解痉平喘药,如β$_2$受体激动剂、抗胆碱药、茶碱类药物、糖皮质激素等。预防发作可选用抗过敏药,如色甘酸钠等。

四、肺炎

肺炎是一组由多种原因引起的肺组织的急性渗出性炎症,也是呼吸系统的常见病、多发病。根据病因的不同,肺炎可分为细菌性肺炎、病毒性肺炎、支原体肺炎、真菌性肺炎、寄生虫性肺炎等;根据病变的部位及累及的范围不同,肺炎又可分为大叶性肺炎、小叶性肺炎和间质性肺炎。

(一)大叶性肺炎

大叶性肺炎是一种急性纤维蛋白性炎症,因其病变通常累及一个肺大叶甚至几个肺大叶而得名。这种肺炎多见于青壮年,常发生于冬春季节。近些年来,由于抗生素的广泛使用,本病的发病率显著下降,典型病例已较少见。

1. 病因和发病机制 绝大多数大叶性肺炎是由肺炎球菌引起的,少数由肺炎杆菌、金黄色葡萄球菌、流感嗜血杆菌、溶血性链球菌引起。在淋雨、受寒、劳累、醉酒、全身麻醉等诱因作用下,由于呼吸道和全身防御功能下降,存在于鼻咽部的致病菌大量繁殖,向下蔓延至肺泡并在肺组织内繁殖、蔓延而致病。

2. 临床表现 大叶性肺炎主要有下列表现。

(1)全身症状:起病急骤,寒战、高热。

(2)咳嗽、咳痰:典型病例表现为铁锈色痰,其原因是肺泡内渗出的红细胞被肺泡巨噬细胞破坏后,血红蛋白形成了含铁血黄素混于痰中。

(3)胸痛:因炎症波及胸膜所致。

(4)X射线检查:病变肺叶内由于大量纤维素等炎性渗出物填充实变,表现为大片均匀的密度增高阴影。

3. 治疗原则

(1)抗感染治疗:是主要的治疗措施,首选青霉素,对青霉素过敏者可选用红霉素等大环内酯类药物,严重病例可联合应用抗生素。

(2)对症治疗:重症患者可给予吸氧;高热或脱水者应静脉补液,以纠正水和电解质紊乱。

案例分析

案例: 患者,男,30岁。淋雨后高热伴咳嗽、咳铁锈色痰、胸痛。X射线检查:右下肺见大片密度增高的阴影。该患者可能发生了什么疾病?为什么会出现咳铁锈色痰?

分析: 根据患者淋雨后高热的病史及咳铁锈色痰的典型临床表现,结合X射线检查显示右下肺大片致密阴影,可诊断患者为右肺下叶大叶性肺炎。

(二) 小叶性肺炎

小叶性肺炎是以肺小叶为病变单位的肺组织急性化脓性炎症。因每个病灶往往以细支气管为中心,故又称支气管肺炎(图7-5)。本型肺炎多发生于小儿、老人、体弱者及长期卧床者。

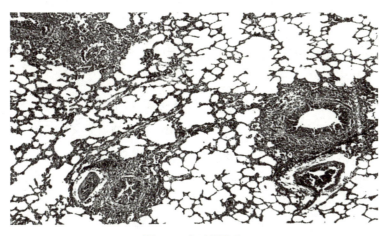

图7-5 小叶性肺炎

肺小叶

每个细支气管及其分支和所属肺泡构成一个肺小叶。肺小叶呈锥形,尖向肺门、底向肺表面,在肺表面可见其轮廓。每叶肺有 50~80 个肺小叶,它们是肺的基本结构单位。

1. **病因和发病机制**　小叶性肺炎常由多种细菌混合感染引起,常见的致病菌有肺炎球菌、葡萄球菌、流感嗜血杆菌、肺炎克雷伯菌、链球菌、铜绿假单胞菌及大肠埃希菌等,这些细菌大多是口腔和上呼吸道内致病力较弱的常驻菌。在传染病或营养不良、恶病质、昏迷、麻醉等诱因作用下,机体抗病能力下降,呼吸道防御功能亦降低,细菌即可侵入肺组织生长繁殖,引起肺小叶的化脓性炎症,病灶散在于两肺各叶,尤以两肺下叶和背侧多见。

2. **临床表现**

(1)全身症状:起病急骤,寒战、高热等毒血症状明显。

(2)咳嗽、咳痰:支气管黏膜受炎症和渗出物的刺激引起咳嗽,痰液往往为黏液脓性或脓性。

(3)X 射线检查:在两肺下部有较密集的斑点状或分散小片状模糊阴影,严重病例,病灶互相融合则呈大片状阴影。

(4)并发症:小叶性肺炎的并发症比大叶性肺炎常见且危险性大,主要有呼吸衰竭、心力衰竭、肺脓肿、脓胸等。因此,婴幼儿、年老体弱伴有其他严重疾病者,预后不良。

3. **治疗原则**

(1)消除诱因,积极治疗原发病:小叶性肺炎常是某些疾病的并发症并存在一定的诱因,因此,在治疗时首先要积极治疗原发病,消除诱因。

(2)抗感染治疗:应根据细菌培养和药敏试验结果选用不同的抗生素,重症患者须联合用药。

(3)对症治疗:主要是祛痰、解热、吸氧、纠正水和电解质紊乱等。

(4)并发症的治疗:小叶性肺炎较易发生心力衰竭、呼吸衰竭等并发症,应分别按其治疗原则进行治疗。

(三) 间质性肺炎

间质性肺炎是由病毒感染或支原体感染引起的主要累及肺间质的渗出性炎症。间质性肺炎包括病毒性肺炎和支原体肺炎。

1. **病因和发病机制**　病毒性肺炎多由上呼吸道病毒感染向下蔓延所致。既可以是一种病毒感染,也可以是多种病毒混合感染,还可继发细菌感染。常见的致病病毒有流感病毒、呼吸道合胞病毒、腺病毒、副流感病毒等。除流感病毒和副流感病毒外,其余病毒引起的肺炎多见于儿童。支原体肺炎的病原体是肺炎支原体,此种肺炎多发生于儿童和青少年,秋、冬季发病较多,可经飞沫传播。

2. **临床表现**

(1)病毒性肺炎临床表现差别较大,除有发热、头痛、乏力等全身中毒症状外,还可有频繁咳嗽、气急、发绀等表现。混合感染或继发有细菌感染者，病情往往更加严重，常因并发呼吸衰竭和心力衰竭而预后不良。

（2）支原体肺炎多有发热、头痛、咽喉痛、顽固而剧烈的干咳、气促等表现。大多数支原体肺炎预后良好，死亡率为 0.1%~1%。

3. 治疗原则

（1）抗感染治疗：支原体肺炎主要应用大环内酯类抗生素，首选红霉素。病毒性肺炎患者应用利巴韦林、阿昔洛韦等抗病毒药物，可以起到抑制病毒、减轻症状和缩短病程的作用。若并发细菌感染，可选用敏感的抗生素治疗。

（2）对症治疗：主要是止咳、祛痰、平喘、解热等。

（3）免疫制剂治疗：干扰素具有广谱抗病毒作用，可用于防治多种病毒引起的病毒性肺炎。聚肌胞是一种干扰素诱导剂，可用于预防和治疗婴幼儿病毒性肺炎。

（4）并发症的治疗：有严重并发症者应按其治疗原则进行治疗。

五、肺癌

肺癌是常见的恶性肿瘤之一。在过去的 30 多年里，我国肺癌的发病率明显上升，多数城市肺癌的发病率和死亡率位居恶性肿瘤前列。发病年龄多在 40 岁以上，男性多见，近年来由于女性吸烟者不断增多，女性肺癌的比例显著增高。

（一）病因

1. 吸烟 吸烟是世界公认的引起肺癌的最危险因素之一。《中国吸烟危害健康报告》中指出，烟草烟雾中含有 69 种已知的致癌物，它们会引发机体内关键基因突变，导致细胞癌变和恶性肿瘤的发生。

2. 空气污染 大城市和工业区肺癌的发病率较高，主要与交通工具及工业排放的废气和粉尘污染空气有关。研究发现，肺癌的发病率与空气中 3,4- 苯并芘的浓度呈正相关。另外，吸入装饰材料中散发的氡等物质也是肺癌发生的危险因素。

3. 职业因素 长期接触放射性物质铀或吸入石棉、镍、砷等粉尘的人群肺癌的发病率明显增高。

（二）病理改变

根据肺癌的发生部位将其分为中央型、周边型和弥漫型三种类型。①中央型：此型最常见，癌肿位于肺门部，常形成肿块。②周围型：常在靠近胸膜的肺周边组织形成孤立的癌结节。③弥漫型少见。显微镜下，肺癌主要有鳞状细胞癌、腺癌、小细胞癌、大细胞癌等组织类型。

中央型肺癌常直接侵及纵隔、心包及周围血管，周围型肺癌可直接侵犯胸膜。肺癌主要经淋巴道转移，首先转移至肺门及纵隔淋巴结，然后转移到颈部及锁骨上淋巴结。

（三）临床表现

早期常无明显症状，中晚期患者可出现咳嗽、咳痰、咯血、胸痛、喘鸣等症状。若癌组织阻塞或压迫支气管可引起局限性肺萎缩或肺气肿；合并感染可引起化脓性炎或形成脓肿；癌组织侵犯胸膜除引起胸痛外还可引起血性胸腔积液；肿瘤压迫上腔静脉可引起面部、颈部、上肢水肿及颈胸部静脉曲张，称为上腔静脉综合征；肺尖部肿瘤如侵犯交感神经链可致患者出现患侧眼睑下垂、瞳孔缩小、颜面无汗等症状，称为霍纳综合征。

（四）治疗原则

1. 外科治疗　外科手术是肺癌的主要治疗方法，但是如果切除不彻底，对患者未必有益，故应严格掌握手术的适应证和禁忌证。

2. 化学药物治疗　化学药物治疗简称化疗。应根据肺癌的组织学类型和分期选用不同的化疗药物及化疗方案。

（1）环磷酰胺和异环磷酰胺：烷化剂，属周期非特异性化疗药物，通过与细胞中的功能基团如DNA或蛋白质分子中的氨基、羟基、巯基等起烷化作用，形成交叉联结或引起脱嘌呤，从而造成DNA结构和功能改变，甚至引起细胞死亡。

（2）顺铂和卡铂：均为金属铂的络合物，属周期非特异性药物。通过与DNA上的碱基形成交叉联结破坏DNA的结构和功能而阻止细胞分裂增生。

（3）长春碱类：包括从夹竹桃科植物长春花中提取的生物碱长春碱和长春新碱。通过干扰微管蛋白的合成和抑制微管聚合而使细胞有丝分裂终止。另外，长春瑞滨为半合成的长春碱类物质。

（4）紫杉醇类：主要包括分别从短叶紫杉和浆果紫杉中提取的紫杉醇和多西紫杉醇，可使细胞内微管过度聚合而阻止细胞有丝分裂。

（5）培美曲塞：是一种多靶点的抗叶酸制剂，通过干扰叶酸合成，阻断细胞分裂中嘌呤和嘧啶合成所需的三种关键酶——二氢叶酸还原酶、胸苷酸合成酶和甘氨酰胺核苷酸甲基转移酶的活性，从而抑制核酸的合成。

（6）吉西他滨：属脱氧胞苷类似物，主要作用于DNA合成期，可干扰嘧啶合成。

近些年来，一些非细胞毒类药物不断问世，使得非小细胞肺癌的治疗进入了一个新的阶段。这些药物包括表皮生长因子受体抑制剂（如吉非替尼、厄洛替尼等）、表皮生长因子受体的单克隆抗体C225、抗新生血管生成药物（如血管内皮生长因子受体抑制剂、血管内皮抑制素等）。

> **知识链接**
>
> #### 小细胞肺癌的化疗
>
> 小细胞肺癌生长快、易转移，对化疗药物敏感，全身化疗是主要治疗手段。对小细胞肺癌有效的药物主要有（异）环磷酰胺、长春新碱、依托泊苷（替尼泊苷）、多（表）柔比星、顺铂（卡铂）、紫杉醇、长春瑞滨等。

3. 其他治疗　根据患者病情可选用放射治疗、免疫治疗、中医药治疗等方法。

点滴积累

1. 急性上呼吸道感染(感冒)病原体主要为病毒,故治疗一般不需应用抗生素。
2. COPD 是一组慢性气道阻塞性疾病的统称,其共同特点为小气道和肺实质受损,导致慢性气道阻塞、呼吸阻力增加和肺功能不全,主要包括慢性支气管炎、肺气肿与支气管哮喘。
3. 肺炎可分为大叶性肺炎、小叶性肺炎和间质性肺炎。大叶性肺炎是一种急性纤维素性炎症,临床主要有寒战、高热、咳嗽、咳铁锈色痰、胸痛等症状;小叶性肺炎属化脓性炎症,主要有寒战、高热、咳嗽、咳脓痰等症状;间质性肺炎包括病毒性肺炎和支原体肺炎。
4. 肺癌是我国发病率和死亡率较高的恶性肿瘤之一,与吸烟、空气污染有密切关系,其治疗方法主要有外科手术治疗、药物治疗、放射治疗等。

实验五 肺功能的测定与呼吸系统疾病

【实验目的】

1. 学会肺功能的测定,了解测定各种肺容量的临床意义。

2. 通过观察大体标本,掌握呼吸系统各器官的形态特点和呼吸系统常见疾病的肉眼变化;通过观察切片标本,进一步熟练使用显微镜并了解呼吸系统各器官的结构特点和呼吸系统常见疾病的镜下病变特点。

【实验材料】

肺功能测试仪、大体标本、组织切片与显微镜。

【实验步骤】

1. **肺活量的测定** 用肺量计测定潮气量、肺活量等反映肺通气功能的指标。
2. **大体标本的观察** 观察的大体标本包括鼻、咽、喉、气管、肺、各种肺炎、肺气肿、肺癌等。
3. **切片标本的观察** 观察的切片标本包括气管、肺、各种肺炎、肺气肿等。

【实验提示】

1. 观察肺组织的切片时尽可能区分各级支气管。

2. 测定潮气量和肺活量时应注意分别做到平静呼吸和用力呼吸。

【实验思考】

统计全班同学的肺活量,哪些同学肺活量大,哪些同学肺活量小,为什么?

ER 7-2

第七章
习题

目标检测

1. 大叶性肺炎和小叶性肺炎的病因和临床表现有何不同?

2. 呼吸困难有哪些类型?

3. 简述慢性支气管炎的药物治疗原则。

4. 简述支气管哮喘的药物治疗原则。

5. 简述肺癌的治疗原则。

(崔 莹)

第八章 消化系统疾病

学习目标

1. **掌握** 消化系统常见疾病的病因和主要临床表现。
2. **熟悉** 消化系统的形态结构和生理功能;消化系统疾病常见症状和体征。
3. **了解** 消化系统常见疾病的药物治疗原则。

导学情景

情景描述:

患者,男,35 岁,既往有胆结石。今天晚餐后突然出现中上腹痛,阵发性加剧,频繁呕吐,呕吐物含胆汁,呕吐后腹痛未减轻,入院就诊。实验室检查,血淀粉酶 2 500U/L。

学前导语:

试问该患者上述不适为何种疾病所致? 鉴于目前该患者情况,采取什么治疗措施? 在日常生活中,怎样预防该疾病的发生?

第一节 消化系统的解剖结构

人体的消化系统包括消化管和消化腺两部分(图 8-1)。消化管包括口腔、咽、食管、胃、小肠、大肠、肛门。通常将从口腔至十二指肠这一段消化管称上消化道,空肠以下的称下消化道。消化腺包括大消化腺和小消化腺,大消化腺有唾液腺、胰腺和肝脏,小消化腺位于消化管各段的管壁内,如唇腺、舌腺、食管腺、胃腺、肠腺等。

一、消化管

(一)口腔

口腔是消化管的起始部,容纳舌和牙等器官;向前经口裂与外界相通,向后经咽峡与咽相续。其前壁为口唇,侧壁为颊,顶是腭,底由黏膜、肌和皮肤构成。

1. **口唇** 口唇分为上唇和下唇,外面为皮肤,中间为口轮匝肌,内面为黏膜。口唇的游离缘是皮肤与黏膜的移行部,称唇红。

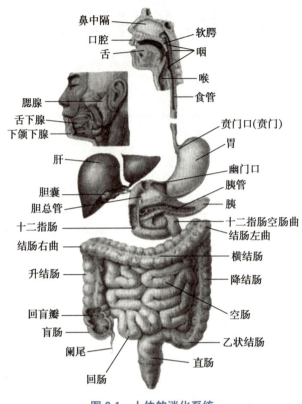

图 8-1　人体的消化系统

2. **颊**　颊构成口腔侧壁,其构造与唇相似,由黏膜、颊肌和皮肤构成。

3. **腭**　腭是口腔的顶,分隔鼻腔与口腔;可分为前 2/3 的硬腭和后 1/3 的软腭两部分。硬腭主要以骨腭为基础,表面覆以黏膜而构成,黏膜厚而致密,与骨膜紧密相贴。软腭则以骨骼肌为基础,表面也被黏膜覆盖。

4. **舌**　舌是肌性器官,舌肌共同协调活动,使舌运动灵活,适于搅拌食物、吞咽、语言、发音等动作。舌面的黏膜表面有舌乳头。乳头上有味蕾,能感受酸、甜、苦、咸等味。

5. **牙**　牙分为切牙、尖牙、磨牙,牙的构造分为牙冠、牙颈和牙根。

(二) 咽

咽呈上宽下窄、前后略扁的漏斗形肌性管道,长约 12cm,位于脊柱前面。咽分鼻咽、口咽和喉咽 3 部分,口咽和喉咽两部分是消化管和呼吸道的共同通道。

(三) 食管

食管是一前后扁平的肌性管状器官,上与咽相续,下经膈的食管裂孔与胃的贲门相接,长约 25cm。

(四) 胃

胃在中等程度充盈时,大部分位于左季肋区,小部分在腹上区。胃有前、后壁,大、小弯和上、下口,形似袋状。胃的上口,称贲门,接食管;下口称幽门,通十二指肠。胃分贲门部、胃底部、胃体部和幽门部(又称胃窦部)。

胃腺的分泌功能

胃腺有 3 类：贲门腺、幽门腺和泌酸腺。前两者分别分布于贲门区和幽门区,均分泌黏液;泌酸腺主要存在于胃体和胃底的黏膜内。泌酸腺有 3 类细胞,即主细胞、壁细胞和黏液细胞,主细胞分泌胃蛋白酶原,壁细胞分泌盐酸和内因子,黏液细胞分泌黏液。

(五) 小肠

小肠上接胃幽门,下端与盲肠相接,成人长 5~7m,盘曲于腹腔中、下部,分为十二指肠、空肠和回肠 3 部分,是消化和吸收的重要器官。

(六) 大肠

大肠是消化管的下段,全长 1.5m,续自回肠末端,止于肛门。大肠可分为:①盲肠和阑尾。②结肠:包括升结肠、横结肠、降结肠和乙状结肠。③直肠。④肛管。大肠的结构特点为管径大,肠壁薄。盲肠和结肠具有结肠带、结肠袋、肠脂垂。

二、消化腺

(一) 唾液腺

唾液腺包括腮腺、下颌下腺、舌下腺三大唾液腺。腮腺分泌物中淀粉酶多,黏液少。下颌下腺分泌物含淀粉酶少,黏液多。舌下腺分泌物以黏液为主。

(二) 肝脏

1. 肝脏的解剖　肝是人体最大的消化腺,活体呈红褐色,质软而脆。

肝可分为上、下两面和前后两缘,肝上面隆起贴于膈又称膈面,其表面借肝镰状韧带分为左、右两叶。左叶小而薄,右叶大而厚。肝下面凹陷,借 "H" 形沟分成四叶,即左叶、右叶、方叶和尾叶。"H" 形沟的横沟为肝门,有肝管、门静脉、肝动脉、淋巴管和神经出入,右纵沟前部为胆囊窝,后部有腔静脉窝,左纵沟前方有肝圆韧带,后方有静脉韧带。

肝大部分位于右季肋区和腹上区,小部分在左季肋区。上邻膈,下面左叶邻胃。方叶下面接触幽门,右叶邻右肾上腺、右肾、十二指肠、结肠右曲等。

肝门处结缔组织特别发达,并随肝门管道(门静脉、肝动脉和肝总管)伸入肝实质内构成肝小叶间结缔组织,将肝实质分为许多小叶,称肝小叶。肝小叶是肝的结构和功能单位。

2. 肝脏的功能

(1)分泌胆汁:有助于脂肪的消化吸收。

(2)参与代谢:身体内的蛋白质、脂肪、糖的分解和合成都在肝内进行,并可贮存在肝内,当机体需要时,再将这些物质释放到血液中以供利用。

(3)具有防御和解毒功能:肝脏可吞噬随血流进入肝内的细菌和异物颗粒。肝细胞可将氨基酸代谢过程中产生的有毒的氨转变为无毒的尿素,经肾排出体外。

(三) 胰腺

胰腺是人体重要的腺体,位于胃的后方,相当于第1、2腰椎高度,横位于腹后壁,呈长棱状,可分为头、体、尾三部,头被十二指肠所包绕,尾与脾脏接触。胰管位于胰实质内,起自胰尾,横贯胰的全长,与胆总管汇合成肝胰壶腹,经十二指肠大乳头开口于十二指肠。

胰腺表面仅覆以薄层疏松结缔组织,不形成明显被膜,结缔组织深入胰腺实质内将胰腺分隔为许多小叶。胰腺实质可分为外分泌部和内分泌部两部分。外分泌部分泌胰液,含有多种消化酶,经胰管排入十二指肠,在食物消化中起重要作用;内分泌部是散在于外分泌部之间的细胞团,它分泌的激素进入血液,主要参与碳水化合物的代谢。

(四) 肝外胆道

肝外胆道是指在肝门外走行的胆道系统,包括肝左管、肝右管、肝总管、胆囊与胆总管(图 8-2)。

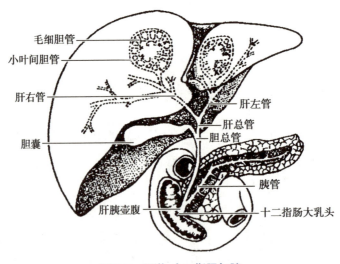

图 8-2 胆道、十二指肠与胰

1. **肝总管** 长约3cm,由肝左管和肝右管汇合而成。肝总管位于肝十二指肠韧带内,其下端与胆囊管汇合成胆总管。

2. **胆囊** 为储存和浓缩胆汁的囊状器官,呈长梨形,容量 40~60ml。胆囊分底、体、颈、管 4 部分。

3. **胆总管** 由肝总管和胆囊管在肝十二指肠韧带内汇合而成,向下与胰管汇合。全长约4~8cm,直径 0.6~0.8cm。与胰管汇合,形成略膨大的肝胰壶腹,开口于十二指肠大乳头。在肝胰壶腹周围有肝胰壶腹括约肌(奥狄括约肌)包绕。

肝胰壶腹括约肌平时保持收缩状态,由肝分泌的胆汁,经肝左、右管,肝总管、胆囊管进入胆囊贮存;进食后,尤其进高脂肪食物,胆囊收缩,奥狄括约肌舒张,胆囊内的胆汁经胆囊管、胆总管、肝胰壶腹、十二指肠大乳头,排入十二指肠。

第二节　消化系统的生理功能

消化系统的主要功能是消化和吸收。消化是指蛋白质、脂肪、糖等营养物质经过消化系统的加工、处理,变成小分子物质的过程。吸收是消化后的小分子物质,以及维生素、无机盐和水透过消化道黏膜,进入血液和淋巴的过程。

消化系统对从外界摄取的食物进行一系列复杂的物理性和化学性消化,使其变成简单的可溶性物质如单糖、氨基酸、甘油、脂肪酸等,然后经小肠吸收入血液和淋巴营养全身,另一部分未消化吸收的残渣在大肠中形成粪便由肛门排出体外。此外,消化系统还有免疫和内分泌功能。消化管壁内有丰富的淋巴组织,构成了机体防御功能的第一道防线。

一、消化

(一) 口腔内消化

口腔内消化包括唾液分泌、咀嚼、吞咽等。

口腔内分泌的唾液是无色、无味、近于中性的低渗液体,含有大量黏蛋白、氨基酸、尿素、唾液淀粉酶及溶菌酶。唾液的主要作用有:①湿润口腔和食物。②溶解食物。③清洁和保护口腔。④消化作用,如唾液淀粉酶可使食物中的淀粉分解为麦芽糖。⑤抗菌作用。

咀嚼是在大脑皮层的支配下完成的咀嚼肌的顺序性收缩活动,其作用在于把食物磨碎并与唾液充分混合,以形成食团,便于吞咽。

吞咽指食物由口腔、食管进入胃的过程。

(二) 胃内消化

1. 胃的运动形式

(1)容受性舒张:当咀嚼和吞咽时,食物对咽、食管等感受器的刺激可引起胃头区肌肉的舒张,使胃的容量明显增大,而胃内压则无明显升高。其生理意义是使胃更好地完成容受和贮存食物的功能。

（2）移行性复合运动：胃的尾区及小肠上段可发生间断性的强烈收缩。收缩始于胃体的中部，并向尾区推进，每隔 90 分钟发生 1 次，每次持续 3~5 分钟，称为移行性复合运动。

（3）蠕动：胃的蠕动是出现于食物入胃后 5 分钟左右，起始于胃的中部向幽门方向推进。其生理意义在于磨碎进入胃内的食团，使其与胃液充分混合，以形成糊状的食糜，并将食糜逐步推入十二指肠。

2. 胃的分泌　胃分泌的液体为胃液。胃液的成分主要有以下四部分。

（1）盐酸：由泌酸腺的壁细胞分泌。盐酸具有多种生理作用：①激活胃蛋白酶原，使之转变为有活性的胃蛋白酶，并为胃蛋白酶提供适宜的酸性环境。②分解食物中的结缔组织和肌纤维，使食物中的蛋白质变性，易于消化。③杀死随食物入胃的细菌。④与铁和钙结合，形成可溶性盐，促进它们的吸收。⑤胃酸进入小肠可促进胰液和胆汁的分泌。

（2）胃蛋白酶原：由泌酸腺的主细胞合成并分泌。胃蛋白酶原本身无生物活性，进入胃肠后，在盐酸的作用下，转变为有活性的胃蛋白酶，可使蛋白质水解为多肽。

（3）黏液：由胃黏膜表面的上皮细胞、泌酸腺的颈黏液细胞、贲门腺和幽门腺分泌，化学成分为黏蛋白。黏液的作用是保护胃黏膜。

（4）内因子：由壁细胞分泌。它可与维生素 B_{12} 结合成复合物，以防止小肠内水解酶对维生素 B_{12} 的破坏。如果内因子分泌不足，将引起维生素 B_{12} 的吸收障碍而导致贫血。

（三）小肠内消化

1. 胰液的分泌

（1）胰液的分泌：胰液由胰腺的外分泌部分泌，在食物消化中有重要意义。

（2）胰液的成分和作用：胰液中含有水解三大营养物质的消化酶，是所有消化液中消化力最强和最重要的。其主要成分为碳酸氢盐（HCO_3^-）和各种消化酶。

HCO_3^- 的作用包括：①中和进入十二指肠的盐酸，防止盐酸对肠黏膜的侵蚀。②为小肠内的多种消化酶提供适宜的 pH 环境（pH 7~8）。

消化酶主要有：①胰蛋白酶原和糜蛋白酶原：二者均为无活性的酶原。小肠液中的肠致活酶可激活胰蛋白酶原，使其变为有活性的胰蛋白酶。糜蛋白酶原在胰蛋白酶作用下转化为有活性的糜蛋白酶。胰蛋白酶和糜蛋白酶的作用相似，均可水解蛋白质。②胰淀粉酶：可将淀粉水解为麦芽糖，它的作用较唾液淀粉酶强。③胰脂肪酶：可将甘油三酯水解为脂肪酸、甘油和单酰甘油。

2. 胆汁的分泌与排出

（1）胆汁的分泌：胆汁是由肝细胞持续分泌的。在非消化期，肝胆汁经肝管、胆囊管流入胆囊贮存，进食时排入十二指肠。

（2）胆汁的成分和作用：胆汁除含水外，还有胆盐、胆固醇、卵磷脂、胆色素和无机盐，但无消化酶。胆汁的作用是促进脂肪的水解和吸收，以及促进脂溶性维生素的吸收。

（3）胆盐的肠 - 肝循环：胆汁中的胆盐被推进至回肠末端时，95% 左右被肠黏膜吸收入血，随后经门静脉回到肝脏，再随胆汁被分泌入十二指肠，这一过程称为胆盐的肠 - 肝循环。

3. 小肠的运动形式

（1）分节运动：分节运动是小肠的主要运动形式。通过分节运动，可使食糜更充分地与消化液混合，延长食糜在小肠内停留时间，增大食糜与小肠黏膜接触面积，有利于消化和吸收。

（2）蠕动：蠕动可使小肠内容物向大肠方向推进，其速度为 0.5~2cm/s，快速的蠕动可达 2~25cm/s。

（3）移行性复合运动：主要作用是将肠内容物，包括前次进食后遗留的食物残渣、脱落的上皮细胞及细菌等清除干净；阻止结肠内的细菌迁移到终末回肠。

（四）大肠内消化

人类的大肠内没有重要的消化活动。大肠的主要功能是吸收水分、维生素和无机盐，并将食物残渣形成粪便，排出体外。

1. 大肠液的分泌及其作用
大肠液由大肠黏膜表面的柱状上皮细胞和杯状细胞分泌，富含黏液和碳酸氢盐。其主要作用是保护肠黏膜和润滑粪便。

2. 大肠的运动形式
包括袋状往返运动、蠕动和集团运动。

3. 排便反射
粪便进入直肠，刺激肠壁上的感受器，经过传入神经上传到大脑皮层引起便意。排便时直肠收缩，肛门内、外括约肌松弛，同时腹肌和膈肌收缩，腹压增加，使粪便排出体外。

二、吸收

消化管不同部位的吸收能力和吸收速度不同。口腔和食管不吸收食物。胃对食物的吸收也很少，可吸收酒精和少量水分。小肠是吸收的主要部位。大肠主要吸收水分和盐类。

（一）糖的吸收

食物中的糖类包括多糖（淀粉、糖原）、双糖（蔗糖、麦芽糖）和单糖（葡萄糖、果糖、半乳糖）。糖类必须经过消化水解为单糖后，才被吸收，肠腔内的单糖主要是葡萄糖。单糖的吸收主要在小肠。糖被吸收后通过门静脉进入肝脏，而后再通过肝静脉汇入血液循环。

（二）蛋白质的吸收

蛋白质在小肠内被分解为氨基酸与小分子多肽后再被吸收，吸收后经过小肠内毛细血管进入血液循环。

（三）脂肪的吸收

脂肪主要在十二指肠和近侧空肠被吸收。脂类分解后的产物，如脂肪酸、单酰甘油、胆固醇等受到胆盐的作用，成为水溶性物质后，才被吸收。中短链脂肪酸吸收后直接进入毛细血管，由门静脉入肝。长链脂肪酸与单酰甘油吸收后重新合成中性脂肪，形成乳糜微粒，出胞后进入毛细淋巴管，最后经胸导管进入血液循环。

（四）无机盐的吸收

无机盐和水能被直接吸收，盐类的吸收主要在小肠，大肠也可吸收一小部分盐类。

（五）胆固醇的吸收

胆固醇和脂肪分解产物通过形成微胶粒在小肠上部吸收。

（六）维生素的吸收

水溶性维生素以易化扩散方式在小肠上部被吸收，维生素 B_{12} 与内因子结合，在回肠被吸收。脂溶性维生素 A、D、E、K 以与脂肪相同的方式，在小肠上部被吸收。

点滴积累

1. 消化系统的主要功能是消化和吸收。
2. 消化是指蛋白质、脂肪、糖等营养物质经过消化系统的加工、处理，变成小分子物质的过程。
3. 吸收是消化后的小分子物质，以及维生素、无机盐和水透过消化道黏膜，进入血液和淋巴的过程。消化管不同部位的吸收能力和吸收速度不同。

第三节　消化系统疾病常见症状与体征

一、恶心、呕吐

恶心为上腹部不适、紧迫欲吐的感觉，并伴有迷走神经兴奋的症状，常为呕吐的前奏。呕吐是胃或部分小肠的内容物，经食管、口腔排出体外的现象。

（一）恶心、呕吐的病因

1. **胃、肠源性呕吐**　常见于胃、十二指肠疾病或其他肠道疾病。
2. **反射性呕吐**　常见于咽部受到刺激、肝胆胰疾病、腹膜及肠系膜疾病和其他疾病等。
3. **中枢性呕吐**　常见于颅内感染、脑血管疾病、颅脑损伤、癫痫或其他疾病及药物作用等。
4. **神经性呕吐**　如胃神经症、癔症等。

（二）呕吐的临床表现

1. 呕吐发生在餐后一小时以上者为延迟性呕吐；餐后即刻呕吐可能为精神性呕吐；餐后较久或数餐后呕吐见于幽门梗阻。
2. 颅内高压性呕吐为喷射状。
3. 呕吐物性状：呕吐物带发酵、腐败气味提示胃潴留；带粪臭味提示低位肠梗阻；不含胆汁则梗阻多在十二指肠乳头以上，含多量胆汁则提示梗阻多在十二指肠乳头以下；含大量酸性液体多为胃泌素瘤或十二指肠溃疡，无酸味者可能为贲门狭窄或贲门失弛缓。

二、腹痛

腹痛是消化系统最常见的症状，也是患者就诊的重要原因，多由腹部脏器疾病引起，但腹腔外疾病及全身疾病也可引起腹痛。病变的性质可为器质性，亦可为功能性。有的起病急骤而剧烈，有的起病缓慢而疼痛轻微。临床上可将腹痛分为急性和慢性两类。

（一）病因

1. **急性腹痛**　常见于腹腔器官急性炎症、空腔器官阻塞或扩张、内脏器官扭转或破裂、腹膜炎症、腹腔内血管阻塞、腹壁疾病、胸腔疾病致牵涉痛及全身疾病等。

2. **慢性腹痛**　常见于腹腔脏器慢性炎症、空腔脏器张力变化、消化性溃疡、腹腔脏器慢性扭转或梗阻、脏器包膜牵张、中毒与代谢障碍（如铅中毒、血卟啉病等）、肿瘤压迫及浸润和胃肠神经功能紊乱等。

（二）临床表现

1. **腹痛部位**　多为病变部位。左上腹痛考虑胰腺、脾、左膈下、心脏等疾病；中上腹痛考虑胃、十二指肠、胰腺等疾病；右上腹痛考虑胆囊、肝、十二指肠等疾病；下腹痛考虑膀胱、妇科疾病。

2. **性质、程度和节律**　实质脏器为持续性，空腔脏器为阵发性，持续性痛伴阵发性加剧提示炎症与梗阻同时存在。上腹剧烈刀割样痛提示溃疡穿孔；阵发剧烈绞痛提示胃肠痉挛、结石；剑突下阵发钻顶样痛提示胆道蛔虫；持续广泛剧烈腹痛提示弥漫性腹膜炎；隐痛提示胃肠张力变化或轻度炎症。

3. **诱发因素**　酗酒、进食油腻食物、外伤等。

4. **发作与体位的关系**　胃黏膜脱垂疼痛左侧卧位时减轻；反流性食管炎患者烧心感在躯体前屈时明显，而直立位时减轻；胰腺疾病仰卧时疼痛明显，而前倾或俯卧位时减轻。

5. **发作与时间的关系**　餐后痛可能由于胃溃疡、胆胰疾病、胃部肿瘤或消化不良所致；饥饿痛且发作呈周期性、节律性者见于十二指肠溃疡；子宫内膜异位症腹痛与月经周期有关；卵泡破裂者腹痛发作在两次月经间期。

（三）伴随症状

1. **伴发热、寒战**　见于急性胆道感染、肝脓肿、腹腔脓肿。

2. **伴黄疸**　见于肝胆胰疾病、急性溶血性贫血。

3. **伴休克**　见于腹腔脏器破裂、胃肠穿孔、绞窄性肠梗阻、急性出血坏死性胰腺炎、急性心肌梗死。

4. **伴呕吐**　见于食管、胃肠病变，呕吐量大提示胃肠道梗阻。

5. **伴反酸、嗳气**　见于胃、十二指肠溃疡或胃炎。

6. **伴腹泻**　见于肠道炎症或消化吸收不良、胃肠道肿瘤。

7. **伴血尿**　见于泌尿系统疾病。

三、腹泻

腹泻指排便次数增多，粪质稀薄，或带有黏液、脓血或未消化的食物。可分为急性腹泻与慢性腹泻。临床上超过两个月者即为慢性腹泻。

（一）病因

1. 急性腹泻　常见于肠道疾病、急性中毒（如服用毒蕈、河豚、鱼胆及化学药物如砷、磷、铅、汞等）、全身性感染（如败血症、伤寒、副伤寒、钩端螺旋体病等）、其他疾病（如过敏性肠炎、过敏性紫癜）及服用氟尿嘧啶、利血平等药物的副作用。

2. 慢性腹泻　常见于消化系统疾病、胃部疾病、肠道感染、肠道非感染性病变（如炎症性肠病）、肠道肿瘤、胰腺疾病和肝胆疾病等。

3. 全身性疾病引起的腹泻　常见于内分泌及代谢障碍疾病、神经功能紊乱等。

（二）临床表现

1. 起病及病程　急性腹泻起病骤然，病程较短，多为感染或食物中毒所致。慢性腹泻起病缓慢，病程较长，多见于慢性感染、炎症性肠病、肠道肿瘤或神经功能紊乱。

2. 腹泻次数及粪便性质　急性感染性腹泻常有不洁饮食史，于进食后 24 小时内发病，每天排便数次甚至数十次，多为糊状或水样便，少数为脓血便。阿米巴痢疾为暗红色果酱样大便。

3. 腹泻与腹痛的关系　小肠性腹泻疼痛常在脐周，便后腹痛缓解不明显，而结肠性腹泻疼痛常在下腹，且便后疼痛常可缓解。分泌性腹泻往往无明显腹痛。

（三）伴随症状

1. 伴发热　见于急性细菌性痢疾、伤寒或副伤寒、肠结核、肠道恶性淋巴瘤、炎症性肠病、败血症等。

2. 伴里急后重　见于直肠病变，如急性痢疾、直肠炎或肿瘤等。

3. 伴消瘦　见于小肠病变、肠结核、胃肠道肿瘤、吸收不良综合征。

4. 伴皮疹或皮下出血　见于败血症、过敏性紫癜、伤寒或副伤寒、麻疹等。

5. 伴腹部包块　见于胃肠道恶性肿瘤、肠结核、炎症性肠病或肠道血吸虫病。

6. 伴重度失水　见于分泌性腹泻，如霍乱、尿毒症等。

7. 伴关节肿痛　见于炎症性肠病、系统性红斑狼疮、肠结核等。

四、便秘

便秘是指排便频率减少，7 天内排便次数少于 2~3 次，排便困难，粪便干结。便秘作为一种临床症状，对于临床疾病的诊断具有一定的意义，分为功能性便秘和器质性便秘两类。

（一）病因

1. 功能性便秘　常见原因有进食量少或食物缺少纤维素；排便习惯改变；结肠运动功能障碍；有关药物副作用等。

2. 器质性便秘　常见原因有直肠、肛门病变，如直肠炎、痔疮、肛裂；结肠病变，如肠梗阻、结肠癌；全身性疾病，如尿毒症、糖尿病等。

（二）临床特点

急性便秘可有原发性疾病的临床表现，多有腹胀、胀痛、恶心、呕吐等；慢性便秘多无特殊表现，可能会有腹胀、食欲减退、头晕、头痛等神经功能症状。

便秘常伴随其他症状和体征,如呕吐、腹胀、腹痛、腹部包块、腹泻等。这些症状往往提示疾病的诊断,如伴有腹部包块应考虑结肠肿瘤、肠结核、克罗恩病。

五、呕血和便血

(一)呕血

呕血是上消化道疾病或全身性疾病所致的急性上消化道出血,血液经口腔呕出。

1. 病因　见于如下疾病:①食管疾病。②胃及十二指肠疾病。③肝、胆疾病。④胰腺疾病。⑤血液疾病,如血小板减少性紫癜、过敏性紫癜、白血病、弥散性血管内凝血及其他凝血机制障碍等。⑥急性传染病,如流行性出血热、钩端螺旋体病、急性重型肝炎等。⑦其他疾病,如尿毒症、呼吸功能衰竭、肝衰竭等。

2. 临床表现

(1)呕血的颜色:视出血量的多少、在胃内停留时间及出血部位而不同。

(2)黑便:呕血后4小时即可出现黑便。

(3)因血容量减少而表现出的全身症状:①贫血症状,如头晕、头痛、眼黑、耳鸣、乏力、心悸、气短、食欲缺乏、面色苍白、心率快。②短时间内大量出血可引起循环衰竭,导致失血性休克,血压收缩压低于80mmHg、皮肤苍白、四肢厥冷、出冷汗、脉搏细速。

(二)便血

便血是指消化道出血,血液经肛门排出。便血颜色可呈鲜红、暗红或黑色,少量出血不造成粪便颜色改变,须经隐血试验才能确定者,称为隐血。

1. 病因　见于上消化道出血、小肠疾病、结肠疾病、直肠肛管疾病和全身性疾病,如白血病、血小板减少性紫癜、血友病等。

2. 临床表现

(1)便血颜色因出血部位不同、出血量的多少以及血液在肠腔内停留时间的长短而异。柏油样便为上消化道及小肠出血;便后滴血为肛门或肛管疾病;黏液脓血便为细菌性疾病;果酱样大便为阿米巴痢疾;洗肉水样大便为出血性坏死性小肠炎;隐血便为每日出血量不足5ml者。

(2)血容量减少的症状:同呕血。

六、黄疸

黄疸是指血中胆红素浓度升高使皮肤、黏膜和巩膜黄染的症状和体征,可由胆红素产生过多、肝细胞对胆红素的代谢障碍和肝内肝外阻塞而形成。按发病机制可分为溶血性黄疸、肝细胞性黄疸和胆汁淤积性黄疸等类型。

(一)溶血性黄疸

溶血性黄疸多见于先天性家族性溶血性贫血、自身免疫性溶血性贫血、蚕豆病、异型输血、恶性疟疾等。

临床表现：①寒战、发热，腰背部疼痛。②一般为轻度黄疸，以间接胆红素升高为主(70%)。③有不同程度贫血，网织红细胞增多。④尿中胆红素阴性，尿胆原增加。

(二)肝细胞性黄疸

肝细胞性黄疸多见于肝炎、肝硬化、肝癌、传染性单核细胞增多症、钩端螺旋体病、疟疾、伤寒、结核病、药物性肝病等。

临床表现：①有明显的消化功能障碍，如恶心，呕吐，食欲减退，腹胀乏力。②轻或重度黄疸，以直接胆红素升高为主(大于25%)。③肝功能异常，谷丙转氨酶升高。④尿胆红素阳性，尿胆原增多。

(三)胆汁淤积性黄疸

1. 肝外阻塞　见于胆总管结石、胰头癌、胆胰壶腹部癌、先天性胆总管囊状扩张、胆总管或肝胆管癌、原发性胆囊癌、急慢性胰腺炎等。

2. 肝内阻塞　见于胆汁淤积型肝炎、药物性黄疸、妊娠期特发性黄疸、原发性胆汁性肝硬化等。

3. 诊断要点　血清胆红素增高，以直接胆红素升高为主；尿胆原、尿胆红素在完全梗阻时阴性，部分梗阻时可为阳性；碱性磷酸酶(ALP)，γ-谷氨酰转移酶(GGT)中度升高；肝功能早期可正常，晚期异常；大便中粪胆原、粪胆素降低，完全梗阻时，大便呈灰白色。

点滴积累

1. 消化系统常见的症状有恶心、呕吐、腹痛、腹泻、便秘、呕血和便血、黄疸。
2. 腹痛是最常见的症状，是患者就诊的重要原因。
3. 黄疸患者巩膜颜色变化最明显。

第四节　消化系统常见疾病

一、胃炎

胃炎是指任何病因引起的胃黏膜炎性病变，为消化系统常见疾病。临床上胃炎主要有急性胃炎与慢性胃炎。

(一)急性胃炎

急性胃炎是指胃黏膜的急性炎症，主要表现为胃黏膜充血、水肿、糜烂、出血，甚至有一过性浅表溃疡形成。按病理可分为急性单纯性胃炎和急性糜烂出血性胃炎,其中以单纯性为常见。

1. 病因和发病机制

(1)理化因素:物理因素,如过冷、过热、粗糙或辛辣刺激性饮食,暴饮暴食等;化学因素,常见者为服药不当,最常见的药物是非甾体抗炎药(NSAID),如阿司匹林、吲哚美辛、布洛芬等,此外某些抗生素、抗肿瘤药也可引起胃黏膜损伤;乙醇为脂溶剂,大量饮酒可直接损伤胃黏膜。

课 堂 活 动

为何有的药物如头孢类抗生素、大环内酯类抗生素要在饭后服用?回想一下,自己有没有胃疼过,什么原因引起的,如何做好胃的保健?

(2)生物因素:常见的致病菌有沙门氏菌、大肠埃希菌、金黄色葡萄球菌等。幽门螺杆菌(Hp)也可引起急性胃炎。

(3)应激反应:严重的脏器疾病、大手术、大面积烧伤、重大精神创伤、休克等应激状态可引起胃黏膜糜烂、出血,严重者可引起溃疡。

(4)碱性肠液和胆汁反流引起胃黏膜损伤,见于幽门关闭不全的部分患者。

2. 临床表现 单纯性胃炎症状较轻,可有上腹痛、腹部胀满不适、食欲减退、嗳气、恶心和呕吐等表现。糜烂出血性胃炎表现为呕血、黑便等。由细菌及其毒素引起者,急性起病,多伴有腹泻、发热,称急性胃肠炎。严重者有脱水、酸中毒和休克等表现。体检可见上腹压痛、肠鸣音亢进。

3. 治疗原则 去除病因,治疗原发病。根据病情短期内可禁食或进流食;呕吐腹泻严重者应输液以纠正水、电解质和酸碱平衡紊乱;细菌感染者宜选用敏感抗生素治疗;呕吐剧烈的可用促胃动力药,腹痛严重者可用解痉剂,酌情选用抑制胃酸的药物和胃黏膜保护剂。继发上消化道大出血者,应采取综合措施抢救。

(二)慢性胃炎

慢性胃炎是不同病因引起的胃黏膜的慢性炎症,病理变化以淋巴细胞的浸润为主,可继发胃黏膜腺体的萎缩,病理上分为慢性浅表性胃炎和慢性萎缩性胃炎。本病十分常见,约占接受胃镜检查患者的80%~90%,男性多于女性,随年龄增长发病率逐渐增高。

1. 病因和发病机制 病因尚未完全阐明,主要与下列因素有关。

(1)幽门螺杆菌感染:幽门螺杆菌(Hp)感染是慢性胃炎的主要病因。其机制是:①细菌与胃黏膜细胞紧密接触,可直接侵袭胃黏膜。②产生多种酶及代谢产物破坏胃黏膜。③Hp抗体可造成自身免疫损伤。

知识链接

幽门螺杆菌的发现

1982年,澳大利亚学者巴里·马歇尔和罗宾·沃伦发现了幽门螺杆菌,并证明该细菌在胃部感染会导致胃炎、胃溃疡和十二指肠溃疡。这一成果打破了当时流行的医学教条,在国际医学界引起了巨大轰动,并最终赢得了2005年诺贝尔生理学或医学奖。诺贝尔奖评审委员会评价说,马歇尔和沃伦先驱性的发现,使胃溃疡从原先人们眼中的慢性疾病,变成了一种"采用短疗程的抗生素和胃酸分泌抑制剂就可治愈的疾病"。

目前,幽门螺杆菌作为人类消化性溃疡、慢性胃炎的主要病因及与胃癌的密切联系已为国际医学界所确认。幽门螺杆菌的发现成为胃肠疾病研究史上的里程碑式事件,并由此激发了 20 年全球范围内的研究热潮。

(2)理化因素:饮食不当,如长期饮浓茶、烈酒等刺激性饮料,进食过热、过冷、粗糙的食物;长期大量服用非甾体抗炎药如阿司匹林等,破坏黏膜屏障;吸烟;各种原因的胆汁反流等。

(3)免疫因素:慢性萎缩性胃炎患者的血清中能检出壁细胞抗体,可破坏壁细胞导致炎症;部分患者还能检出内因子抗体,与内因子结合后阻止维生素 B_{12} 的吸收,导致恶性贫血。

(4)其他:心力衰竭、肝硬化合并门静脉高压、营养不良都可引起慢性胃炎。

2. 临床表现 病程迁延,发作期与缓解期交替出现。常见症状为上腹部不适、疼痛,以进餐后为甚,同时可伴有反酸、嗳气、恶心、呕吐等。

胃镜检查并做活体组织病理学检查是最可靠的诊断方法。

3. 治疗原则

(1)一般治疗:选择易消化、无刺激性的食物,忌烟酒、浓茶,进食宜细嚼慢咽,以减轻对胃黏膜的刺激。

(2)根除幽门螺杆菌:对 Hp 感染性胃炎,应给予根除治疗(详见本章消化性溃疡)。对 Hp 阴性的慢性胃炎,应分析原因,以消除其致病因素。

(3)其他药物治疗:多为对症治疗,如腹胀、恶心呕吐者可给予胃肠动力药,如甲氧氯普胺、多潘立酮等;有高胃酸症状者可给抗酸药;有胆汁反流者可给硫糖铝及胃肠动力药,以中和胆盐,防止反流;有恶性贫血者补充维生素 B_{12}。

二、消化性溃疡

消化性溃疡(PU)是消化系统的常见病,因胃酸 - 胃蛋白酶对黏膜的消化作用导致溃疡形成而得名。多数溃疡发生于胃和十二指肠,故通常所说的消化性溃疡是指胃溃疡(GU)和十二指肠溃疡(DU)。十二指肠溃疡较胃溃疡多见,以青壮年多发,男性多于女性,胃溃疡患者的平均年龄高于十二指肠溃疡患者约 10 年。

1. 病因和发病机制 胃、十二指肠黏膜不但经常接触高浓度胃酸,还受到日常饮食中各种有害物质的侵袭。正常情况下,各种食物的理化因素和酸性胃液的消化作用均不能损伤胃黏膜而导致溃疡形成,是由于胃、十二指肠黏膜具有自我保护功能(黏膜的屏障功能)。现认为胃、十二指肠黏膜的攻击因子与防御因子失衡是引起消化性溃疡的主要环节。常见攻击因子包括:幽门螺杆菌、胃酸、胃蛋白酶、胆盐、酒精、非甾体抗炎药(NSAID)等;防御因子,包括黏液 - 碳酸氢盐屏障、黏膜血流量、细胞更新、前列腺素和表皮生长因子等。

胃黏膜的屏障功能

胃黏膜的屏障功能(防御因子)包括如下因素:①黏膜表面被分泌的黏液和碳酸氢盐覆盖,可避免胃酸及胃蛋白酶与黏膜直接接触,还具有中和胃酸的作用。②黏膜上皮具有快速再生能力,从而保证表面上皮的完整性和屏障功能。③丰富的黏膜血液循环可清除从胃肠回流的氢离子,维持旺盛的细胞代谢和再生能力。④黏膜合成前列腺素有利于维持良好的黏膜血液循环。

(1)幽门螺杆菌感染:Hp 感染通过改变黏膜侵袭因素与防御因素之间的平衡而导致溃疡的发生,是引起消化性溃疡的主要病因。Hp 在胃黏膜定植,破坏黏膜的防御、修复机制。Hp 还可促进胃泌素和胃酸的分泌,使侵袭因素增强。

(2)胃酸和胃蛋白酶:胃酸和胃蛋白酶对消化道黏膜的自身消化作用是导致溃疡的直接原因。胃蛋白酶能降解蛋白质分子,故对黏膜有侵蚀作用。胃蛋白酶活性是 pH 依赖性的,当胃液 pH 大于 4 时,胃蛋白酶失去活性,因此,没有一定水平的胃酸,胃蛋白酶本身不可能导致溃疡,胃酸是溃疡的决定性因素。

(3)药物因素:某些药物,如解热镇痛药、抗肿瘤药等可引起胃十二指肠黏膜损害导致溃疡发生,以非甾体抗炎药(NSAID)最为明显。NSAID 所致溃疡以胃溃疡为主。

(4)其他因素

1)遗传因素:现已一致认为消化性溃疡的发生具有遗传因素,而且证明胃溃疡和十二指肠溃疡病系单独遗传,互不相干。

2)胃、十二指肠运动异常:部分十二指肠溃疡患者胃排空加快,这可使十二指肠肠腔内酸度增高,超过碳酸氢盐的中和能力,从而诱发溃疡病。胃排空延迟,食糜刺激胃窦部 G 细胞分泌促胃液素,从而使胃酸分泌增加,也是原因之一。

3)应激和精神因素:急性应激可引起应激性溃疡,长期精神紧张、焦虑或情绪波动的人易患消化性溃疡。其机制是应激和心理因素可通过迷走神经影响胃十二指肠分泌、运动和黏膜血流调控。

4)吸烟:吸烟者消化性溃疡发生率比不吸烟者高,吸烟影响溃疡愈合,促进溃疡复发和增加溃疡并发症发生率。

5)饮食:咖啡、浓茶、烈酒、辛辣调料、泡菜等刺激性食品,以及饮食过快、过烫、过冷、暴饮暴食等不良饮食习惯,均是本病发生的相关因素。

2. 临床表现

(1)主要症状:主要症状为上腹部疼痛。疼痛具有以下特点。

1)长期性:病程迁延,整个病程平均 6~7 年,有的可长达一二十年,甚至更长。

2)周期性:上腹疼痛发作呈周期性,与缓解期相互交替,为溃疡的特征之一,尤以十二指肠溃疡更为突出。疼痛发作可持续几天、几周或更长,继以较长时间的缓解。全年都可发作,但以春、秋季节多见。疼痛常因精神刺激、过度疲劳、气候变化等因素诱发或加重。

3)节律性:十二指肠溃疡患者约有 2/3 疼痛呈节律性:早餐后 1~3 小时出现上腹痛,如不进食或服药则要持续至午餐才缓解;食后 2~4 小时又痛,约半数有午夜痛。胃溃疡也可发生节律性疼痛,但餐后出现较早,约在餐后 0.5~1 小时出现,至下次餐前自行消失,午夜痛较少。

4)疼痛部位:十二指肠溃疡的疼痛多出现于中上腹部,或在脐上方,或在脐上方偏右处;胃溃疡疼痛的位置也多在中上腹,但稍偏高处,或在剑突下和剑突下偏左处。疼痛范围约数厘米直径大小。

5)疼痛性质:多呈钝痛、灼痛或饥饿样痛,一般较轻且能耐受,可被抗酸药或进食所缓解,持续性剧痛多提示溃疡穿孔。

(2)其他症状:除腹痛外,可有唾液分泌增多、胃灼痛、反酸、嗳气、恶心、呕吐等其他胃肠道症状。食欲多保持正常,偶可因进食后疼痛发作而惧食,以致体重减轻。全身症状可有失眠等神经症的表现,或有缓脉、多汗等自主神经功能失调症状。

(3)体征:发作时剑突下可有局限性压痛,缓解后无明显体征。

(4)辅助检查

1)胃镜检查:胃镜检查是确诊消化性溃疡的首选方法,除可直接观察病变外,还可取活组织作病理检查和 Hp 检测。胃镜下消化性溃疡多位于幽门部小弯侧,呈圆形或椭圆形,偶可呈线状,边缘光整,底部充满灰黄色或白色渗出物,周围黏膜可有充血、水肿,有时见皱襞向溃疡集中。

知识链接

胃镜检查方法

胃镜检查是目前诊断食管、胃和十二指肠疾病最可靠的方法。胃镜检查借助一条纤细、柔软的管子伸入胃中,医生可以直接观察食管、胃和十二指肠的病变,尤其是微小的病变。胃镜检查能直接观察到被检查部位的真实情况,更可对可疑病变部位通过活检钳取出部分病变组织,进行病理活检及细胞学检查,以进一步明确诊断,是上消化道病变的首选检查方法。

2)X 射线钡餐检查:溃疡的直接 X 射线征象是龛影,对溃疡有确诊价值;间接征象包括局部压痛、胃大弯侧痉挛性切迹、十二指肠球部激惹和球部畸形等,是由于溃疡周围组织的炎症和局部痉挛等造成,只能提示诊断,无确诊价值。活动性上消化道出血是其禁忌证。

3)幽门螺杆菌感染检测:检查方法有侵入性试验和非侵入性试验。快速尿素酶试验是侵入性试验中诊断 Hp 感染的首选方法,非侵入性试验有 ^{13}C 或 ^{14}C 尿素呼气试验、血清学检查抗幽门螺杆菌抗体等。

(5)并发症

1)出血:是本病最常见并发症,其发生率约占本病患者的 20%~25%,也是上消化道出血的最常见原因。尚有 10%~15% 的患者以大量出血为消化性溃疡的首见症状,十二指肠溃疡比胃溃疡更易发生。其临床表现与出血量及出血速度有关。

2)穿孔:溃疡穿透浆膜层而达游离腹腔即可致急性穿孔,十二指肠溃疡的游离穿孔多发生于前壁,胃溃疡的游离穿孔多发生于胃小弯。急性穿孔时,由于十二指肠或胃内容物流入腹腔,导致急性弥漫性腹膜炎,临床上突然出现剧烈腹痛。体检可有腹肌高度强直,并有满腹压痛和反跳痛。

3)幽门梗阻:多由十二指肠溃疡或幽门管溃疡引起。其发生原因通常是由于溃疡活动期,溃疡周围组织的炎性充血、水肿或反射性地引起幽门痉挛。呕吐是幽门梗阻的主要症状,呕吐物为发酵宿食。患者可因长期、多次呕吐和进食减少而致脱水和代谢性碱中毒。由于胃潴留,患者可感上腹饱胀不适,并常伴食欲减退、嗳气、反酸等消化道症状。空腹时上腹部饱胀和逆蠕动的胃型以及上腹部振水音,是幽门梗阻的特征性体征。

4)癌变:少数胃溃疡可发生癌变,十二指肠溃疡一般不引起癌变。胃溃疡癌变多发生于溃疡边缘,癌变率估计在 1%~2%。对长期慢性胃溃疡病史、年龄在 45 岁以上、溃疡顽固不愈者应警惕癌变可能。

3. 治疗原则　本病的治疗目的在于消除病因、解除症状、促进溃疡愈合、防止溃疡复发和避免并发症的发生。

(1)一般治疗:注意劳逸结合,避免过度劳累和精神紧张,保持乐观情绪。进餐要定时,避免辛辣、过咸食物及浓茶、咖啡等饮料。牛奶、豆浆只能一时稀释胃酸,但所含钙和蛋白质能刺激胃酸分泌,不宜多饮。戒烟酒。尽可能停服 NSAID 等对胃黏膜有害的药物。

(2)药物治疗

1)幽门螺杆菌感染的治疗:根除 Hp 是治疗消化性溃疡的关键。Hp 阳性患者,无论溃疡是初发或复发、活动或静止、有无并发症均应抗 Hp 治疗。根除 Hp 的治疗方案大体上可分为质子泵抑制剂(PPI)为基础和胶体铋为基础的两大类。一种 PPI 或胶体铋剂加上克拉霉素、阿莫西林(或四环素)、甲硝唑中的两种,组成三联疗法(表 8-1)。如对甲硝唑耐药,可用呋喃唑酮替代,剂量为200mg/d,分两次服。近来发现左氧氟沙星片对部分耐药菌也有较好的疗效,可酌情应用。初治失败者可用 PPI、胶体铋合并两种抗菌药物组成四联疗法。

表 8-1　根除幽门螺杆菌三联疗法方案

PPI 或胶体铋剂		抗菌药物	
奥美拉唑	40mg/d	克拉霉素	500~1 000mg/d
兰索拉唑	60mg/d	阿莫西林	1 000~2 000mg/d
枸橼酸铋钾	480mg/d	甲硝唑	800mg/d
选择一种		选择两种	
上述剂量分 2 次服,疗程 7 天			

2)降低胃酸的药物:包括制酸药和抗分泌药两类。①制酸药:能中和胃酸,使胃内酸度降低,降低胃蛋白酶的活性,减轻胃酸和胃蛋白酶对溃疡面的侵袭。种类繁多,有碳酸氢钠、碳酸钙、氧化镁、氢氧化铝、三硅酸镁等,一般不单独应用治疗十二指肠溃疡,常与 H_2 受体拮抗剂(H_2RA)联用。②抑制胃酸分泌药物:临床上常用的抑制胃酸分泌药有 H_2RA 和 PPI 两大类。H_2RA 选择性竞争 H_2 受体,从而使胃酸分泌减少,故对治疗消化性溃疡有效。西咪替丁是目前应用最广的第 1 代H_2RA,第 2 代以雷尼替丁较常用,第 3 代有法莫替丁、尼扎替丁等。西咪替丁、雷尼替丁疗效相近,

第 3 代 H_2RA 法莫替丁、尼扎替丁效果更好,作用时间更持久。第 1、2 代 H_2RA 在肝功能减退时应减量,第 3 代 H_2RA 可不减量,在肾功能不良时三者均应减量。PPI 通过抑制质子泵即 H^+-K^+-ATP 酶,可明显抑制胃酸分泌。已用于临床的有奥美拉唑、埃索美拉唑、泮托拉唑、兰索拉唑、雷贝拉唑。

3)保护胃黏膜:胃黏膜保护剂主要有三种,即硫糖铝、枸橼酸铋钾和前列腺素类药物米索前列醇。①硫糖铝:硫糖铝是硫酸化二糖和氢氧化铝的复合物,在酸性胃液中,凝聚成糊状黏稠物,可附着于胃、十二指肠黏膜表面,阻止胃酸和胃蛋白酶对溃疡面的侵袭,并能促进内源性前列腺素的合成和表皮生长因子的分泌,增强黏膜的防御 - 修复机制。因在酸性环境下才能发挥作用,应避免与降低胃酸的药物联合应用。便秘是其主要不良反应。②枸橼酸铋钾:枸橼酸铋钾对消化性溃疡的疗效大体与 H_2RA 相似。枸橼酸铋钾在常规剂量下是安全的,但长期连续应用可引起铋在体内积蓄,严重肾功能不全者忌用该药。③前列腺素 E:前列腺素具有细胞保护作用,能加强胃肠黏膜的防卫能力,但其抗溃疡作用主要基于其对胃酸分泌的抑制,用药后不论是基础胃酸或组胺、胃泌素及食物刺激引起的胃液分泌量和胃酸排出量均显著降低,胃蛋白酶排出量也减少。临床常用的米索前列醇为前列腺素 E_1 的衍生物,特别适用于 NSAID 所致的溃疡。因能引起子宫收缩,故孕妇禁用。

4)促进胃动力药物:在消化性溃疡病例中,如有明显的恶心、呕吐和腹胀,应同时给予促进胃动力药物,如甲氧氯普胺、多潘立酮、莫沙必利。

案例分析

案例:患者,男,29 岁,司机。自述有胃病史 6 年,秋冬季节易复发,每次发作多于饭后 3 小时,出现上腹部隐痛,进食或服小苏打可缓解,有时夜间会疼醒,常伴有反酸、烧心。近两周来又因劳累上腹部疼痛加重,伴恶心、呕吐,但仍能进少量饮食。

分析:患者初步诊断为十二指肠球部溃疡,确诊需作胃镜检查。此类患者应注意劳逸结合,避免过度劳累和精神紧张,保持乐观情绪。进餐要定时,避免辛辣、过咸食物及浓茶、咖啡等饮料,可到医院行正规治疗。

三、肝硬化

肝硬化是一种以肝细胞广泛变性坏死、肝组织弥漫性纤维化、肝细胞再生结节形成,导致正常肝小叶结构严重破坏、假小叶形成为特征的慢性进行性肝病。临床上以肝功能损害和门静脉高压为主要表现,晚期常出现上消化道出血、肝性脑病、继发感染等严重并发症。

(一) 病因和发病机制

1. 病因 我国以病毒性肝炎引起的肝硬化多见,主要为慢性乙型、丙型肝炎,称肝炎后肝硬化;长期酗酒可致酒精性肝病,并最终发展为酒精性肝硬化;胆汁淤积造成肝内或肝外胆管阻塞,引起胆汁性肝硬化;肝淤血造成淤血性肝硬化;长期接触某些毒物或药物可引起中毒性肝炎,最终演变为肝硬化。

2. 发病机制　肝硬化的演变发展过程为：①广泛肝细胞变性坏死、肝小叶纤维支架塌陷。②残存肝细胞不沿原支架排列再生，形成不规则结节状肝细胞团（再生结节）。③汇管区有大量纤维结缔组织增生，形成纤维间隔，包绕再生结节或将残留肝小叶重新分割，改建成为假小叶，假小叶形成是肝硬化的典型形态改变。④肝内血循环紊乱，表现为血管床缩小、扭曲，血管失去正常毗邻结构，可进一步形成门静脉高压，加重肝细胞营养循环障碍。

(二) 临床表现

1. 代偿期　症状较轻，缺乏特异性。以乏力、食欲减退出现较早，可伴有腹胀不适、恶心、上腹隐痛、轻微腹泻等，多呈间歇性，因劳累或伴发病而出现，经休息或治疗后可缓解。患者营养状态一般，肝轻度增大，质地结实或偏硬，无或有轻度压痛，脾脏轻度或中度肿大。肝功能检查结果正常或轻度异常。

2. 失代偿期

(1) 肝功能减退的临床表现

1) 全身症状：一般情况与营养状况较差，消瘦乏力，精神不振，严重者衰弱而卧床不起，皮肤干枯，面色黝黯无光泽，可有不规则低热、舌质绛红光剥、夜盲及水肿等。

2) 消化道症状：食欲缺乏，甚至厌食，进食后常感上腹饱胀不适，恶心或呕吐，稍进油腻肉食，易引起腹泻。这些症状产生多与门静脉高压时胃肠道淤血水肿、消化道吸收障碍、肠道菌群失调等有关。黄疸提示肝细胞有进行性或广泛坏死。

3) 出血倾向和贫血：常有鼻出血、牙龈出血、胃肠出血等倾向，与肝合成凝血因子减少、脾功能亢进、毛细血管脆性增加等有关。贫血症状多与营养不良、肠道吸收障碍、胃肠失血、脾亢等因素有关。

4) 内分泌紊乱：常见雌激素增多，雄激素减少，有时糖皮质激素亦减少。在男性患者常有性欲减退、睾丸萎缩、毛发脱落及乳房发育等；女性有月经失调、闭经、不孕等。患者面部、颈、上胸、肩背和上肢等上腔静脉引流区域出现蜘蛛痣和／或毛细血管扩张；在手掌大鱼际、小鱼际和指端腹侧部位有红斑，称为肝掌。肝对醛固酮和抗利尿激素灭活作用减弱，水钠潴留导致尿量减少和水肿，腹腔积液形成和加重。患者面部和其他暴露部位，可见皮肤色素沉着。

(2) 门静脉高压症的临床表现

1) 脾大：是肝硬化门静脉高压较早出现的体征，多为轻、中度肿大，部分可达脐下。晚期脾大常伴有脾功能亢进。

2) 侧支循环建立与开放：门静脉压力增高>10mmHg 时，正常消化器官和脾的血液流经肝脏受阻，导致门脉系统许多部位与腔静脉之间建立门体侧支循环(图 8-3)，临床有三条重要的侧支开放，即食管和胃底静脉曲张（易破裂导致上消化道大出血，是上消化道大出血的重要原因之一）、腹壁静脉曲张（外观呈水母头状）、痔静脉扩张（有时扩张形成痔核）。

3) 腹水形成：是肝硬化肝功能失代偿期最突出的表现。大量腹水使腹部膨隆，腹壁皮肤紧张发亮状如蛙腹。

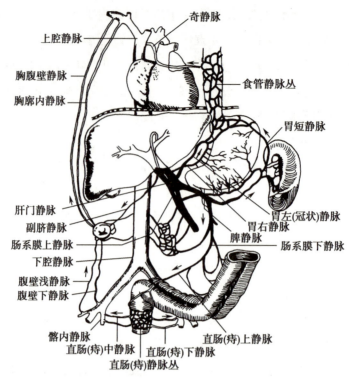

上腔静脉

奇静脉

胸腹壁静脉

胸廓内静脉

食管静脉丛

胃短静脉

肝门静脉

副脐静脉

胃左(冠状)静脉

肠系膜上静脉

胃右静脉

下腔静脉

脾静脉

肠系膜下静脉

腹壁浅静脉

腹壁下静脉

髂内静脉

直肠(痔)上静脉

直肠(痔)中静脉

直肠(痔)下静脉

直肠(痔)静脉丛

图 8-3　门静脉回流受阻时侧支循环血流方向示意图

（三）并发症

1. 上消化道出血　为最常见的并发症。多突然发生大量呕血或黑粪,常引起出血性休克或诱发肝性脑病,多为食管胃底曲张静脉破裂所致,也可是并发溃疡病和急性胃黏膜糜烂所致。

2. 肝性脑病　是本病最严重的并发症,也是最常见的死亡原因。

3. 感染　常并发细菌感染,如肺炎、胆道感染、大肠埃希菌败血症和自发性腹膜炎等,自发性腹膜炎多为革兰氏阴性杆菌引起,起病急,症状重。

4. 肝肾综合征　又称功能性肾衰竭,其特征为自发性少尿或无尿、氮质血症、稀释性低钠血症和低尿钠,但肾却无实质性病变。

5. 原发性肝癌　多在大结节性或大小结节混合性肝硬化基础上发生。如短期内出现肝迅速肿大、持续肝区痛、血性腹腔积液、肝表面肿块等应高度怀疑。

6. 电解质和酸碱平衡紊乱　常见的电解质紊乱有:①低钠血症。②低钾低氯血症与代谢性碱中毒,低钾低氯血症可导致代谢性碱中毒,并诱发肝性脑病。

（四）治疗

1. 一般治疗

(1)休息:代偿期患者宜适当减少活动,注意劳逸结合,可参加轻体力工作;失代偿期患者应以卧床休息为主。

(2)饮食:以高热量、高蛋白质和维生素丰富而易消化的食物为宜。肝功能显著损害或有肝性脑病先兆时,应限制或禁食蛋白质;有腹腔积液时,饮食应少盐或无盐。禁酒及避免进食粗糙、坚硬食物,禁用损害肝脏的药物。

（3）支持治疗：失代偿期患者多有恶心呕吐，宜静脉输入高渗葡萄糖注射液以补充热量，输液中加入维生素C、胰岛素、氯化钾等，维持水、电解质和酸碱平衡。较重者可用复方氨基酸、清蛋白等。

2. 药物治疗 抗纤维化治疗有重要意义，可用秋水仙碱。中医药治疗一般常用活血化瘀药为主，按病情辨证施治。

3. 腹水的治疗 ①限制钠、水的摄入，每日摄钠500~800mg，进水1 000ml左右。②利尿，目前主张螺内酯和呋塞米联合应用，可起协同作用，并减少电解质紊乱，螺内酯与呋塞米剂量的比例100mg：40mg，根据病情逐渐加量，螺内酯和呋塞米每天的最大剂量可加至400mg和160mg。③适当排放腹水。④提高血浆胶体渗透压，每周定期少量、多次静脉输注鲜血或清蛋白。⑤自身腹水浓缩回输，治疗顽固性腹水。

4. 并发症的治疗

（1）上消化道出血：应采取急救措施，包括静卧、禁食、迅速补充有效血容量、加强监护（静脉输液、输鲜血）以纠正出血性休克和采取有效止血措施及预防肝性脑病等。

（2）自发性腹膜炎：强调早期、足量和联合应用抗菌药物，一经诊断就立即进行。选用主要针对革兰氏阴性杆菌并兼顾革兰氏阳性球菌的抗菌药物，选择2~3种联合应用，然后根据治疗的反应和细菌培养结果，考虑调整抗菌药物。

（3）肝肾综合征：①迅速控制上消化道大量出血、感染等诱发因素；②严格控制输液量，量出为入，纠正水、电解质和酸碱失衡；③输注右旋糖酐、清蛋白，或浓缩腹腔积液回输，提高循环血容量，改善肾血流，在扩容基础上应用利尿药；④血管活性药如八肽加压素、多巴胺可改善肾血流量，增加肾小球滤过率；⑤避免服用损害肾功能的药物。

四、胆囊炎与胆石症

胆石症是指胆囊和胆管内发生结石的疾病。胆石症是常见病、多发病。根据胆石的分布可分为胆囊结石、肝外胆管结石和肝内胆管结石。按其化学组成成分的不同可以分为三类：①胆固醇结石：结石成分以胆固醇为主，颜色呈灰、白色或黄色，其形状、大小不一，X射线检查一般不显影，多位于胆囊内。②胆色素结石：结石以胆色素为主，颜色呈棕黑色或棕色，形状、大小不一，质较软，易碎，常为多发性结石。有不成形的胆色素结石，形似泥沙，又称泥沙样结石。X射线检查不显影，主要在胆管内。另有一种黑色胆色素性结石，质硬，圆球状，多发生于胆囊内。③混合性结石：由胆红素、钙盐、胆固醇等多种成分混合组成，约有60%发生在胆囊内，40%发生在胆管内。这一类结石因含钙盐量较多，X射线检查常可显影。

1. 病因和发病机制 胆结石形成的原因复杂，是综合性因素所致。主要原因是胆汁中胆固醇增多，胆固醇呈过饱和状态，从胆汁中析出。胆汁中可能存在一种促成核因子，分泌大量黏液糖蛋白，促成核和结石形成。胆囊收缩功能降低，胆汁淤滞时有利于结石形成。胆石形成后引起胆道梗阻，致胆汁淤滞，细菌容易生长繁殖，可出现胆囊急慢性炎症改变。

胆囊炎指胆囊发生的急性或慢性化学性或细菌性炎症。胆囊炎在临床上多见，好发于40岁左右肥胖女性,胆囊炎患者中95%左右合并有胆囊结石,为结石性胆囊炎,5%左右不合并结石,为非结石性胆囊炎。

2. 临床表现 大约20%~40%的胆囊结石患者终生无症状,称隐性胆囊结石,在手术、体检时被偶然发现。症状是否出现与结石所在部位、大小、有无合并感染、梗阻及胆囊功能密切相关。主要表现为:

(1)胃肠道症状:有症状的大多数患者在进食、特别是油腻食物后,有上腹部或右上腹隐痛不适、饱胀伴恶心、呕吐、嗳气、呃逆、食欲缺乏等胃肠道症状。

(2)胆绞痛:小胆囊结石在进食油腻食物后引起胆囊收缩,或体位的改变,结石移位嵌顿在胆囊壶腹部或颈部,使胆囊排空受阻,胆囊内压力升高而发生绞痛。疼痛呈阵发性,以右上腹或上腹部为主,并向肩胛部和背部放射性疼痛,多数患者伴有恶心、呕吐。

(3)胆囊积液:结石长期嵌顿又未合并感染者,胆汁中的胆色素被胆囊黏膜吸收,同时分泌黏液性物质,使胆囊积液,积液无色透明,称"白胆汁"。

(4)胆管被结石阻塞并继发感染时症状明显,典型表现有腹痛、寒战、高热和黄疸,称查科(Charcot)三联征。

(5)其他表现:小胆囊结石进入胆总管内形成继发性胆总管结石。结石通过奥狄括约肌嵌顿在肝胰壶腹部导致胰腺炎,称胆源性胰腺炎。由于结石、炎症的反复刺激可诱发胆囊癌变。

3. 治疗原则

(1)胆结石的治疗,目前仍以手术治疗为主。

(2)非手术疗法:肝外胆管结石并发感染症状较轻时,给予胃肠减压、禁食、补液、解痉,并记录液体出入量,使用抗生素控制感染,疼痛者对症处理,症状被控制后再择期手术。术后胆管内有残留结石患者,经T管窦道插入内镜直视下取石,取不尽时,经T管灌入溶石药物溶石。

案例分析

案例:患者,女,35岁。上腹隐痛不适、饱胀2年,以"胃病"在当地医院药物治疗,反复发作。体格检查:神志清楚,右上腹深压痛,墨菲(Murphy)征(+)。B超检查:胆囊增大,囊壁3mm,胆囊内强回声光团。经手术切除胆囊、抗炎等治疗治愈出院。根据上述资料你能否做出诊断?治疗原则是什么?
分析:此患者腹痛为胆囊结石所致,已为B超检查证实,结石刺激胆囊诱发胆囊炎。胆囊炎患者多合并有胆囊结石。内科保守治疗可给予禁食、解痉,使用抗生素控制感染,止痛对症处理,但内科保守治疗不能去除根本病因,手术治疗可痊愈。

---

(3)中西医结合治疗:可采用中西医结合疗法进行消炎、利胆,口服消炎利胆类中药,配合使用针灸治疗。

五、急性胰腺炎

急性胰腺炎是由于胰管阻塞等原因导致胰酶在胰腺内被激活后,引起胰腺组织自我消化所致的急性化学性炎症。临床以急性上腹痛、恶心、呕吐、发热、血尿淀粉酶增高为特点,病变轻重不等,分水肿(间质)型和坏死型。女性多见。

1. 病因和发病机制

(1)梗阻与反流:胆道疾病是急性胰腺炎最常见的病因,包括胆石症、胆道感染或胆道蛔虫等,以胆石症为最多见。上述原因导致壶腹部狭窄或/和奥狄括约肌痉挛,造成胆汁逆流入胰管,胆盐损伤胰管,使消化酶进入胰实质,引起炎症。

胰管结石、肿瘤等可使胰液排出受阻,胰管内压升高,导致胰腺胰泡破裂,消化酶外溢引起急性胰腺炎。

(2)大量饮酒和暴饮暴食:可使胰液分泌亢进,十二指肠乳头水肿、奥狄括约肌痉挛,胰液排出受阻,而引起急性胰腺炎。

(3)其他因素:腹部手术与外伤可直接或间接损伤胰腺引起胰腺炎;某些药物,如噻嗪类利尿药、硫唑嘌呤、糖皮质激素、四环素、磺胺类药等可能损伤胰腺组织导致炎症。

2. 临床表现　可分为水肿性和出血坏死性。

(1)症状

1)腹痛:为本病的主要表现和首发症状,多数为突然起病,急性腹痛,常在饮酒和饱餐后发生,可为钝痛、刀割样痛、钻痛或绞痛,呈持续性,有阵发性加剧,可向腰背部呈带状放射,取弯腰抱膝位可减轻疼痛,进食可加剧。疼痛部位多在中上腹。水肿性腹痛 3~5 天即缓解。出血坏死性,腹部剧痛延续较长,可引起全腹痛。

2)恶心、呕吐及腹胀:呕吐后腹痛并不减轻,出血坏死性同时有腹胀,甚至出现麻痹性肠梗阻。

3)中度以上发热:持续 3~5 天,有继发感染,可呈弛张热。

4)低血压或休克:仅见于出血坏死性胰腺炎,提示有大量胰腺组织坏死。

5)水、电解质及酸碱平衡紊乱:多有轻重不等的脱水,呕吐频繁可有代谢性碱中毒。重症者尚有明显脱水与代谢性酸中毒,伴血钾、血镁、血钙降低。

(2)体征:急性水肿性胰腺炎患者腹部体征较轻,多数有上腹压痛,但常与主诉腹痛程度不相符,可有腹胀和肠鸣音减少,无肌紧张和反跳痛。急性出血坏死性患者出现急性腹膜炎体征,腹肌紧张,全腹显著压痛和反跳痛。伴麻痹性肠梗阻而有明显腹胀者,肠鸣音弱或消失。可出现腹腔积液征,腹腔积液多呈血性,少数患者两侧肋腹部皮肤呈暗灰蓝色,称格雷-特纳征;脐周围皮肤青紫,称卡伦征,可出现黄疸。患者低血钙引起手足搐搦者,为预后不佳表现。

(3)淀粉酶测定:血清淀粉酶活性高低与病情不呈相关性。血淀粉酶一般 6~12 小时开始升高,持续 12~72 小时,3~5 天恢复正常,超过正常 3 倍确诊;尿淀粉酶变化仅作参考:尿淀粉酶 12~14 小时开始升高,1~2 周恢复正常。

(4)并发症

1)局部并发症:胰腺脓肿与假性囊肿,主要发生在出血坏死性胰腺炎。

2)全身并发症:如急性呼吸窘迫综合征、急性肾衰竭、败血症、心律失常、心力衰竭、肺炎等。

3. 治疗原则　大多数急性水肿性胰腺炎经 3~5 天积极治疗常可治愈。出血坏死性胰腺炎必须采取综合性措施。

（1）内科治疗：采取综合治疗措施。

1）监护：严密观察生命体征。

2）维持水、电解质平衡，保持血容量：应给予清蛋白、鲜血及血浆代用品，右旋糖酐。并应早期给予营养支持治疗。

3）解痉镇痛：阿托品或山莨菪碱肌内注射，疼痛剧烈者同时加用哌替啶，不用吗啡。吲哚美辛可镇痛退热，亦可同时或早期应用前列腺素以改善胰腺微血管通透性。

4）减少胰腺外分泌，可采用：①禁食及胃肠减压。②抗胆碱药，如山莨菪碱等，但对肠麻痹者不宜用。③H_2受体拮抗或质子泵抑制剂静脉给药。④胰高血糖素、降钙素和生长抑素能抑制胰液分泌。

5）抗生素：①氧氟沙星。②环丙沙星。③克林霉素。④亚胺培南 - 西司他丁钠。⑤头孢噻肟钠、头孢唑肟钠、哌拉西林钠可作为二线药物选用。并应联合应用甲硝唑或替硝唑。

6）抑制胰酶活性：适用于出血坏死性胰腺炎的早期，如抑肽酶。

7）腹膜透析：适用于出血坏死性胰腺炎伴腹腔内大量渗液者，或伴急性肾衰竭者。

8）处理多器官功能衰竭。

（2）内镜下奥狄括约肌切开术。

（3）中医中药：单味中药（如生大黄）和复方制剂（如清胰汤、柴芍承气汤等）被临床实践证明有效。中药制剂通过降低血管通透性、抑制巨噬细胞和中性粒细胞活化、清除内毒素达到治疗功效。

（4）外科治疗：手术适应证主要有四个方面。①诊断未明确与其他急腹症如胃肠穿孔难于鉴别时。②出血坏死性胰腺炎经内科治疗无效。③胰腺炎并发脓肿、假囊肿、弥漫性腹膜炎、肠麻痹坏死时。④胆源性胰腺炎处于急性状态。

六、胃癌

胃癌起源于胃黏膜上皮细胞，是消化道最常见的恶性肿瘤。好发年龄为 40~60 岁。男性多于女性。

（一）病因

1. 饮食　大量资料表明，胃癌的发生与饮食习惯有关。长期摄入亚硝酸盐含量高的腌制、熏制食品、过期的食物、烧烤的红肉等，这些食品所含的亚硝酸盐与二级胺在胃酸作用下可变成具有致癌作用的亚硝胺。

2. 幽门螺杆菌感染　流行病学调查显示，胃癌与 Hp 的感染密切相关。Hp 感染可增加细胞的增殖活性、癌基因激活或抑癌基因失活，从而诱发胃黏膜上皮的癌变。

此外，胃癌还与遗传、某些胃的癌前病变（如慢性萎缩性胃炎、胃溃疡、胃息肉）等因素有关。

（二）病理

胃癌好发于胃窦部，特别是小弯侧。根据癌组织在胃壁的浸润深度，胃癌可分为早期和进展期

（中晚期）两类。早期胃癌，癌组织浸润仅限于黏膜层及黏膜下层，未达肌层；早期胃癌宜手术治疗，预后良好。进展期胃癌，癌组织浸润到黏膜下层以下者均属于进展期胃癌，或称中晚期胃癌；癌组织浸润越深，预后越差。

1. 肉眼观察　胃癌有多种形态，如表浅型、肿块型、溃疡型、浸润型。镜下观察：癌细胞以腺癌为主（占约90%）。

2. 胃癌的扩散　以直接蔓延和淋巴道转移为主，晚期可发生血行及种植性转移。①直接蔓延：浸润至浆膜的癌组织可直接扩散到邻近器官和组织，如肝、胰腺及大网膜等。②淋巴道转移：癌细胞首先转移到胃附近的局部淋巴结，晚期癌组织可经胸导管转移到锁骨上淋巴结，且以左锁骨上淋巴结多见。③血行转移：多在晚期，常经门静脉转移到肝，其次是肺、骨及脑。④种植性转移：癌细胞浸润至浆膜后，可脱落到腹腔，种植于腹壁及盆腔器官腹膜上。

（三）临床表现

1. 早期胃癌　多数患者毫无症状，有症状者也不典型，上腹部轻度不适是常见的初发症状，与消化不良或胃炎相似。

2. 进展期胃癌　既往无胃病史，但近期出现原因不明的上腹部不适或疼痛；或既往有胃溃疡病史，近期上腹痛频率加快、程度加重。

部分患者早期出现餐后上腹部饱胀感，食欲减退，有时伴有嗳气、反酸、呕吐。多数人体重逐渐减轻，晚期消瘦、乏力。晚期胃癌患者可扪及上腹部包块。

3. 消化道出血　部分患者出现粪便潜血试验阳性；出血严重者可有呕血与黑便。

（四）辅助检查

1. 实验室检查　早期血液检查多正常，中晚期可有不同程度的贫血、粪便潜血试验阳性。

2. 影像学检查　上消化道X射线钡餐检查是诊断胃癌的重要方法。早期胃癌仍需结合胃镜证实；进展期胃癌90%以上可依据X射线作出诊断，主要X射线征象有龛影、充盈缺损、黏膜皱襞改变等。此外，计算机体层扫描（CT）、磁共振成像（MRI）等现代化影像设备也可酌情使用。

3. 胃镜检查　结合胃黏膜活检是诊断胃癌，尤其是早期胃癌的最可靠方法。

（五）诊断

除相应的临床表现外，胃癌诊断主要依赖X射线钡餐检查和胃镜加活检。早期诊断是根治胃癌的前提和关键。

（六）治疗

治疗原则：早期选择外科手术治疗，进展期采取内、外科综合治疗的原则，以达到根治或最大限度地控制肿瘤，延长患者生存期，改善生活质量的目的。

1. 手术治疗　手术切除是胃癌的主要治疗手段，也是目前治愈胃癌的唯一方法。胃癌手术分为根治性手术与姑息性手术，应当力争根治性切除。

2. 化疗　化疗的目的是使癌灶局限，以利于手术切除，并减少术中癌细胞的播散；作为根治术后的辅助治疗，消灭可能存在的微小癌灶；或作为不能手术者的姑息性治疗，以控制癌灶，延长生存期。

常用的系统化疗药物包括：氟尿嘧啶(5-FU)、卡培他滨、替吉奥、顺铂、表柔比星、多西紫杉醇、紫杉醇、奥沙利铂、伊立替康等。

化疗方案包括两药联合或三药联合方案，两药方案：氟尿嘧啶 / 亚叶酸钙＋顺铂、卡培他滨＋顺铂、替吉奥＋顺铂、卡培他滨＋奥沙利铂等。三药方案适用于体力状况好的晚期胃癌患者，常用者包括：表阿霉素＋顺铂＋氟尿嘧啶(ECF)及其衍生方案；多西他赛＋顺铂＋氟尿嘧啶(DCF)及其改良方案等。

七、原发性肝癌

原发性肝癌是指肝细胞或肝内胆管细胞发生的恶性肿瘤，前者称肝细胞癌，后者称胆管细胞癌，是我国常见的恶性肿瘤之一，其发病率高，死亡率也较高。本病可发生于任何年龄，以 40~49 岁多见，男性多于女性。

(一) 病因

1. 病毒性肝炎与肝硬化　流行病学统计表明，乙肝流行的地区也是肝癌的高发地区，乙肝感染者比未感染者患肝癌的机会要高 10 倍之多。长期的临床观察发现，肝炎、肝硬化、肝癌是不断迁移演变的三部曲。与肝癌有关的病毒性肝炎主要包括乙型肝炎、丙型肝炎，而其中又以乙型肝炎最为常见。

2. 饮食因素　肝癌的发生与日常生活密切相关。长期进食霉变食物、含亚硝胺食物也是促发肝癌的重要因素。黄曲霉毒素是目前已被证明有明确致癌作用的物质，主要存在于霉变的粮食中，如玉米、花生、大米等。另外当摄食大量的含有亚硝酸盐的食物，可以在体内转变成亚硝胺类物质，具有明确的致癌作用。

此外，肝癌的发生也与遗传因素、寄生虫感染等因素相关。

(二) 病理

1. 分类与分型　肝癌可分为早期与中晚期两类。早期肝癌也称小肝癌，是指瘤体直径在 3cm 以下或结节数目不超过两个，其结节直径的总和在 3cm 以下，患者常无临床症状，而血清甲胎蛋白(AFP)阳性的原发性肝癌。中晚期肝癌肉眼分为三型：巨块型、多结节型和弥漫型。

镜下，病理组织学分型可分为肝细胞癌、胆管上皮癌和混合性肝癌，其中以肝细胞癌最常见。

2. 蔓延和转移　首先在肝内蔓延和转移。癌细胞常沿门静脉播散，在肝内形成转移癌结节，还可逆行蔓延至肝外门静脉主干，形成癌栓，引起门静脉高压；肝外转移主要通过淋巴道转移至肝门淋巴结、上腹部淋巴结和腹膜后淋巴结；晚期可通过肝静脉转移到肺、肾上腺、脑及骨等处。

(三) 临床表现

原发性肝癌起病隐匿，早期缺乏典型症状。中晚期常见的症状和体征有：

1. 症状　较为典型的临床症状有肝区疼痛、乏力、食欲缺乏及消瘦。

(1)肝区疼痛：是肝癌最常见的症状，多为持续性胀痛或钝痛，为迅速增长的肿瘤细胞使肝包膜被牵拉所致。

(2)消化不良：为首发症状时，常易被忽视。

(3)全身表现：发热、乏力、消瘦、全身衰竭，晚期患者可呈恶病质。

(4)转移灶症状：肿瘤转移之处可出现相应的症状，有时可成为本病的首发症状，故应引起注意。如转移至肺可出现咳嗽咯血；胸膜转移可出现胸痛和血性胸腔积液等。

2. 体征

(1)进行性肝肿大：是最常见的具有特征性的体征。肝脏质地坚硬，表面凹凸不平，可触及结节或巨块，边沿不整齐，常有不同程度的压痛。

(2)肝硬化征象：多见于合并肝硬化和门静脉高压的患者，可有脾肿大、腹水甚至侧支循环的建立。脾肿大主要是门静脉或脾静脉内癌栓形成或外肿块压迫所致；腹水一般为漏出液，一旦出现，增长迅速，往往为顽固性腹水。肿瘤侵犯肝包膜或向腹腔内破溃以及凝血机制障碍可出现血性腹水。

(3)黄疸：一般为晚期患者的常见体征，当肝癌广泛浸润引起肝细胞损害可出现肝细胞性黄疸；当肿瘤侵犯肝内胆管或肝门淋巴结转移肿大压迫胆道可出现进行性梗阻性黄疸；当肿瘤坏死组织和血块脱落入胆道引起急性胆道梗阻出现梗阻性黄疸。

3. 临床分型
可分为三型。①单纯型：临床及实验室检查无明显肝硬化表现者。②硬化型：临床及实验室检查有明显肝硬化表现者。③炎症型：病情发展迅速，并有持续性癌性发热或谷丙转氨酶(GPT)升高一倍以上者。

(四)辅助检查

1. 血清 AFP 测定
是特异性最强的标志物和诊断肝癌的主要指标。

2. 血清酶学检查
目前比较成熟的、可与 AFP 互补的有 γ- 谷氨酰转移酶同工酶 2(GGT-2)和碱性磷酸酶同工酶 1(ALP-1)。

3. 影像学检查

(1)B 超检查：可显示直径>2cm 的肿瘤，并可定位，结合 AFP 检查更具有诊断价值。现在的彩色多普勒血流成像还可提供病灶血流情况，有助于良恶性病变的鉴别。是目前最常用的肝癌定位诊断方法。

(2)CT 扫描：意义同上，如结合肝动脉造影可发现直径<1.0cm 的肿瘤，是目前诊断小肝癌或微小肝癌的最佳方法。

(3)磁共振显像(MRI)：能清楚显示癌内结构特征，对显示子瘤和癌栓有诊断价值。

(4)肝穿刺活检：目前多在影像引导下进行，从而减少了盲目性。但是该检查属创伤性检查，存在一定的危险性。

(五)诊断

1. 若无其他肝癌证据，AFP≥400μg/L，持续 4 周，并排除妊娠、活动性肝病、生殖性胚胎源性肿瘤、转移性肝癌者。

2. 影像学检查肝内有明确的实质性占位性病变，能除外肝血管瘤和转移性肝癌并具备下列条件之一者：① AFP≥200μg/L。②典型的原发性肝癌影像学表现。③无黄疸而 GGT-2、ALP 明显增高。④其他器官有明确的转移灶，或有血性腹水或在腹水中找到癌细胞。⑤明显的乙肝血清学标志阳性的肝硬化。

(六) 治疗

1. 手术治疗 是目前根治的最好方法，凡有手术指征者均应不失时机地争取手术切除，手术适应证有：①诊断明确，估计病变较小者。②肝功能代偿良好的早期患者。③心、肺、肾功能良好可耐受手术者。对较大的肿瘤估计一期切除困难的，可先栓塞，然后再手术切除。

2. 肝动脉栓塞化疗 目前已成为肝癌非手术疗法中的首选方法；也可作为较大肿瘤手术切除的先期疗法。选择给肿瘤供血的肝动脉分支，先行化疗药物动脉灌注，再用明胶海绵栓塞肿瘤近端肝动脉，使之难以建立侧支循环，致使肿瘤病灶缺血坏死。

3. 其他 肝癌治疗还有放射治疗、肝动脉插管化疗、穿刺酒精注射疗法、射频、生物和免疫治疗等多种方法。

(七) 预后

影响肝癌预后的指标主要有以下方面：①瘤体直径<5.0cm，能早期手术者预后较好。②癌肿包膜完整，尚无癌栓形成者预后较好。③机体免疫状态良好者预后较好。④合并肝硬化或有肝外转移者预后较差，有并发症发生者预后更差。⑤GPT 显著升高者预后较差。

八、大肠癌

大肠癌包括结肠癌和直肠癌，是常见的恶性肿瘤。在我国大肠癌的发病年龄多在 40~60 岁，以男性较多见。

(一) 病因和发病机制

1. 环境因素 高脂肪食谱与食物纤维不足是主要因素，肠道菌群紊乱也参与大肠癌的发生。

2. 遗传因素 从遗传学观点，可将大肠癌分为遗传性（家族性）和非遗传性（散发性）。前者的典型例子如家族性腺瘤性息肉病和家族遗传性非息肉病大肠癌。后者主要是由环境因素引起基因突变。

3. 高危因素 腺瘤样息肉是大肠癌最主要的癌前病变。具备以下三项条件之一者成为高危腺瘤：①息肉或病变直径 ≥10mm。②绒毛状腺瘤或混合性腺瘤中绒毛样结构超过 25%。③伴有高级别上皮内瘤变者。

炎症性肠病，特别是溃疡性结肠炎可发生癌变，多见于幼年起病、病变范围广而病程长或伴有原发性硬化性胆管炎者。

其他高危因素还包括大便隐血阳性、一级亲属有大肠癌病史、本人有癌症史、长期吸烟或肥胖等。

(二) 病理

1. 病理形态

(1)早期大肠癌：是指肿瘤局限于大肠黏膜及黏膜下层，无淋巴结转移。分为息肉隆起型、扁平隆起型和扁平隆起伴溃疡型。

(2)进展期大肠癌：是指肿瘤已侵入固有肌层，分为肿块型、溃疡型和浸润型。

2. 临床病理分期　根据 Dukes 大肠癌临床病理分期法，分为 A 期（癌局限于肠壁）、B 期（癌穿透浆膜）、C 期（有局部淋巴结转移）与 D 期（有远处转移）。不同病理分期，预后不同。

3. 转移途径　本病有直接蔓延、淋巴转移和血行播散三种转移途径。①直接蔓延：肠壁的癌浸润可直接蔓延到邻近组织或器官，如膀胱、子宫、输尿管、小肠、肠系膜等处。②淋巴转移：癌细胞先转移到结肠旁淋巴结，然后到肠系膜血管周围淋巴结和肠系膜根部淋巴结。晚期常有直肠前凹、腹股沟或锁骨上淋巴结转移。③血行播散：癌栓可通过门静脉转移到肝，也可经体循环转移到肺、脑、肾、骨等处。

（三）临床表现

大肠癌起病隐匿，早期常仅见粪便隐血阳性，随后出现下列临床表现。

1. 排便习惯与粪便性状改变　常以血便为突出表现，结肠下段或直肠癌糜烂坏死时，可有痢疾样脓血便、里急后重感。大肠远段癌引起肠腔狭窄时，可表现为顽固性便秘，大便形状变细。

2. 腹痛　多见于右侧大肠癌，表现为右腹钝痛，或同时涉及右上腹、中上腹。

3. 腹部肿块　多见于右腹，是右侧结肠癌的表现之一。肿块质坚，大小不等，表面呈结节感，一般可以推动，但至后期则固定。

4. 直肠肿块　大肠癌约半数以上位于直肠，直肠指检时可以发现直肠肿块，质地坚硬，表面呈结节状，有肠腔狭窄，指检后的指套上常有血性黏液。

5. 全身情况　可出现低热、进行性贫血等。晚期患者有进行性消瘦、恶病质、腹水等表现。

（四）实验室和其他检查

1. 粪便隐血试验　可作为普查筛检或早期诊断的线索，但对本病的诊断无特异性，也非确诊手段。

2. 结肠镜检查　结合黏膜活检是确诊大肠癌的可靠方法。

3. X 射线钡剂灌肠　临床上可采用钡灌肠气钡双重对比造影分析作为大肠癌的辅助检查。

4. 其他影像学检查　CT 主要用于了解大肠癌肠外浸润及转移情况。超声结肠镜可观察大肠癌在肠壁浸润深度及周围淋巴结转移情况。

（五）诊断

大肠癌的诊断主要依靠肠镜及黏膜活检。对高危患者出现排便习惯与粪便性状改变、腹痛、贫血等，应及早进行结肠镜检查。

（六）治疗

大肠癌治疗的关键在于早期发现与早期诊断。

1. 外科治疗　癌肿的早期切除是本病唯一的根治方法。对有广泛癌转移者，如病变肠段已不能切除，则应进行改道、造瘘等姑息手术。

2. 结肠镜治疗　结肠腺瘤癌变和黏膜内的早期癌可经结肠镜用高频电凝切除。

3. 化疗　大肠癌对化疗一般不敏感，早期癌根治后一般不需化疗。但作为一种辅助疗法，常在术后应用。氟尿嘧啶是大肠癌化疗的首选药物。

4. 放射治疗 多用于直肠癌有局部淋巴结转移,或肿瘤体积较大、与盆腔器官粘连。

(七) 预后

大肠癌的预后取决于早期诊断与手术能否根治。

点滴积累

1. 上消化道出血较常见的原因有消化性溃疡和肝硬化门静脉高压导致的食管胃底曲张静脉破裂出血。
2. 消化性溃疡患者有明确上腹部节律性疼痛病史,且 Hp 检出阳性。
3. 肝硬化患者除上消化道出血外,还有其他肝功能减退、门静脉高压等表现。
4. 胆结石的治疗以手术治疗为主。
5. 血清 AFP 是肝癌特异性最强的标志物和诊断肝癌的主要指标;手术治疗是目前根治肝癌的最好方法。

实验六　消化系统疾病

【实验目的】

1. 掌握消化性溃疡、肝硬化的临床表现及主要特征。
2. 熟悉消化性溃疡、肝硬化的诊断方法。
3. 熟悉消化性溃疡、肝硬化的药物治疗原则及常用药物。
4. 了解消化性溃疡、肝硬化的并发症。

【实验材料】

多媒体播放设备。

【实验步骤】

1. 播放典型病例的视频。
2. 发放有关的病例材料。
3. 组织学生,结合典型病例进行讨论。

(1)消化性溃疡:根据患者的临床表现及相关的化验检查,确定该病的诊断依据;制订治疗方案,重点放在药物治疗的原则及常用药物的使用。了解并发症。

（2）肝硬化：根据患者的临床表现及相关的化验检查,确定该病的诊断依据;制订治疗方案,重点放在药物治疗的原则及常用药物的使用。了解并发症及其治疗。

【实验提示】

1. 消化性溃疡的诊断要点　明确上腹部慢性规律性疼痛病史;胃镜或消化道钡餐透视证实溃疡形成;Hp检测阳性。

2. 肝硬化的诊断要点　有病毒性肝炎、营养不良或长期酗酒等病史;肝肿大、质硬,肝功能减退及门静脉高压,食管或胃底静脉曲张等;肝功能试验可呈慢性损伤,血浆白蛋白与球蛋白（A/G）比例倒置等。肝穿活检发现有假小叶形成。

【实验思考】

1. 消化性溃疡最常见的病因是什么? 有哪些临床表现? 治疗原则是什么?

2. 肝硬化最常见的病因是什么? 有哪些临床表现? 治疗原则是什么?

目标检测

1. 消化性溃疡疼痛的临床特点是什么?

2. 肝硬化腹水的治疗原则是什么?

3. 原发性肝癌中晚期的临床表现有哪些?

ER 8-2

第八章
习题

（李顺见）

第九章 泌尿系统与生殖系统疾病

ER 9-1

第九章
课件

导学情景

情景描述：

　　患者，女，12 岁。10 天前因淋雨而出现发热、咽痛。近日发现晨起双眼睑水肿，24 小时尿量明显减少，微有腰痛，头晕头痛。体格检查：体温 38.5℃，脉率 82 次 /min，血压 146/92mmHg，患者面部发白，眼睑部明显水肿，脚踝部微有水肿，肾区有明显叩痛。扁桃体Ⅱ度肿大。实验室检查：红细胞计数 $3.5×10^{12}/L$，白细胞计数 $12×10^9/L$，中性粒细胞百分比 82%，血红蛋白 110g/L，尿量 800ml/d，尿色淡红，尿镜检可见红细胞，但未检出白细胞，尿蛋白定性(++)。

学前导语：

　　根据以上资料，结合本章的学习，试分析该患者患有何种疾病，是什么原因导致这些症状。

第一节　泌尿系统与生殖系统解剖结构

　　泌尿系统由肾、输尿管、膀胱和尿道四部分组成(图 9-1)。肾脏是泌尿系统中最重要的器官，主要功能是通过产生尿液，排出机体大部分代谢终产物，维持机体内环境的相对稳定，还具有内分泌功能。尿液经输尿管送至膀胱贮存，再经尿道排出体外。

　　生殖系统分为男性生殖系统和女性生殖系统，两者均由内生殖器和外生殖器构成。内生殖器主要位于盆腔，由生殖腺、生殖管道和附属腺构成；外生殖器显露体表，以两性交接的器官为主。

一、肾

　　肾为腹膜外位实质性器官，位于脊柱两侧腹膜后间隙中，左右各一，形似蚕豆，其内侧凹陷处为肾门，是肾动、静脉及神经、淋巴管、肾盂进出的门户(图 9-2)。左肾位于第 11 胸椎下缘至第 2~3 腰

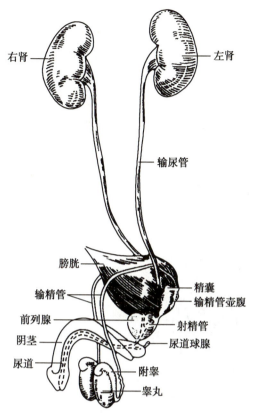

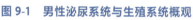

图 9-1　男性泌尿系统与生殖系统概观

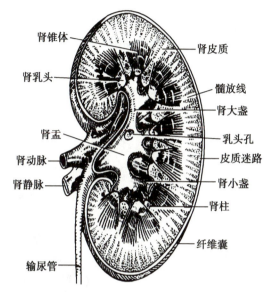

图 9-2　右肾冠状切面

椎间盘之间;右肾比左肾略低,位于第 12 胸椎上缘至第 3 腰椎上缘之间。

肾实质分为浅部的皮质和深部的髓质两部分。皮质主要由肾小体和肾小管组成;髓质由肾小管组成。

二、输尿管、膀胱和尿道

(一) 输尿管

输尿管起自肾盂,止于膀胱,全长 20~30cm,管径平均为 0.5~1.0cm。输尿管全程有三处狭窄(口径为 0.2~0.3cm),是尿路结石易嵌顿部位。上狭窄位于肾盂 - 输尿管移行处,中狭窄位于输尿管跨过髂动脉处,下狭窄位于膀胱壁内段。输尿管进入膀胱壁后在平滑肌中斜行约 1.5cm,开口于膀胱腔,当尿液充盈膀胱扩张时,压迫输尿管末端致管壁闭合而避免尿液反流。

(二) 膀胱

膀胱是肌性囊状的储尿器官,位于盆腔,充盈时可到达下腹部。向上连接两侧的输尿管,向下与尿道相连。可分为膀胱底、膀胱体、膀胱颈三部分。膀胱壁由内向外分为黏膜、肌层和外膜三层。黏膜层在膀胱空虚时,形成许多皱襞,充盈时则消失。但在膀胱底的内面,两输尿管口和尿道内口之间的三角区,膀胱空虚时黏膜层也平滑无皱襞,称膀胱三角,此三角区是肿瘤、结核的好发部位。膀胱肌为平滑肌,中层环形肌在尿道内口处增厚为尿道内括约肌。成人膀胱最大容量约为 800ml,

充盈达 150~200ml 时即可产生尿意。

(三) 尿道

男性尿道起自膀胱的尿道内口,穿过前列腺、尿生殖膈和尿道海绵体,止于阴茎头部的尿道外口。其中,穿过前列腺和尿生殖膈段合称为后尿道,穿过尿道海绵体部称为前尿道。尿道在穿过尿生殖膈时周围有尿道膜部括约肌环绕,称尿道外括约肌。此括约肌为骨骼肌,受意识控制,收缩时可关闭尿道。男性尿道有三处狭窄,分别位于尿道内口、尿道膜部(即尿道贯穿尿生殖膈段)和尿道外口,外口最狭窄,尿路结石易嵌顿于此。男性尿道还有两处弯曲,分别为耻骨下弯和耻骨前弯。耻骨下弯较为固定,位于耻骨联合下方,凹向前上方;耻骨前弯位于耻骨联合前下方,凹向后下方,向上拉起阴茎时此弯曲消失,利于导尿和插入膀胱镜(图 9-3)。

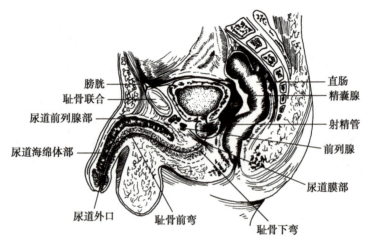

图 9-3 男性尿道(男性盆腔正中矢状面)

女性尿道较男性为短,起自膀胱的尿道内口,穿尿生殖膈,开口于阴道前庭的尿道外口。女性尿道在穿过尿生殖膈时有尿道阴道括约肌环绕,可随意收缩关闭尿道和缩窄阴道。女性尿道下段有尿道旁腺开口于尿道,感染时可形成囊肿。

三、男性生殖系统

男性生殖系统(图 9-4)的生殖腺是睾丸。睾丸是产生男性生殖细胞(精子)和雄激素的器官,左右各一,位于阴囊内。睾丸中的生精小管可以产生精子,其间质细胞可以合成和分泌雄激素。附属腺包括精囊腺(即精囊)、前列腺和尿道球腺,均开口于尿道,分泌物参与精液的组成。尿道的起始部穿过前列腺,当前列腺增生肥大或发生肿瘤时可导致排尿困难。输送精子的管道有附睾、输精管、射精管和尿道。阴茎和阴囊是男性的外生殖器,阴茎是性交接器官,具有排尿和射精的功能。

四、女性生殖系统

女性生殖系统(图 9-5)的生殖腺是卵巢。卵巢可以产生女性生殖细胞(卵子)和雌、孕激素,左右各一,位于盆腔,含有处于不同发育时期的卵泡。卵泡由一个卵母细胞和包绕在其周围的多个卵泡细胞组成。排卵时,卵母细胞进入腹腔,并被输卵管伞端捕获而进入输卵管,若与精子相遇即可发育为成熟卵细胞。如果排出的卵在24小时内不受精,卵母细胞则退化、消失,残余的卵泡细胞发育成黄体,并最终被结缔组织代替,形成白体。

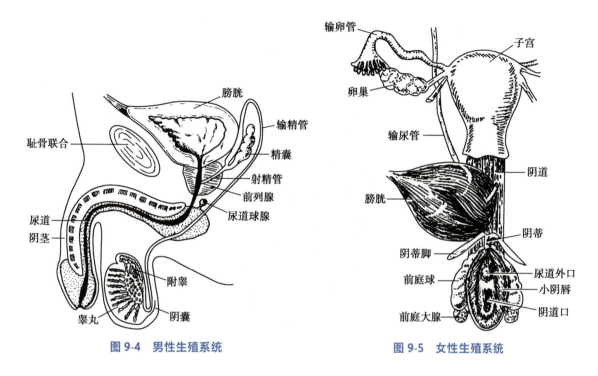

图 9-4　男性生殖系统　　　　　图 9-5　女性生殖系统

输卵管是一对弯曲的肌性管道,包括漏斗部、壶腹部、峡部和子宫部四个部分。漏斗部为输卵管外端膨大部分,其伞端游离度较大,开口于腹膜腔,引导卵子进入输卵管;壶腹部粗而弯曲,是精子与卵子结合的部位,也是输卵管妊娠的好发部位;峡部最细,是输卵管结扎术的常选部位;子宫部是输卵管穿过子宫壁的部分。

子宫是孕育胎儿的肌性器官,呈倒置梨状,位于盆腔,可分为子宫底、子宫体、子宫颈三部分。子宫颈末端伸入阴道,是胎儿从子宫娩出的出口,也是肿瘤和炎症的好发部位。阴道是前后略扁的肌性管道,上端连于子宫,下端开口于阴道前庭。阴道是性交、月经排出和胎儿娩出的通道。

女性的外生殖器主要包括阴阜、大阴唇、小阴唇、阴蒂、阴道前庭和前庭大腺等。

附:乳房

乳房为人类和哺乳动物特有的结构。乳房位于胸前部,胸大肌和胸筋膜的表面,上起第2~3肋,下至第6~7肋,内侧至胸骨旁线,外侧可达腋中线。成年未产妇女的乳房呈半球形,紧张而富有弹性。乳房中央有乳头,乳头顶端有输乳管的开口。乳头周围的肤色色素较多,形成乳晕,表面有许多小隆起,其深面为乳晕腺,可分泌脂性物质滑润乳头。

乳房由皮肤、皮下脂肪、纤维组织和乳腺构成。纤维组织主要包绕乳腺,形成不完整的囊,并嵌入乳腺内,将腺体分割成15~20个腺叶,每个腺叶又分为若干腺小叶。一个腺叶有一个排泄管,称输乳管,行向乳头,在近乳头处膨大为输乳管窦,其末端变细,开口于乳头。乳腺周围的纤维组织还发出许多小的纤维束,分别向深面连于胸筋膜,向浅面连于皮肤和乳头,对乳房起支持和固定作用,称为乳房悬韧带(Cooper 韧带)(图 9-6)。当乳腺癌侵及此韧带时,纤维组织增生,韧带缩短,牵引皮肤向内凹陷,致使皮肤表面出现许多点状小凹,类似橘皮,临床上称橘皮样变,是乳腺癌早期常有的一个体征。

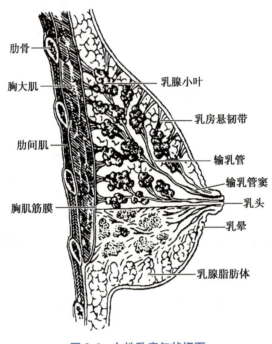

图 9-6 女性乳房矢状切面

> **点滴积累**
>
> 1. 泌尿系统由肾、输尿管、膀胱和尿道四部分组成。
> 2. 男性生殖系统的生殖腺是睾丸,附属器官包括精囊腺、前列腺、尿道球腺、附睾、输精管和阴茎等。
> 3. 女性生殖系统的生殖腺是卵巢,附属器官包括输卵管、子宫、阴道和外生殖器等。乳房是人类和哺乳动物特有的结构。

第二节 尿的生成与排泄

一、肾的功能解剖

肾脏是尿生成器官,显微镜下观察,肾实质由肾单位和集合管两部分构成(图 9-7)。

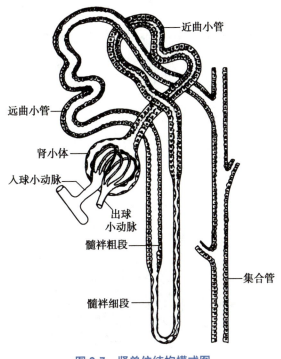

图9-7 肾单位结构模式图

（一）肾单位

肾单位是肾的结构和功能的基本单位,由肾小体和肾小管组成。

1. 肾小体 位于肾皮质,包括肾小球和肾小囊两部分。肾小球是一团毛细血管球,毛细血管球的血液从口径稍粗的入球小动脉流入,由口径稍细的出球小动脉流出,故肾小球毛细血管血压较高,利于血浆的滤过。肾小囊为包裹肾小球的双层囊,脏层包被于肾小球毛细血管内皮细胞外表面,细胞形态特殊为足细胞;脏层返折后形成壁层,脏、壁层之间成一囊状结构,即肾小囊腔。肾小球毛细血管内皮细胞、肾小囊脏层上皮细胞(足细胞)和二者之间的基膜共同构成肾小球滤过的结构基础——滤过膜。当血液流经肾小球时,血浆中除血细胞和大分子物质外,其余成分均可通过滤过膜滤入肾小囊腔。

2. 肾小管 是由单层上皮细胞围成的小管,与肾小囊的外层相连续,依次分为近端小管、细段和远端小管三部分。近端小管分为曲部和直部,曲部即近曲小管,其管腔小而不规则,盘曲在所属的肾小体周围,其细胞的游离面有刷状缘,是由大量较长的微绒毛排列而成的。近曲小管是重吸收肾小球滤液中大量有用物质和分泌、排泄某些废物的主要场所。细段的管径细,管壁为单层扁平上皮细胞,利于水和离子通过。远端小管分为直部和曲部,曲部即远曲小管,其末端与集合管相连。近端小管直部、细段和远端小管直部共同构成的"U"形结构称为髓袢。

（二）集合管

集合管分为弓形集合小管、直集合小管和乳头管三段,起源于胚胎时的输尿管芽,故不属于肾单位。集合管上与远曲小管相接,下经乳头管与肾盏相通。集合管在尿液浓缩中起重要作用。

> **课堂活动**
> 请描述出肾脏的位置、外形和构造,并尝试画出肾单位的结构。

(三)肾小球旁器

肾小球旁器在肾小体周围的一个小三角区内,由球旁细胞、致密斑和球外系膜细胞组成(图9-8)。球旁细胞由接近肾小球处的入球小动脉管壁平滑肌细胞转变而成,其细胞可以分泌肾素。致密斑为远端小管靠近肾小体侧的上皮细胞,它是化学感受器,对肾小管中 Na^+ 浓度的变化十分敏感,并将信息传递至球旁细胞,调节球旁细胞分泌肾素。球外系膜细胞位于入球小动脉、出球小动脉及致密斑所形成的三角区域内,可能有传递信息的作用。在肾小球炎症病变时,系膜细胞会分裂增生。

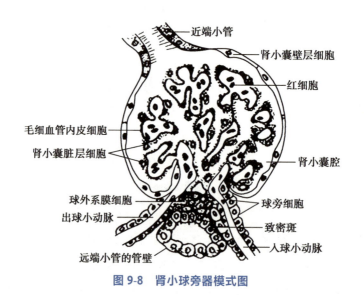

图9-8 肾小球旁器模式图

(四)肾的神经支配和血管分布

肾脏主要接受交感神经支配,至今未发现副交感神经支配。肾交感神经支配肾动脉(尤其是入球小动脉和出球小动脉的血管平滑肌)、肾小管和释放肾素的球旁细胞。肾交感神经末梢释放去甲肾上腺素,调节肾血流量、肾小球滤过率、肾小管的重吸收和肾素释放。

肾脏由左右两条肾动脉供血。肾动脉由腹主动脉垂直分出,由肾门进入肾脏后,其分支依次形成叶间动脉→弓形动脉→小叶间动脉→入球小动脉。每支入球小动脉进入肾小体后,又分支成肾小球毛细血管网,后者汇集成出球小动脉而离开肾小体。出球小动脉再次分成毛细血管网,缠绕在肾小管和集合管的周围。所以,肾血液供应要经过两次毛细血管网,然后才汇合成静脉,依次经小叶间静脉→弓形静脉→叶间静脉→肾静脉,由肾门离开肾脏,经下腔静脉回到心脏。近髓肾单位的出球小动脉不仅形成球后毛细血管网,而且还形成细而长的"U"字形直小血管深入到髓质,与髓袢伴行。直小血管在尿液的浓缩与稀释过程中起重要作用。

二、尿的生成过程

尿的生成过程包括肾小球滤过,肾小管和集合管的选择性重吸收,肾小管和集合管的分泌三个基本过程。

(一)肾小球滤过

肾小球滤过是指当血液流经肾小球毛细血管时,血浆中的水分和小分子溶质通过滤过膜滤入肾小囊中形成超滤液的过程。进入肾小囊中的超滤液也称为原尿。滤过膜上存在着大小不同的孔道,使滤过膜对通过的物质起机械屏障作用;滤过膜上还含有带负电荷的物质,使滤过膜对通过的物质起电学屏障作用。因此,原尿与血浆相比,其蛋白质含量甚少,其他成分二者基本相同。

1. 肾小球滤过的动力 促使肾小球滤过的力量是肾小球毛细血管血压。前已述及,肾小球入球小动脉口径大于出球小动脉(特别是皮质肾单位),所以肾小球毛细血管血压较高,可推动血浆滤过进入肾小囊而形成原尿。阻碍肾小球滤过的力量是血浆胶体渗透压和肾小囊内压。血浆胶体渗透压由血浆蛋白,特别是清蛋白的形成,是吸引水分进入毛细血管的力量。肾小囊内压比较稳定,只要尿路通畅一般不会影响肾小球滤过。综合以上因素,肾小球滤过的动力可用有效滤过压表示,即有效滤过压 = 肾小球毛细血管血压 −(血浆胶体渗透压 + 肾小囊内压)(图 9-9)。

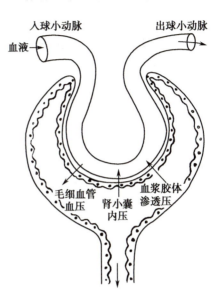

图 9-9　肾小球有效滤过压组成示意图

2. 肾小球滤过率和滤过分数 每分钟两侧肾脏生成的原尿量称为肾小球滤过率。肾小球滤过率是衡量肾小球滤过功能的指标。正常成人肾小球滤过率约为 125ml/min,照此推算,每昼夜生成的原尿总量约为 180L。肾小球滤过率和肾血浆流量的比值称为滤过分数,正常情况下约为 19%。

3. 影响肾小球滤过的因素 影响肾小球滤过的因素很多,主要包括以下三个方面。

(1)滤过膜的通透性和滤过面积:由于滤过膜的机械屏障和电学屏障作用,保证了血浆蛋白质和血细胞不能进入肾小囊腔。在病理情况下,滤过膜上带负电荷的糖蛋白减少或消失,会导致带负电荷的血浆蛋白滤过量比正常时明显增加,从而出现蛋白尿。如急性肾小球肾炎时,由于肾小球毛细血管管腔变窄或完全阻塞,导致肾小球有效滤过面积减少,使肾小球滤过率降低,出现少尿或无尿。

(2)有效滤过压:构成有效滤过压的三个因素中任一因素发生变化,都会影响肾小球滤过。肾小球毛细血管血压受全身动脉血压影响。但由于肾血流量具有自身调节机制,当全身动脉血压在 80~180mmHg 范围内变化时,肾小球毛细血管血压可保持相对稳定,肾小球滤过率基本不变。若超出上述范围,如大失血等使全身动脉血压降至 80mmHg 以下时,肾小球毛细血管血压随之下降,有效滤过压降低,肾小球滤过率减少。当全身动脉血压降至 40~50mmHg 时,肾小球滤过即停止。

在病理情况下,血浆清蛋白生成减少(如肝脏疾患)或丢失过多(如肾脏疾患),或者是静脉输注大量生理盐水时,均可使血浆胶体渗透压下降,有效滤过压升高,肾小球滤过增加。

当尿路阻塞,如尿路结石梗阻或肿瘤压迫时,可致肾小囊内压升高,有效滤过压降低,肾小球滤过减少。

(3) 肾血浆流量：在病理情况下，如严重缺氧、中毒性休克等，由于交感神经兴奋，肾血流量和肾血浆流量将显著减少，肾小球滤过因而显著减少。

（二）肾小管和集合管的选择性重吸收

正常成人两侧肾小球每昼夜生成原尿约 180L，而最终经尿道排出的尿液（终尿）约 1.5L，这表明原尿在流经肾小管和集合管时，其中 99% 的水被重吸收。同时，原尿中还有人体必需的大量无机盐、葡萄糖和氨基酸等，这些物质必须予以重新吸收。

进入肾小管中的原尿称为小管液。小管液中的物质被小管上皮细胞有选择地吸收回血液，称为重吸收。重吸收是由肾小管和集合管完成的（图 9-10）。消耗能量的重吸收称为主动重吸收，不消耗能量的重吸收称为被动重吸收。

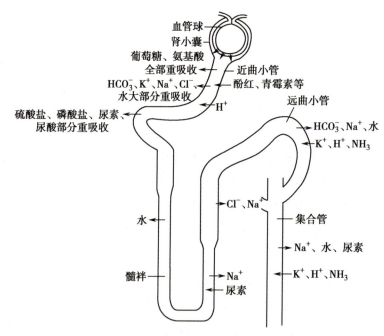

图 9-10　肾小管和集合管重吸收与分泌示意图

1. 近曲小管的重吸收　近曲小管是重吸收的主要部位。近曲小管可按比例将小管液中约 65% 的 Na^+、Cl^-、K^+、水和 85% 的 HCO_3^- 重吸收，小管液中的葡萄糖和氨基酸等则在近曲小管全部重吸收。

近曲小管上皮细胞因钠泵的作用（可逆浓度将 Na^+ 从胞内泵到胞外，消耗能量），其胞内 Na^+ 浓度远低于小管液，该浓度差促使 Na^+ 与胞内 H^+ 交换进入胞内而被重吸收。同时，葡萄糖或氨基酸与 Na^+ 结合到上皮细胞膜上的同向转运体上，共同进入上皮细胞，实现葡萄糖和氨基酸的重吸收。由于胞膜上的同向转运体数量有限，所以葡萄糖的重吸收也是有限的。当血液中葡萄糖浓度超过 160~180mg/100ml 时，肾小管对葡萄糖的重吸收达极限，尿中开始出现葡萄糖，此时的血糖浓度称为肾糖阈。

Na^+ 在近曲小管经钠泵主动重吸收，Cl^- 和水随之被动重吸收。近曲小管不能直接重吸收 HCO_3^-，但 HCO_3^- 可与进入小管液中的 H^+ 结合生成 H_2CO_3，H_2CO_3 分解生成 CO_2。CO_2 扩散入上皮细胞,在碳酸酐酶的作用下,进入细胞内的 CO_2 与水结合生成 H_2CO_3,而后再解离成 H^+ 和 HCO_3^-,HCO_3^- 则与 Na^+ 一起被转运回血液。K^+ 在近曲小管主动重吸收的机制尚不清楚。

2. 髓袢的重吸收 小管液中约 20% 的 Na^+、K^+、Cl^- 和水在髓袢重吸收。髓袢对无机盐的吸收主要表现在升支粗段。该段小管的上皮细胞膜上有 Na^+、K^+、Cl^- 的同向转运体,可将三种离子转运至上皮细胞内而重吸收。水在髓袢降支以被动方式重吸收回去。髓袢重吸收的 NaCl 可使肾髓质形成高渗状态,有利于水的重吸收而浓缩尿。呋塞米、依他尼酸等利尿药可抑制上述转运体,故可减少 Na^+ 等离子的重吸收,导致尿的浓缩功能障碍,尿量增多。

3. 远曲小管和集合管的重吸收 小管液中约 12% 的 Na^+ 和 Cl^- 在远曲小管和集合管重吸收。远曲小管的初段上皮细胞膜上有 Na^+-Cl^- 同向转运体,可将 NaCl 重吸收进上皮细胞。噻嗪类利尿药可抑制这个同向转运体而利尿。远曲小管后段和集合管对水的重吸收量可有较大波动,在抗利尿激素的调节下,随机体含水量的多少而变化。

4. 影响肾小管和集合管重吸收的因素

(1) 小管液中溶质的浓度:小管液中溶质所形成的渗透压,是对抗肾小管重吸收水分的力量。如果小管液溶质浓度增高,渗透压升高,可妨碍水的重吸收,尤其是近曲小管对水的重吸收减少,而使尿量增加。根据这一原理,临床上使用某些可被肾小球滤过而不被肾小管重吸收的药物(如甘露醇),以增加小管液中溶质的浓度和渗透压,使尿量增加,达到利尿的目的。这种由小管液中溶质浓度增高所引起的尿量增加现象称为渗透性利尿。

(2) 球-管平衡:近球小管对溶质和水的重吸收量不是固定不变的,而是随肾小球滤过率的变动而发生变化。肾小球滤过率增大,滤液中的 Na^+ 和水的总含量增加,近球小管对 Na^+ 和水的重吸收率也增加;反之,肾小球滤过率减小,滤液中的 Na^+ 和水的总含量也减少,近球小管对 Na^+ 和水的重吸收率也相应地降低。实验表明,不论肾小球滤过率增加或减少,近球小管是定比重吸收的,即近球小管的重吸收率始终占肾小球滤过率的 65%~70%,这种现象称为球-管平衡。球-管平衡的生理意义在于使终尿中排出的溶质和水不会因肾小管滤过率的增减而出现大幅度的变动。

知识链接

药物与肾脏损害

按重量计算,肾脏是人体各器官中血流最丰富的。在服药的时候,药物及其衍生物可以随血液到达肾脏。由于特殊的结构和功能,肾脏可以和高浓度的药物直接接触,使它成为容易受到药物损害的器官。西药中的氨基糖苷类抗生素和解热镇痛药物(如对乙酰氨基酚、吲哚美辛、布洛芬),中药中的关木通、广防己和青木香均可以引起肾脏损害。因此,用药一定要严格、科学,切不可因"恨病吃药"而擅自加大用药剂量和延长用药时间。

(三) 肾小管和集合管的分泌

肾小管和集合管的分泌是指肾小管和集合管的上皮细胞将血液或细胞内的代谢产物转运到小管液中的过程。

1. H^+ 的分泌 肾小管上皮细胞代谢产生的 CO_2 和 H_2O 在碳酸酐酶的作用下生成 H_2CO_3，H_2CO_3 解离成 H^+ 和 HCO_3^-。H^+ 被小管上皮细胞主动分泌入管腔，小管液中的 Na^+ 扩散进入细胞，形成 H^+-Na^+ 交换。重吸收的 Na^+ 与解离的 HCO_3^- 一同回到血液中。$NaHCO_3$ 是机体最重要的碱储备。因此，H^+ 的分泌具有排酸保碱的作用，对维持机体的酸碱平衡具有十分重要的意义。

2. K^+ 的分泌 小管液中绝大部分的 K^+ 已被近曲小管重吸收回血，终尿中的 K^+ 主要是由远曲小管和集合管分泌的。K^+ 的分泌与 Na^+ 的重吸收密切相关。Na^+ 的主动重吸收造成小管内外出现电位差，即管内为负，管外为正。此电位差促使 K^+ 向管腔内被动扩散，形成 K^+-Na^+ 交换。

3. NH_3 的分泌 NH_3 是肾小管上皮细胞在氨基酸代谢过程中产生的。NH_3 是脂溶性物质，容易通过细胞膜向管腔内扩散，并与小管液中分泌的 H^+ 结合成 NH_4^+，NH_4^+ 又与小管液中强酸盐（如 $NaCl$）的负离子结合生成铵盐，随尿排出。NH_3 的分泌使小管液中 H^+ 浓度降低，可促进 H^+ 的分泌。同时，Na^+ 通过 H^+-Na^+ 交换而进入小管上皮细胞，再与 HCO_3^- 一起转运回血液。因此，NH_3 的分泌同样具有排酸保碱，维持机体酸碱平衡的作用。

三、尿液的浓缩与稀释

肾脏对尿液有浓缩和稀释的功能。尿液浓缩与稀释的机制与肾髓质高渗的形成、维持以及激素对水、盐重吸收的调节有关。

（一）肾髓质高渗的形成

肾髓质组织液渗透压从外向内逐渐升高，形成一个高渗梯度。外髓部的高渗溶质是髓袢升支粗段主动重吸收的 $NaCl$，内髓部的高渗溶质则是髓袢升支细段扩散出来的 $NaCl$ 和内髓部集合管扩散出来的尿素。髓质高渗环境使得小管液在流经集合管时，水分从管腔扩散到组织间隙，从而使尿液浓缩。

（二）肾髓质高渗的维持

肾脏的直小血管可以将进入髓质中的水摄入血管，然后再回到体循环，从而保持髓质高渗环境不被破坏。

（三）激素对水、盐重吸收的调节

抗利尿激素和醛固酮是调节肾脏对水、盐重吸收最重要的激素。

1. 抗利尿激素 当血浆渗透压，特别是晶体渗透压升高时，可刺激下丘脑分泌抗利尿激素。抗利尿激素可以增加远曲小管和集合管对水的通透性，使水的重吸收增多，使尿液浓缩，尿量减少；反之，抗利尿激素分泌减少，尿量增加。

2. 醛固酮 当小管液中 Na^+ 含量减少时，肾小球旁器会分泌肾素，肾素可激活血浆中的血管紧张素，后者刺激肾上腺皮质分泌醛固酮。醛固酮能增加远曲小管和集合管主动重吸收 Na^+ 而排出 K^+，由于 Na^+ 重吸收增强，促进了 Cl^- 和水的重吸收，起到了保钠、保水、排钾的作用。

四、尿的排放

排尿活动是反射活动。排尿反射的感受器是膀胱壁的牵张感受器。当膀胱充盈的尿量达400ml时,感受器兴奋,冲动经盆神经传到骶髓的初级排尿中枢,同时冲动也传到大脑皮层的高级中枢产生排尿意。如果条件适宜,大脑皮层对初级排尿中枢的抑制解除,骶髓的初级排尿中枢发放冲动沿盆神经到达膀胱,使膀胱逼尿肌收缩,尿道内括约肌松弛,尿液进入后尿道。后尿道感受器受尿液刺激,冲动沿盆神经再次传到初级排尿中枢,反射性地抑制阴部神经,使尿道外括约肌松弛而排尿。

点滴积累

1. 肾脏是尿生成器官,其功能结构包括肾单位和集合管两部分。肾单位是肾的结构和功能的基本单位,由肾小体和肾小管组成。
2. 尿的生成过程包括肾小球滤过,肾小管和集合管的选择性重吸收,肾小管和集合管的分泌三个基本过程。
3. 肾脏对尿液有浓缩和稀释的功能。

第三节　泌尿系统与生殖系统疾病常见症状与体征

一、尿频、尿急和尿痛

尿频、尿急和尿痛合称为尿路刺激征,亦称膀胱刺激征。三大症状在不同的疾病中可合并出现,也可单独出现。产生尿路刺激征的疾病有:全身性疾病,如糖尿病;垂体性疾病,如尿崩症;肾脏疾病,如肾衰竭多尿期;尿路疾病,如肾盂、输尿管、膀胱和尿道的感染、肿瘤、结石等;前列腺疾病,如前列腺增生,以及精神紧张、焦虑和恐惧等。

(一)尿频

正常饮食时,排尿次数长期增多,如白天超过5次,夜间超过2次,称作尿频。但如果饮水量过多、气候寒冷或个人习惯等导致排尿次数多,而且超过前述范围,多为短期,不应视作尿频。

尿频而每次尿量正常(200~400ml/次),但全天总尿量增多,可见于糖尿病、尿崩症和急性肾衰竭多尿期等。尿频而每次尿量少于正常,或仅有尿意却无尿液排出,可见于:①膀胱容量减少,如肿瘤、结核引发的膀胱肌肉萎缩或子宫压迫膀胱,如妊娠、肌瘤和脱垂等;②膀胱、尿道受刺激,如炎症、结石、膀胱结核等;③尿道梗阻,如前列腺增生、尿道狭窄等;④膀胱弛缓而收缩无力,如神经系统疾病;⑤精神过度紧张,过度焦虑和恐惧等。

(二) 尿急

突然有强烈尿意,不能控制而需立即排尿称为尿急。尿急常伴随有尿频和尿痛,多见于膀胱、尿道和前列腺的急性炎症,输尿管下段结石、膀胱癌、神经源性膀胱以及极度紧张和恐惧等。

(三) 尿痛

排尿时膀胱区和尿道疼痛称为尿痛,多为涩、灼、刺痛。尿痛常见于尿道、膀胱和前列腺的非特异性炎症,膀胱结核、结石或异物嵌顿,膀胱癌晚期等。尿道炎多在排尿开始时即尿痛;膀胱炎多在排尿终末时疼痛加剧;前列腺炎除有尿痛外,还可有耻骨上区、腰骶部或龟头处疼痛。结石或异物嵌顿还可见有尿流中断等伴随症状。

尿路刺激征伴随有发热和脓性尿,多见于急性膀胱炎;伴随有会阴部胀满,肛门下坠,耻骨上区和腰背部疼痛并向腹股沟、睾丸及大腿内侧放射,多见于急性前列腺炎;伴随有血尿,常见于膀胱结核和肿瘤。尿频、尿急伴随排尿终末疼痛或腰背痛,常见于下输尿管结石。老年男性尿频且伴随进行性排尿困难,多见于前列腺增生。尿频伴随无痛血尿多见于膀胱癌。

二、排尿异常

排尿异常包括尿量异常、排尿困难、尿失禁和尿潴留等。

(一) 尿量异常

生理性尿量变异很大,可随饮食、气候和精神状态等而变化,一般约为 1 000~2 000ml/d,平均为 1 500ml/d。人体至少需 500ml/d 排尿量,才能够将代谢终产物排出体外。日排尿量少于 500ml 即为少尿,少于 100ml 则为无尿。正常饮食下,日排尿量长期在 2 000ml 以上为多尿。

(二) 排尿困难

排尿困难是指不能顺利排出尿液,甚至排尿不能的一种临床症状。排尿困难的主要表现是:尿流变细,甚至滴出和多段排出,排尿无力,射程缩短,排尿时间延长等。严重时可致尿潴留。

根据其发生原因,有梗阻性和功能性两种排尿困难,以前者为多见。

梗阻性排尿困难的原因主要有男性前列腺增生肥大(主要见于老年)、尿道狭窄(主要见于青、壮年)和尿道结石(主要见于中老年),以及膀胱肿瘤(主要见于老年)等。女性尿道较短,发生梗阻的可能性较少,故此类排尿困难较少见,偶见有尿道狭窄者。

功能性排尿困难的主要原因是脊髓损伤或脊髓肿瘤引起的膀胱功能障碍,多伴有结肠和直肠的功能障碍,如大便秘结等。

(三) 尿失禁

不能自控排尿,尿液不自主流出称为尿失禁。因尿道括约肌,特别是外括约肌损伤或支配膀胱的神经病变而致的尿失禁,为真性尿失禁。因膀胱过度充盈而致的尿失禁,为假性尿失禁。此外,腹压突然升高,如打喷嚏、大笑、举重和跑跳可引起压力性尿失禁和急性膀胱炎等可引起急迫性尿失禁。

50 岁以上男性,尿失禁伴随进行性排尿困难,多见于前列腺增生或肿瘤。尿失禁伴随有尿路刺激征及脓尿,常见于急性膀胱炎。伴有神经系统表现的尿失禁,见于神经源性膀胱。

(四)尿潴留

膀胱胀满却又不能排尿称为尿潴留。长期尿潴留可致尿路逆行高压,而损伤肾脏。急性尿潴留起病急骤,耻骨上可见胀满的膀胱,局部有明显的压痛,可见于:①膀胱颈部或尿道的机械性梗阻最多见,如前列腺增生、尿道狭窄、局部结石嵌顿、肿瘤压迫、异物或妊娠子宫压迫等。②膀胱麻痹性梗阻,如膀胱较长时间膨胀或药物(如平滑肌松弛剂等)而致的膀胱平滑肌麻痹。③高热、昏迷、腹部手术、切口疼痛以及不习惯卧床排尿等可致尿潴留。慢性尿潴留起病缓慢,主要见于前列腺增生或肿瘤等。

三、水肿和高血压

水肿和高血压不是泌尿系统疾病的特有表现,肾脏疾病常可引发水肿和高血压。

(一)肾源性水肿

肾源性水肿可见于各型肾炎和肾病,是由于肾排泄水钠减少,引起水钠潴留所致。肾源性水肿的特点是早期晨起眼睑、颜面水肿,后延及全身,发展迅速;水肿部位弹性降低,呈凹陷性;常伴随有蛋白尿、高血压、血尿、管型尿和眼底改变等。肾源性水肿应与心源性水肿、肝源性水肿、营养不良性水肿和其他全身性水肿相区别。

(二)肾性高血压

可分为容量依赖性高血压和肾素依赖性高血压。

肾脏疾病,如急性肾小球肾炎,肾实质损害后,肾脏处理水钠的能力减弱。当钠的摄入量超过机体的排泄能力时,就会出现水钠滞留,使血容量扩张,血压升高;同时水钠潴留可使血管平滑肌细胞内水钠含量增加,血管壁增厚,弹性下降,血管阻力以及对儿茶酚胺的反应增强,也可使血压升高,为容量依赖性高血压。

肾实质疾病如慢性肾小球肾炎,尤其肾衰竭时肾动脉狭窄,肾内灌注压降低,能使球旁细胞释放大量肾素,引起血管紧张素活性增高,全身小动脉管壁收缩而使血压升高,为肾素依赖性高血压。肾素及血管紧张素还促使醛固酮分泌增多,导致水钠潴留,使血容量进一步增加,从而加重高血压。肾实质损害后激肽释放酶及前列腺素的释放减少,这些舒张血管物质的减少也是高血压形成的重要因素。

四、血尿、蛋白尿和管型尿

(一)血尿

正常人尿液中无红细胞或偶见红细胞。含有较多红细胞的尿液称为血尿。血尿分为镜下血尿和肉眼血尿,前者是指尿色正常,离心沉淀处理的尿液,在光镜下每高倍视野有红细胞2~3个以上;后者是指尿呈洗肉水色或血色,肉眼即可见的血尿。镜下血尿如得不到适当处理可转为肉眼血尿。

引起血尿的原因很多,约98%由泌尿系统本身疾病引起,约2%由全身或泌尿系统邻近器官病变所致。血尿伴随肾绞痛多为肾、输尿管结石;血尿伴随尿痛、排尿困难多见于膀胱或尿道结石;

血尿伴随尿路刺激征,提示膀胱或后尿道炎症、结核或肿瘤;血尿伴随高热、寒战和腰痛,应考虑为肾盂感染;血尿伴随高血压、蛋白尿及水肿,见于肾炎和高血压肾病;单纯无痛血尿或伴随局部肿块是肿瘤的特征;血尿伴随皮肤黏膜出血,多见于各种紫癜和血液病。

(二) 蛋白尿

蛋白尿是指尿蛋白含量大于 100mg/L 或 150mg/24h,尿蛋白定性实验呈阳性反应。

产生蛋白尿的原因很多,临床上可分为生理性和病理性两种。生理性蛋白尿是指机体在剧烈运动、发热、寒冷、精神紧张、交感神经兴奋及血管活性剂等刺激下导致的肾血管痉挛、充血,肾小球毛细血管壁通透性增加而出现的蛋白尿,程度较轻,持续时间短,诱因解除后消失。病理性蛋白尿是指因各种肾脏及肾外疾病所致的蛋白尿,多为持续性蛋白尿,分为:①肾小球性蛋白尿,主要由于肾小球滤过膜病变引起的。②肾小管性蛋白尿,是由于炎症或中毒等因素引起的近曲小管重吸收障碍而出现的蛋白尿。③混合性蛋白尿,是由肾小球和肾小管同时受损所致的蛋白尿。④溢出性蛋白尿,是由血中低分子量的异常蛋白质(如多发性骨髓瘤轻链蛋白、血红蛋白、肌红蛋白等)增多,经肾小球滤过而又未能被肾小管全部重吸收所致。

(三) 管型尿

管型是以髓袢升支厚壁段及远曲小管分泌的蛋白为基质、细胞或其碎片在肾小管内凝聚而成的柱状体。健康人尿中偶见透明管型,若 12 小时尿管型超过 5 000 个,或尿沉渣镜检管型增多或出现其他管型,称管型尿。管型的形成受尿中蛋白质和细胞多少及尿流量、尿浓缩等因素的影响,不同管型其临床意义各异,红细胞管型提示血尿来自肾实质;白细胞管型多见于肾盂肾炎或间质性肾炎;颗粒管型见于各种肾小球肾炎或肾小管疾病;蜡样管型见于慢性肾衰竭;粗大的上皮细胞管型见于急性肾小管坏死;脂肪管型见于肾病综合征。

点滴积累

1. 尿路刺激征包括尿频、尿急和尿痛。
2. 排尿异常包括尿量异常、排尿困难、尿失禁和尿潴留等。
3. 肾脏疾病可引发水肿和高血压。
4. 泌尿系统疾病引起血尿、蛋白尿或管型尿。

第四节 泌尿系统与生殖系统常见疾病

一、肾小球肾炎

肾小球肾炎是病变主要累及双肾肾小球的一组疾病,临床上分为急性肾小球肾炎、急进性肾小球肾炎、慢性肾小球肾炎和隐匿性肾小球肾炎四种类型。本节重点介绍急性肾小球肾炎。

急性肾小球肾炎是一组免疫损伤性疾病，其特点是起病急骤。主要临床表现为水肿、蛋白尿、血尿、高血压和一过性氮质血症，多见于链球菌、葡萄球菌、肺炎球菌和某些病毒等病原体感染后。

(一) 病因与发病机制

急性肾小球肾炎的免疫损伤机制有两种类型，一种为细胞毒型，又称为 II 型超敏反应；另一种为免疫复合物型，又称为 III 型超敏反应。

细胞毒型免疫损伤是由于 A 族乙型溶血性链球菌含有与肾小球基底膜共同抗原成分。溶血性链球菌感染后，机体产生的抗链球菌抗体可与肾小球基底膜发生交叉免疫反应，导致基底膜组织损伤。

免疫复合物型免疫损伤是急性肾小球肾炎发病的主要原因，约占患者总数的 80%，多由 A 族 4、12、25 和 49 型溶血性链球菌引起。此外，葡萄球菌、肺炎链球菌、伤寒沙门菌和某些病毒等也可引起此型损伤。病原菌的持续存在是免疫复合物形成的先决条件，故一般链球菌感染 2~3 周后才可损伤肾小球。抗链球菌抗体与链球菌抗原成分形成的免疫复合物沉积在肾小球内皮细胞和基底膜，通过激活补体，导致肾小球内皮细胞和系膜细胞增生，并可吸引中性粒细胞和单核细胞浸润，导致肾脏病变。

(二) 临床表现

典型的临床表现有如下诸项。

1. 血尿 几乎所有患者全都有镜下血尿，40% 的患者可有肉眼血尿。血尿常为急性肾小球肾炎患者起病第一症状。

2. 蛋白尿 多数患者有轻度蛋白尿，仅有少数患者可有大量蛋白尿。

3. 水肿和少尿 多数患者(约 90%)有晨起眼睑水肿，少数患者可有全身性凹陷性水肿。多数患者尿量明显减少。

4. 高血压 约 80% 患者病初可因水钠潴留而发生高血压(收缩压多在 130~160mmHg)，经利尿治疗后可逐渐恢复。少数患者血压较高，甚至可出现高血压脑病。

5. 实验室检查 多数患者有一过性氮质血症，利尿后可恢复正常。极少数患者可出现急性肾衰竭。血清补体 C3 起病初期下降。

急性肾小球肾炎诊断并不困难。链球菌感染，如急性扁桃体炎或细菌性肺炎等 1~3 周出现血尿、蛋白尿、水肿、高血压、少尿和氮质血症，血清补体 C3 下降(8 周内恢复正常)，可诊断为急性肾小球肾炎。

> **课堂活动**
> 请根据急性肾小球肾炎的病理变化描述，分析患者出现上述临床表现的原因。

(三) 治疗原则

本病有自愈趋势。一般以卧床休息和对症治疗为主。若出现急性肾衰竭，应予透析待其自然恢复。

1. 一般治疗 卧床休息至肉眼血尿消失，水肿消退及血压恢复正常。给予低盐饮食(小于 3g/d)，特别是水肿和高血压患者。无氮质血症患者可按正常量摄入蛋白质，否则应限制蛋白质摄入，可给予富含必需氨基酸的蛋白质。明显少尿的急性肾衰竭患者应限制液体摄入量。

2. 控制感染 选择敏感抗生素控制链球菌感染。反复发作的慢性扁桃体炎,可在肾炎病情稳定后[尿蛋白少于(+),尿沉渣红细胞数少于10个/高倍视野]实施扁桃体切除,但术前、术后需各注射链球菌敏感抗生素两周。

3. 对症治疗 使用利尿药消除水肿和降血压,可首选用噻嗪类利尿药。如效果不佳,可用袢利尿药。为防止诱发高血钾,在少尿期间慎用或不用保钾性利尿药和血管紧张素转换酶抑制药。若利尿后血压仍高者,可加用钙通道阻滞药。

4. 中药治疗 中医认为急性肾小球肾炎多属实证,为风邪犯体,肺失肃降,膀胱气化失常而水湿停滞,发为水肿。治宜宣肺利湿、凉血解毒,越婢加术汤主之(金匮要略方)。

5. 透析治疗 急性肾小球肾炎合并有急性肾衰竭者(严重的氮质潴留,以及水、电解质、酸碱平衡紊乱),应予血液透析或腹膜透析。

多数患者经治疗后可于1~4周水肿消失,血压和尿常规化验恢复正常,血清补体C3需4~8周内恢复正常。遗留的少量镜下血尿和微量蛋白尿也可在一年内消失。极少数老年患者可转为慢性,或因肾衰竭而死亡。

> **知识链接**
>
> ### 血液透析
>
> 血液透析简称血透,它是利用半透膜原理,将患者血液与透析液同时引进透析器(人工肾),以弥散方式进行物质交换,使血液中的代谢废物如尿素、肌酐、胍类等和过多的电解质向透析液移动,而透析液中的钙离子、碱基等小分子物质流入肾衰竭患者的血液循环中,达到清除体内有害物质、补充体内所需物质的目的。因而,通过血液透析可以使肾衰竭、尿毒症患者达到血液净化的目的,提高患者的生存质量。

二、泌尿系感染

泌尿系感染根据病原菌的不同,分为非特异性感染和特异性感染两类。非特异性感染的病原菌绝大多数为革兰氏阴性杆菌,如大肠埃希菌、变形杆菌、产气杆菌和铜绿假单胞菌等,球菌感染较少见。特异性感染主要指由结核分枝杆菌和淋球菌所引起的感染。

本节重点讨论累及肾盂、膀胱和尿道的非特异性感染,即急性肾盂肾炎、急性膀胱炎、急性尿道炎等。

(一)病因与发病机制

1. 病原菌感染 病原菌感染是泌尿系感染的先决条件。最常见的感染路径是尿路和血行感染,淋巴道感染和直接感染居次要地位。

(1)尿路逆行感染:病原菌经尿道进入膀胱,后沿输尿管向肾脏播散。特别是输尿管的膀胱壁内段过短,膀胱充盈时起不到括约肌作用而使尿液向输尿管反流,或尿路梗阻时都易发生尿路逆行感染。

(2)血行感染:病原菌从全身任何一处感染灶都可通过血流而传到泌尿系统,下尿路的感染灶也可通过血流而传到肾脏。

（3）淋巴道感染：病原菌可经淋巴循环进入血液，再经血流感染泌尿系统。肠道感染也可经淋巴管向肾脏蔓延。

（4）直接感染：肾周围组织感染可侵及肾脏，病原菌也可直接感染尿道。女性尿道短而直，病原菌容易侵入，病原菌感染后即可在局部形成化脓性炎症。

2. 诱因 泌尿系统结石、异物、肿瘤、损伤、畸形、各种原因引起的尿路梗阻、糖尿病以及引起免疫功能低下的各种全身性疾病，是泌尿系感染的重要病理基础。妊娠期子宫压迫、老年人前列腺增生都可致排尿不畅而易发感染。膀胱镜检查、导尿术及泌尿道手术，若操作不规范，可以造成尿路黏膜医源性损伤而导致感染。女性尿道短、宽、直，缺乏抗菌作用，女性是本病的高发人群，其发病率约为男性的 10 倍。

（二）临床表现

1. 急性肾盂肾炎的临床表现

（1）发热：体温可升至 39℃以上，伴发寒战、头痛和周身痛。

（2）膀胱刺激征：多数患者在短期内出现尿频、尿急和尿痛，如伴发膀胱炎则此刺激症状更明显，且可出现血尿。

（3）腰痛：炎症导致肾脏肿胀牵拉肾包膜，炎症刺激腰肌肌膜而引起的疼痛。肾脏贴近腰肌，腰痛点明确，局部有压痛或叩痛，腰肌紧张。疼痛性质为钝痛或酸痛，可沿输尿管向下腹部放射。

（4）其他系统症状：患者可有食欲缺乏、恶心、呕吐、腹泻和腹胀等消化系统症状。高热时成年患者可出现昏睡、谵语，儿童患者可出现惊厥、抽搐等神经系统症状。

（5）尿化验检查：尿化验检查可见尿中有大量白细胞、红细胞，可有脓性尿；清洁中段尿培养细菌数 10^5 个 /ml 为确诊依据，还可通过药物敏感试验确定最佳治疗抗生素。

案例分析

案例：患者，女，29 岁，已婚。3 天前突然发热，继之出现腰痛和排尿异常（尿液浑浊、尿急、尿频）。既往身体健康。体格检查：体温 39.4℃，脉率 82 次 /min，血压 120/80mmHg。右侧肾区有明显叩痛，耻骨上区无压痛。尿常规化验见大量白细胞和红细胞，尿蛋白（+），尿细菌培养大肠埃希菌阳性。

分析：根据患者有发热，腰痛，尿液浑浊，尿频尿急，食欲缺乏等症状，肾区叩痛等体征以及化验检查发现尿液中有大量白细胞，尿蛋白（+），并检出大肠埃希菌，诊断为急性肾盂肾炎。

---

2. 急性膀胱炎的临床表现 该病常为局部炎症，无全身感染的表现。

（1）尿频：排尿次数增加，依感染程度不同而异。

（2）尿急：多与尿频同在，有尿意时需立即排尿，但每次排尿量不多。

（3）尿痛：出现在排尿终末，疼痛较剧烈，痛点在会阴或耻骨上区，可向腰背部放射。

（4）脓尿：炎症严重时肉眼可见尿液浑浊。

（5）血尿：为终末血尿或全程血尿。

（6）尿潴留：耻骨上可见局部膨隆，胀痛和压痛。

3. 急性尿道炎的临床表现

(1)耻骨上区和会阴部疼痛，常为涩痛。

(2)尿频、尿急、尿痛（全程尿痛）。

(3)尿道口局部红肿，边缘外翻。

(4)男性尿道炎多见有异常分泌物，女性少见。

（三）治疗原则

泌尿系感染的治疗应采取综合措施。

1. 全身治疗　肾盂肾炎和膀胱炎急性期宜卧床休息，尿道炎急性期亦应避免剧烈运动。所有的泌尿系急性感染均应避免刺激性食物，营养应足够。饮入或输入足量液体以保证尿量在1 500ml/d 以上，以利于炎性物质排出。

2. 抗菌治疗　泌尿系感染的抗菌治疗应遵循五项基本原则，即选准药物，尽早用药，剂量适当，疗期足够和联合用药。

(1)选准药物：应以药物敏感试验为依据，选择最佳疗效抗生素。在无药物敏感试验检查条件时或检查尚无结果时，可根据临床上对致病菌类别的估计选择适当抗菌药物。

(2)尽早用药：一旦确定诊断，应立即开始抗菌治疗，切不可盲目观察等待。

(3)剂量适当和疗期足够：从一开始应给予足量抗生素和足够的疗程，避免逐渐增加剂量和分期投药，以便彻底杀灭病原菌和避免病原菌产生耐药，防止转为慢性。

(4)联合用药：如果病原菌既有革兰氏阴性杆菌，又有革兰氏阳性球菌，应分别选用敏感抗生素联合治疗，以保证疗效。中药与抗生素联合使用也能提高疗效。

3. 对症治疗　可用缓解平滑肌痉挛的药物或其他止痛剂缓解疼痛。适当给予碱性药物，如 $NaHCO_3$ 等，可降低酸性尿液对膀胱等的刺激而缓解症状，也有利于链霉素等药物发挥作用。

4. 其他治疗　清除机体存在的原发感染灶和解除泌尿系统的梗阻等。此外，膀胱炎和尿道炎还可用 1∶1 000 的硝酸银溶液冲洗局部。泌尿系急性感染期应避免对尿路进行器械检查，以减少再感染机会。

三、子宫颈疾病

> **案例分析**
>
> 案例：患者，女，43 岁，已婚。以脓性白带且量多，接触性出血和盆腔坠痛入院。一般检查：正常。妇科检查：阴道有大量脓性、黄色白带，味腥微臭，子宫颈表面Ⅲ度糜烂，附有脓性分泌物，触碰可见出血，有若干黄色小囊肿存在。子宫颈质硬，口外翻，可见一息肉 0.3cm×0.4cm。宫颈刮片未检出癌细胞。
>
> 分析：根据患者宫颈Ⅲ度糜烂，脓性白带，宫颈息肉及质硬，颈口外翻，可确诊为慢性宫颈炎，子宫颈Ⅲ度糜烂。宫颈刮片未见癌细胞，可排除宫颈癌，但应嘱患者定期复查以免漏诊。

(一) 子宫颈炎

子宫颈炎是已婚育龄妇女生育阶段最常见的妇科炎症性疾病,有急性和慢性两种。

1. 病因与发病机制

(1)急性子宫颈炎:主要由淋病奈瑟菌及沙眼衣原体所致,由葡萄球菌、链球菌、肠球菌引起的急性子宫颈炎较少见。主要见于感染性流产、产褥感染、宫颈损伤或阴道异物并发感染。

(2)慢性子宫颈炎:多由急性子宫颈炎未治疗或治疗不彻底,病原体隐藏于宫颈黏膜形成慢性炎症。由于炎症刺激可使腺上皮和间质增生,形成颗粒型甚至乳突型糜烂。在此基础上,子宫颈组织因炎症而充血、水肿,导致宫颈肥大质硬。子宫颈腺体深部若有黏液潴留,还可形成囊肿。慢性炎症刺激可使子宫颈管局部黏膜增生,并向颈口外突出,形成息肉。息肉质地脆软,易因触碰而出血。在炎性糜烂修复过程中,新生的上皮可覆盖子宫颈腺管,形成结缔组织瘢痕,还可压迫腺管,使腺体分泌物潴留,形成子宫颈腺囊肿。子宫颈黏膜炎症分泌物与白带共同形成脓性白带。

2. 临床表现

(1)急性子宫颈炎:脓性白带,量多;腰背痛和盆腔坠痛,有的患者有接触痛;泌尿系症状,如尿频、尿急,但多无尿痛;妇科检查可见子宫颈充血、肥大。

(2)慢性子宫颈炎:白带增多,其量、性质、颜色和气味随病原菌和炎症范围的不同而不同,多见脓性白带;伴发息肉者可有接触性出血或血性白带;病变累及子宫骶骨韧带或盆腔时,可有腰骶部痛和盆腔下坠痛;脓性白带不利于精子运动,可致不孕;妇科检查可见子宫颈糜烂、肥大、质硬、囊肿、息肉、宫颈裂伤、颈口外翻等。

3. 治疗原则

(1)急性子宫颈炎:重在全身治疗,宜选择敏感的抗生素。局部治疗应慎重,以免炎症扩散。

(2)慢性子宫颈炎:以局部治疗为主,多采用物理疗法,辅以药物和手术治疗。物理疗法,是以物理学方法破坏宫颈糜烂的上皮,使之坏死脱落,使宫颈被新生的鳞状上皮覆盖而变得光滑。物理疗法有激光、冷冻、红外线凝结和微波疗法等。局部药物,如硝酸银和铬酸等腐蚀剂的方法现已很少使用。可选用适当的中药验方和配方,有一定疗效。全身性抗菌治疗主要用于宫颈管炎,可选敏感抗生素治疗。个别糜烂面广且深,宫颈肥大者可考虑宫颈锥切术。

(二) 宫颈上皮内瘤变

宫颈上皮内瘤变(CIN)是指子宫颈上皮由异型增生至原位癌这一连续的病变过程,与子宫颈浸润癌密切相关,常发生于 25~35 岁的妇女。CIN 通常分为三级(Ⅰ、Ⅱ、Ⅲ级),大部分低级别 CIN可自然消退,但高级别 CIN 具有癌变潜能,可能发展为浸润癌,被视为癌前病变。CIN 反映了宫颈癌发生发展中的连续过程,通过筛查发现 CIN,及时治疗高级别病变,是预防宫颈癌行之有效的措施。

1. 病因 CIN 和宫颈癌的发生与性生活过早(<16 岁)和性生活紊乱密切相关,其中经性传播的人乳头状瘤病毒(HPV)感染可能是宫颈癌的主要致病因素。目前,针对 HPV 的预防性疫苗已在全球上市,未感染病毒的女性通过接种疫苗可预防 CIN 与宫颈癌。

2. 病理分级 CIN 分为三级:Ⅰ级,异型细胞局限于上皮全层的下 1/3;Ⅱ级,异型细胞累及上皮层的下 1/3 至 2/3；Ⅲ级，增生的异型细胞超过上皮全层的 2/3，包含原位癌。

3. 临床表现及检查方法 无特殊症状。偶有阴道排液增多，伴或不伴臭味。也可在性生活或妇科检查后发生接触性出血。检查宫颈光滑，或仅可见局部红斑、白色上皮，或宫颈糜烂表现，未见明显病灶。

子宫颈细胞学检查是 CIN 及早期宫颈癌筛查的基本方法，也是诊断的必需步骤。高危型HPV-DNA 检测相对于细胞学检查其敏感性较高，特异性较低。子宫颈活组织检查是确诊宫颈鳞状上皮内瘤变的最可靠方法。

4. 治疗原则

(1) CIN Ⅰ：约 60% 的 CIN Ⅰ 会自然消退，可观察随访。若在随访过程中病变发展或持续存在2 年，宜进行治疗。根据情况可采用冷冻和激光治疗或宫颈锥切术。

(2) CIN Ⅱ 和 CIN Ⅲ：约 20%CIN Ⅱ 会发展为 CIN Ⅲ，5% 发展为浸润癌。故所有的 CIN Ⅱ 和CIN Ⅲ 均需要治疗。CIN Ⅱ 可用物理治疗或宫颈锥切术；CIN Ⅲ 通常采用宫颈锥切术，包括宫颈环形电切术（LEEP）和宫颈冷刀锥切术。经宫颈锥切确诊、年龄较大、无生育要求、合并有其他手术指征的妇科良性疾病的 CIN Ⅲ 也可行子宫全切术。

(三) 宫颈癌

宫颈癌曾是最常见的妇科恶性肿瘤。高发年龄为 50~56 岁。自 20 世纪 50 年代以来，子宫颈细胞学筛查的普遍应用，使宫颈癌和癌前病变得以早期发现和治疗，宫颈癌的发病率和死亡率已有明显下降。

1. 病因 主要为人乳头状瘤病毒（HPV）感染，尤其是 HPV-16、HPV-18、HPV-31、HPV-33、HPV-58 等高风险亚型，与宫颈癌发生密切相关。

2. 病理类型 CIN 形成后继续发展，突破上皮下基底膜，浸润间质，形成宫颈浸润癌。

(1) 鳞状细胞浸润癌：占宫颈癌的 75%~80%。微小浸润癌肉眼观察无明显异常，或类似子宫颈柱状上皮异位。随病变发展，可形成 4 种类型：外生型、内生型、溃疡型和颈管型。显微镜检浸润癌可根据癌细胞分化程度分为高分化、中分化和低分化等。

(2) 腺癌：近年来宫颈腺癌的发生率有上升趋势，占宫颈癌的 20%~25%。来自子宫颈管内的肿瘤，常浸润管壁或向子宫颈外口突出生长，子宫颈管膨大，形如桶状；还常可侵犯子宫颈旁组织。显微镜检，主要有 2 种组织学类型：黏液腺癌和恶性腺瘤。

3. 扩散转移 主要为直接蔓延和淋巴转移，血行转移极少见。

(1) 直接蔓延：最常见，癌组织局部浸润，向邻近器官及组织扩散。常向下累及阴道壁，极少向上由子宫颈管累及宫腔；癌灶向两侧扩散可累及主韧带及子宫颈旁、阴道旁组织直至骨盆壁；癌灶压迫或侵及输尿管时，可引起输尿管阻塞及肾积水。晚期可向前、后蔓延侵及膀胱或直肠，形成膀胱阴道瘘或直肠阴道瘘。

(2) 淋巴转移：癌灶局部浸润后侵入淋巴管，形成瘤栓，随淋巴液引流进入局部淋巴结。淋巴转移包括宫旁、子宫颈旁、闭孔、髂内、髂外、髂总、骶前淋巴结；还可转移至更远处的腹股沟深浅淋巴结、腹主动脉旁淋巴结等。

（3）血行转移：少见，晚期可转移至肺、肝、骨等处。

4. 临床表现　早期宫颈癌常无明显症状和体征。颈管型患者因子宫颈外观正常易漏诊或误诊。病变发展，可出现以下表现。

（1）阴道流血：常表现为接触性出血，即性生活或妇科检查后阴道流血。也可表现为不规则阴道流血，或经期延长、经量增多。老年患者常为绝经后不规则阴道流血。出血量根据病灶大小、侵及间质内血管情况而不同，若侵蚀大血管可引起大出血。一般外生型癌出血较早，量多；内生型癌出血较晚。

（2）阴道排液：多数患者有白色或血性、稀薄如水样或米泔状、有腥臭味的阴道排液。患者因癌组织坏死伴感染，可有大量米泔样或脓性恶臭白带。

（3）晚期症状：根据癌灶累及范围出现不同的继发性症状。如尿频、尿急、便秘、下肢肿痛等；癌肿压迫或累及输尿管时，可引起输尿管梗阻、肾盂积水及尿毒症；晚期可有贫血、恶病质等全身衰竭症状。

5. 治疗原则　根据临床分期、患者年龄、生育要求、全身情况、医疗技术水平及设备条件等，综合考虑制订适当的个体化治疗方案。总原则为采用手术和放疗为主、化疗为辅的综合治疗。

（1）手术治疗：优点是年轻患者可保留卵巢及阴道功能。根据分期可采用改良广泛性子宫切除术及盆腔淋巴结切除术，必要时行腹主动脉旁淋巴结活检术。也有采用新辅助化疗后行广泛性子宫切除术。

（2）放射治疗：包括腔内照射及体外照射。

（3）化疗：主要用于晚期或复发转移患者和同期放化疗。常用抗肿瘤药有顺铂、卡铂、氟尿嘧啶和紫杉醇等。常采用以铂类为基础的联合化疗方案，如 TP（顺铂与紫杉醇）、FP（顺铂与氟尿嘧啶）、BVP（博来霉素、长春新碱与顺铂），BP（博来霉素与顺铂）等。多采用静脉化疗，也可用动脉局部灌注化疗。

四、乳腺癌

乳腺癌是女性最常见的恶性肿瘤。在我国，乳腺癌占全身各种恶性肿瘤的 7%~10%，近年来呈不断上升趋势。临床上以 40~60 岁的妇女多见。

（一）病因

病因尚未完全阐明，可能与以下因素有关。

1. 雌激素　乳腺癌的发生与雌激素水平密切相关。临床观察发现，月经初潮早、绝经期晚、不孕和未哺乳者更易患乳腺癌。长期服用雌激素者乳腺癌的发病率升高。

2. 遗传因素　大约 5%~10% 乳腺癌患者有家族遗传倾向，有家族史的妇女比无家族史者乳腺癌发病率高 2~3 倍。

3. 良性的乳腺疾病　如慢性囊性乳腺病、乳腺小叶有上皮高度不典型增生者，乳腺癌的可能性会增大。

另外，营养过剩、肥胖、脂肪摄入过多，加强或延长雌激素对乳腺上皮细胞的刺激都会增加发病机会。

(二) 病理类型

1. 非浸润性癌

(1) 小叶原位癌：癌细胞局限于乳腺末梢腺管或腺泡内，未突破末梢腺管或腺泡基底膜。

(2) 乳腺导管原位癌：又称导管内癌，癌细胞局限于乳腺导管内，未突破管壁基底膜。

2. 浸润性癌

(1) 浸润性小叶癌：癌细胞突破末梢腺管或腺泡基底膜，开始向小叶间质浸润。

(2) 浸润性导管癌：由导管内癌发展而来，癌细胞突破导管壁基底膜，开始生芽、向间质浸润。

3. 特殊型癌　主要包括髓样癌、黏液癌、乳头乳晕湿疹样癌等。

(三) 扩散转移

1. 直接蔓延　癌细胞沿乳腺导管直接蔓延，可累及相应的乳腺小叶腺泡；或沿导管周围组织间隙向周围扩散到脂肪组织。癌组织不断扩大，甚至可侵及胸大肌和胸壁。

2. 淋巴转移　乳腺淋巴管丰富，淋巴管转移是乳腺癌最常见的转移途径。外上象限的乳腺癌首先转移至同侧腋窝淋巴结，晚期可相继转移至锁骨下、上淋巴结。内上象限的乳腺癌常转移至乳内动脉旁淋巴结，进一步至纵隔淋巴结。偶尔可转移到对侧腋窝淋巴结。少部分病例可通过胸壁浅部淋巴管或深筋膜淋巴管转移到对侧腋窝淋巴结。

3. 血行转移　晚期乳腺癌可经血行转移至肺、肝、骨、脑等组织或器官。

(四) 临床表现

1. 肿块　常为单个无痛性肿块，质硬、边界不清、表面不光滑，早期活动、晚期固定，增长较快。多数患者为无意中发现。

2. 皮肤改变

(1) 酒窝征：肿瘤侵犯乳腺悬韧带使之收缩，使皮肤发生凹陷。

(2) 橘皮征：癌肿阻塞皮下淋巴管，引起局部皮肤淋巴水肿，因毛囊处与皮下组织连接紧密，造成点状凹陷。

(3) 卫星征：癌肿周围转移形成小结节。

(4) 菜花征：晚期可因癌肿溃烂形成有恶臭、出血的癌性溃疡。

(5) 炎症征：见于妊娠期或哺乳期的炎性乳腺癌，癌肿发展很快，呈现整个乳房红肿热痛的炎症表现，伴有腋窝淋巴结肿大，其恶性程度高。

3. 乳头改变

(1) 乳头内陷：深部的癌肿侵犯乳管，牵拉乳头回缩。

(2) 乳头溢液：多为渗血。

(3) 湿疹样变：见于乳头乳晕湿疹样癌，乳头初起有痒或灼热、痛感，渐为湿疹样变。

4. 仅表现为腋窝淋巴结肿大，见于隐匿性乳腺癌。

(五) 治疗原则

乳腺癌的治疗以早期手术根治为主，再辅助以化疗、放射治疗、内分泌治疗。

1. 手术治疗　手术治疗是乳腺癌的主要治疗手段。手术方式有多种，但无论选用何种术式，都

必须严格掌握以根治为主,保留功能及外形为辅的原则。常见的手术方式有乳房根治术、乳房扩大根治术、乳房改良根治术、单纯乳房切除术、保留乳腺的乳房根治术等。

2. 化疗 大量的病例治疗结果证明,浸润性乳腺癌术后应用化疗可以有效地提高生存率。乳腺癌是实体癌中应用化疗最有效的肿瘤之一。化疗可选择术前、术中、术后进行。术前化疗可使肿瘤缩小,有利于手术切除。术后化疗 6 个月左右为宜,有助于杀灭已播散或术中残留的癌细胞,有效防止术后复发。化疗常用的药物有环磷酰胺、甲氨蝶呤、氟尿嘧啶、长春新碱类、多柔比星、紫杉醇等。联合用药较单一用药更为有效,常用的有 CMF(环磷酰胺、甲氨蝶呤、氟尿嘧啶)和 CAF(环磷酰胺、多柔比星、氟尿嘧啶)方案。

3. 内分泌治疗 有部分乳腺癌患者的癌细胞细胞质和胞核内雌激素受体(ER)含量较多,对 ER 检测阳性者应用雌激素拮抗剂可有较好的抑癌作用。目前常用他莫昔芬(三苯氧氨),每日 20mg,至少服用 3 年,一般服用 5 年,该药可减少乳腺癌术后的复发和转移。

4. 放射治疗 放射治疗的适应证为:①病理报告腋中或腋上组淋巴结转移者;②阳性淋巴结占淋巴总数 1/2 以上或有 4 个以上淋巴结阳性者;③病理证实胸骨旁淋巴结阳性者;④原位病变位于乳腺中央或内侧而作根治术者。

五、前列腺疾病

案例分析

案例:患者,男,58 岁。因高热寒战,排尿异常而入院。3 天前发热,疑为感冒。昨夜发热加剧,伴有寒战,并出现尿频、尿急和尿痛的症状和阴部坠痛。查体发现:体温 39.6℃,脉率 88 次/min,血压正常。肾区无叩痛,耻骨上区无压痛,会阴部压痛阳性。直肠指诊发现前列腺肿胀,局部压痛明显。按摩前列腺,收集前列腺液,镜检发现脓细胞满视野(高倍)。尿液检查,尿内有白细胞。

分析:根据患者发热,寒战,膀胱刺激征,阴部坠痛以及会阴部压痛,直肠指诊见前列腺肿胀、压痛,前列腺液检查有脓细胞,尿内发现白细胞等表现,诊断为急性前列腺炎。

(一)前列腺炎

前列腺炎是成年男性常见疾病,有急性与慢性两种,后者比前者多见。

1. 病因与发病机制 前列腺炎多为细菌性炎症。病原菌主要来自泌尿系的感染灶(主要是尿道),也可来自身体其他部位的感染灶。急性前列腺炎治疗不当可转为慢性。慢性前列腺炎可没有明显的急性期,且可成为肾盂肾炎、心肌炎、虹膜炎、神经炎、关节炎和肌炎的原发病灶。

2. 临床表现

(1)急性前列腺炎:高热、寒战;尿频、尿急、尿痛;下腹部或会阴部疼痛,但无腰肌紧张;直肠指诊可发现前列腺肿胀、饱满,局部有明显压痛;实验室检查尿液可见白细胞或红细胞,前列腺液内充满脓细胞。

(2)慢性前列腺炎：下腹和下腰痛，会阴、精索和睾丸部不适或抽痛；轻度尿频，尿道刺痒和尿道分泌物增多；直肠指诊可发现前列腺增大、有硬结，腺体整体变硬，压痛明显；实验室检查前列腺液可见白细胞增多，尿液常无变化。严重者精液内可见脓细胞，精子减少，有死亡精子；神经衰弱和性功能紊乱。

3. 治疗原则

(1)全身治疗：急性期宜休息，生活和工作应规律，避免重体力劳动和剧烈体育运动。忌烟、酒和刺激性食物。合理安排性生活。疼痛和神经衰弱者，可给予止痛、镇静或安眠药剂。

(2)局部治疗：慢性前列腺炎患者可进行前列腺局部按摩，使腺体内的炎性物质引流通畅，促进恢复，但急性患者不可。按摩一般每周1次，8周为一疗程。热水(42~43℃)坐浴，经会阴、直肠透热或抗菌药物透入。

(3)抗菌治疗：可适当选用抗生素，但因抗生素在前列腺内很难达到有效治疗浓度，故不应盲目地长期使用抗生素。

(4)中药治疗：前列腺炎可选用活血化瘀的药物，如丹参、赤芍、红花、桃仁、泽兰和败酱草等。前列腺质地硬者可加乳香、没药、三棱、莪术、穿山甲等；性功能减退者可加淫羊藿、肉桂等；腰痛者可加续断、狗脊；遗精者可加锁阳、枸杞子、菟丝子等；一般神经衰弱者可加五味子、远志、浮小麦、龙骨、牡蛎等。

(二) 前列腺增生症

良性前列腺增生又称结节状前列腺增生或前列腺肥大，是老年男性常见疾病，发病率随年龄的增加而递增。以前列腺上皮和间质增生为特征。其发生与体内雄激素和雌激素失衡有关。由于前列腺增生多发生在中央区和移行区，尿道受压而产生尿道梗阻或尿流不畅。

临床上患者主要表现为进行性排尿困难。排尿踌躇，排尿费力，尿流缓慢，尿线变细，射程缩短，尿后淋沥。症状轻者可选择药物治疗，如α_1受体阻滞剂、激素类药物等；症状较重者可手术治疗。

点滴积累

1. 急性肾小球肾炎是一种超敏反应性疾病，主要临床表现为水肿、蛋白尿、血尿、高血压和一过性氮质血症。
2. 泌尿系感染根据病原菌的不同，分为非特异性感染和特异性感染两类。泌尿系感染的抗菌治疗应遵循五项基本原则，即选准药物、尽早用药、剂量适当、疗期足够和联合用药。
3. 子宫颈炎有急性和慢性两种。慢性子宫颈炎以局部治疗为主，多采用物理疗法，辅以药物和手术治疗。宫颈上皮内瘤变是宫颈癌的癌前病变，需根据病理分期选择合理的治疗方案。
4. 乳腺癌是女性最常见的恶性肿瘤。临床表现主要有无痛性肿块、皮肤和乳头改变、腋窝淋巴结肿大等。乳腺癌的治疗，以早期手术根治为主，再辅助以化疗、放疗、内分泌治疗。
5. 前列腺炎有急性和慢性两种，多为细菌性炎症。慢性前列腺炎患者可进行前列腺局部按摩，不应盲目地长期使用抗生素。
6. 良性前列腺增生又称结节状前列腺增生或前列腺肥大，是老年男性常见疾病。

实验七　急性肾小球肾炎与乳腺癌

【实验目的】

1. 掌握急性肾小球肾炎的临床表现,了解急性肾小球肾炎的治疗原则。
2. 了解乳腺癌的病因及发病机制,熟悉乳腺癌的临床表现。

【实验材料】

多媒体播放设备。

【实验步骤】

1. 播放典型病例的有关视频。
2. 发放有关的病例材料。
3. 组织学生,结合典型病例进行讨论。

(1)急性肾小球肾炎:根据患者的临床表现及相关的化验检查,确定该病的诊断依据;制订治疗方案,重点放在药物治疗的原则及常用药物的使用。

(2)乳腺癌:根据患者的临床表现及相关的化验检查,确定该病的诊断依据;制订治疗方案,重点放在药物治疗的原则及常用药物的使用。

【实验提示】

1. 急性肾小球肾炎的诊断要点　病前 1~4 周有前驱感染;临床表现有水肿、少尿、血尿、高血压及一过性氮质血症;尿液检查尿蛋白阳性,有红细胞、白细胞及管型尿;血清补体 C3 下降,8 周内恢复正常。

2. 乳腺癌的诊断要点　根据临床表现和体检,配合乳腺 X 射线摄影等检查可初步诊断,病理活体组织检查可确诊。

【实验思考】

1. 急性肾小球肾炎最常见的病因是什么?有哪些临床表现?治疗原则是什么?
2. 乳腺癌的临床表现有哪些?

目标检测

1. 简述肾脏的位置、形态和基本结构单位。

2. 肾性高血压常见的两种类型是什么？

3. 泌尿系感染的抗菌治疗应遵循的五项基本原则是什么？

4. 乳腺癌化学药物治疗中联合用药的常用方案是什么？

（彭　兰）

第十章　血液系统疾病

学习目标

1. **掌握**　血液系统的组成与功能。血液凝固的概念。ABO血型系统的分型和输血原则。
2. **熟悉**　血液系统疾病常见症状和体征。抗凝与促凝的机制与意义。
3. **了解**　血液系统常见疾病的发病机制。

导学情景

情景描述:

　　血液可在心脏的推动下周而复始地在血管内循环流动。你知道为什么患者大量失血后会出现头晕、乏力等症状吗?为什么感染后要抽血检查呢?血常规检查包含哪些项目?为什么临床上输液要用生理盐水或5%葡萄糖注射液稀释药品?为什么输血前要鉴定血型?你知道血液系统的疾病有哪些吗?

学前导语:

　　血液由血浆和血细胞构成。血液系统任何一处出现问题,就会引发血液系统疾病。本章将带领同学们学习血液系统的构成及作用,并了解常见血液系统疾病的临床特点及治疗原则。

第一节　血液系统的解剖和生理

一、血液系统的组成和理化特性

　　血液系统由造血器官和血液组成。造血器官主要有骨髓、胸腺、脾脏、淋巴结等。血液由血浆和血细胞构成。血液在心血管系统中循环流动,为沟通体内各部分组织液以及与机体外环境进行物质交换提供重要场所,并在运输物质和维持内环境稳态中起重要作用。大量失血、血液的成分或性质发生改变、血液循环障碍均可引起体内器官的血流量不足,造成严重的组织损伤,甚至危及生命。

　　人体内所含的液体称为体液,在成人约占体重的60%,由细胞内液和细胞外液组成。细胞内液约占体重的40%,分布于细胞内,是细胞内各种生物化学反应得以进行的场所。细胞外液占体重的20%,分布于细胞外,是细胞直接生活的液体环境。细胞外液中,15%存在于组织间隙中,称为组织液,4% 存在于血管内,即为血浆,1% 为淋巴液和脑脊液。

由细胞外液构成的细胞直接生活的液体环境称为内环境,血浆是其中最活跃的部分。内环境的理化性质(化学成分、含氧量、pH、温度、渗透压等)在一定范围内保持相对稳定的状态称为稳态。内环境稳态是细胞生存的必要条件。

(一) 血液系统的组成与理化特性

1. 血液的组成 血液由 55% 的血浆和 45% 的血细胞组成,人体内血液的总量称为血量,它是血浆量和血细胞量的总和,占体重的 7%~8% 或相当于体重的 70~80ml/kg。如一位 60kg 体重的成人,其体内的血液量约 4.2~4.8L。

血浆的成分 91%~92% 为水分,仅 8%~9% 为固体物质,其中含有血浆蛋白和低分子物质,血浆蛋白有清蛋白、球蛋白和纤维蛋白原三种成分,其中清蛋白含量最高。低分子物质主要是多种电解质如 Na^+、K^+、Cl^-、Ca^{2+} 和小分子化合物等。血细胞包括红细胞、白细胞和血小板。

2. 血液的理化特性

(1)血液的比重:血液的比重为 1.050~1.060,取决于血细胞的数量,血液中红细胞的数量愈多,全血的比重就愈大。血浆比重为 1.025~1.030,主要取决于血浆蛋白的含量,血浆蛋白含量愈多则比重愈大。

(2)血液的酸碱度(pH):正常值为 7.35~7.45,pH<7.35 提示酸中毒,pH>7.45 提示碱中毒,pH<6.9 或 >7.8,将危及生命。血液的酸碱度维持在相对稳定的状态,主要取决于血浆中的缓冲物质 $NaHCO_3/H_2CO_3$(比值为 20∶1)、Na_2HPO_4/NaH_2PO_4 和血浆蛋白钠 / 血浆蛋白等缓冲系,以 $NaHCO_3/H_2CO_3$ 缓冲系为主。另外通过肺和肾不断排出体内过多的酸或碱,亦可使血浆 pH 保持相对稳定,并可使血液中缓冲系统各物质的比例恢复正常。

(3)血液的黏滞性:血液的正常流动呈层流状态,血液各层之间存在的一定的运动阻力即为血液的黏滞性,通常是在体外测定血液或血浆与水相比的相对黏滞性。血液的黏滞性为 4~5,血浆为 1.6~2.4。全血的黏滞性主要取决于红细胞的数量,血浆的黏滞性主要取决于血浆蛋白的含量。水、酒精等在物理学上所谓"理想液体"的黏滞性是不随流速改变的,而血液在血流速度很快时类似理想液体(如在动脉内),其黏滞性不随流速而变化。但当血流速度小于一定限度时,则黏滞性与流速呈负相关。人体内因某种疾病使微环境血流速度显著减慢时,红细胞可叠连或聚集成其他形式的团粒,使血液的黏滞性增大,对血流造成很大的阻力,影响循环的正常进行。这时可以通过输入血浆白蛋白或低分子右旋糖酐以增加血流冲刷力量,使红细胞分散。

(4)血浆渗透压:如在不同浓度的溶液间用半透膜隔开,半透膜只能让水分子通过,而溶质分子不能透过,高浓度溶液中含有数量较多的溶质颗粒,从而具有较强的吸引和保留水分子的能力,一段时间后,会出现水分子从低浓度一侧向高浓度溶液一侧扩散的现象,这种现象称为渗透现象。血液具有的吸引水分子透过半透膜的力量称为血浆渗透压,与溶质颗粒数的多少成正比,与溶质的种类和颗粒的大小无关,血浆渗透压为 280~310mmol/L。血浆中的晶体物质(主要是电解质)形成的渗透压,称为晶体渗透压。由于血浆与组织液中晶体物质的浓度几乎相等,所以它们的晶体渗透压也基本相等,保持了细胞外液晶体渗透压的相对恒定,这对于维持细胞内外的水平衡和细胞的正常体积极为重要。血浆中蛋白质形成的渗透压,称为胶体渗透压。蛋白质分子量大,产生的渗透压甚小,不超过1.5mmol/L,主要来自清蛋白,对于保持血管内外的水平衡和血浆容量有重要作用。由于组织液中蛋白质很少,所以血浆的胶体渗透压高于组织。如清蛋白明显减少,即使球蛋白增加而保持血浆蛋白总含量基本不变,血浆胶体渗透压也将明显降低。晶体渗透压与胶体渗透压的比较见表10-1。

表 10-1　晶体渗透压与胶体渗透压的比较

项目	晶体渗透压	胶体渗透压
成分	晶体物质(主要是 NaCl)	蛋白质(主要是白蛋白)
正常值	280~310mmol/L	约 1.5mmol/L
特点	构成血浆渗透压的主要部分	构成血浆渗透压的次要部分
意义	维持细胞内外的水平衡	保持血管内外的水平衡

知识链接

等渗溶液

与血浆渗透压相等的溶液称为等渗溶液。实验观察,正常血浆渗透压为280~310mmol/L,凡是和此渗透压近似相等的溶液为等渗溶液。临床上,为使药液与人体内各种液体的渗透压保持平衡,常配制等渗溶液,如0.9% NaCl注射液和5%葡萄糖注射液。低于血浆渗透压的溶液称为低渗溶液,细胞在低渗溶液中可发生水肿,甚至破裂。高于血浆渗透压的溶液称为高渗溶液,细胞在高渗溶液可发生脱水而皱缩。

(二)血液的功能

血液在人体生命活动中主要具有四个方面的功能。

1. **运输物质**　运输物质是血液的基本功能,自肺吸入的氧气以及由消化道吸收的营养物质,都依靠血液运输才能到达全身各组织。同时组织代谢产生的二氧化碳与其他废物也须通过血液运输到肺、肾等处排泄,从而保证身体正常新陈代谢的进行。

2. **参与体液调节**　机体功能的调节,主要有赖于中枢神经系统的活动,但内分泌的激素和一般组织的代谢产物,也不断通过血液的传递而对机体的活动产生重要影响。激素可直接分泌进入血液,依靠血液输送到相应的靶器官,实现对各组织器官功能活动的调节。

3. **保持内环境稳态**　血液内所含水量和各种矿物质的量都是相对恒定的。由于血液不断循环及其与各部分体液之间广泛沟通,同时血液中存在缓冲物质,故对保持体内水和电解质的平衡、酸碱度平衡以及体温的恒定等都起决定性的作用。

4. **防御和保护功能**　血液中的白细胞和抗体、补体均具有强大的免疫功能,其中白细胞能吞噬、消灭侵入机体内的病原体。血小板与血浆中的凝血因子,在血管破碎时,有止血和凝血作用,为机体提供保护功能。

二、血液凝固和抗凝系统

血液凝固简称血凝,是指血液由流动的液体状态变成不流动的胶冻状凝块的过程。血凝后1~2小时,血凝块发生收缩,产生淡黄色的液体即为血清。与血浆相比,血清缺乏参与凝血过程中被消耗掉的凝血因子,但增加了血液凝固时血管内皮细胞和血小板释放的化学物质。

课 堂 活 动
为什么轻度损伤出血后很快就会自行停止? 生理情况下血管中流动的血液为什么不会凝固呢?

(一) 凝血因子

血浆和组织中直接参与血液凝固的物质,称为凝血因子。根据发现的先后顺序,按国际命名法用罗马数字编号,共有12种,即凝血因子 I ~ XIII(因子 VI 已被取消),见表10-2。此外,还有前激肽释放酶、高分子量激肽原、血小板的磷脂等,也直接参与凝血过程。除钙离子(因子 IV)和磷脂外,其他已知的凝血因子均是蛋白质,其中大部分是以酶原的形式存在,须被激活才具有活性,被激活的凝血因子在其右下位置标注 "a",如因子 IIa、Xa 等。凝血因子 II、VII、IX 和 X 是在肝脏合成的,需要维生素 K 的参与。正常情况下因子 III 只存在于血管外。

表10-2　按国际命名法编号的凝血因子

编号	同义名	编号	同义名
因子 I	纤维蛋白原	因子 VIII	抗血友病因子
因子 II	凝血酶原		血浆凝血激酶
因子 III	组织凝血激酶	因子 X	Stuart-Prower 因子
因子 IV	钙离子	因子 XI	血浆凝血激酶前质
因子 V	前加速素	因子 XII	接触因子
因子 VII	前转变素	因子 XIII	纤维蛋白稳定因子

(二) 血液凝固过程

血凝是一系列凝血因子按一定顺序激活,最终形成纤维蛋白凝块的过程,根据血凝过程是否有血液以外的凝血因子参与,将血凝过程分为内源性凝血和外源性凝血两种途径。

1. 内源性凝血途径　参与凝血的因子全部来源于血液,是由血液接触带负电荷的异物(如人工心瓣膜、玻璃、胶原等)表面启动的凝血过程。这一途径的始动因子是因子 XII。其过程分为三个阶段。

第一阶段为表面激活阶段,此阶段是在心血管内皮损伤时,由血管内膜下组织特别是胶原纤维与因子 XII 接触,使其激活为 XIIa,XIIa 可激活前激肽释放酶成为激肽释放酶,后者又能激活因子 XII 成为 XIIa,通过这一正反馈过程,形成大量的 XIIa。XIIa 进一步激活因子 XI,形成 XIa。由因子 XII 激活到 XIa 形成的过程,称为表面激活。

第二阶段为磷脂表面阶段,由第一阶段形成的活性因子 XIa 在 Ca^{2+} 参与下激活因子 IX 形成活性因子 IXa,IXa 再与因子 VIII、Ca^{2+} 和血小板第三因子(PF_3)在血小板磷脂表面形成因子 VIII 复合物,复合物中的Ⅸa是一种蛋白水解酶,能使因子Ⅹ水解而被激活形成Ⅹa,因子Ⅷ在此过程中是作为辅助因子,能够使因子Ⅹ被水解激活成Ⅹa加快几百倍。因子Ⅹa与因子Ⅴ通过Ca^{2+}连接在PF3的磷脂表面上即形成凝血酶复合物,激活凝血酶原(因子Ⅱ)生成凝血酶(因子Ⅱa),凝血酶生成后即脱离PF3的磷脂表面进入血液。由因子Ⅺa到凝血酶形成的过程即为磷脂表面阶段。

第三阶段为纤维蛋白形成阶段,由第二阶段形成的凝血酶一方面迅速水解纤维蛋白原(因子Ⅰ)成为纤维蛋白单体。另一方面在Ca^{2+}参与下,激活因子ⅩⅢ生成因子ⅩⅢa,因子ⅩⅢa使纤维蛋白单体变成牢固的不溶于水的纤维蛋白多聚体,并交织成网,将血细胞网罗其中形成血凝块,至此内源性凝血过程全部完成。

2. 外源性凝血途径 是在组织损伤、血管破裂情况下,由血管外的凝血因子Ⅲ(组织凝血激酶)与血液中的因子Ⅶ和Ca^{2+}形成复合物,激活因子Ⅹ成为因子Ⅹa。其后的反应过程与内源性凝血途径完全相同。外源性凝血过程较简单,参与的凝血因子相对较少,时间短,血凝发生较快。

通常情况下,机体发生的凝血过程是内源性凝血途径和外源性凝血途径相互促进、同时进行的结果(图 10-1)。正常凝血的启动可能是通过外源性凝血途径。凝血过程一旦触发,就会一个凝血因子激活另一个,迅速连续地进行,形成"瀑布"样的反应,直到完成为止。

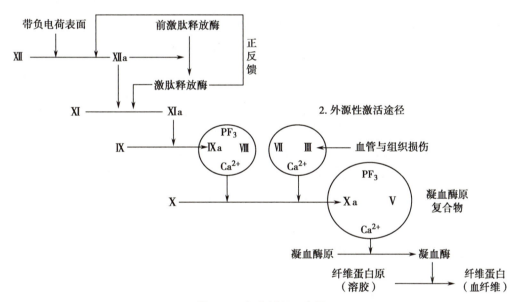

图 10-1　凝血过程示意图

(三) 抗凝和促凝

正常情况下,血管内的血液能保持流动状态且不发生凝固。而生理情况下,机体不可避免地会发生血管内皮的损伤,导致凝血,但此凝血只限于受伤的局部而不扩展到全身阻碍血液循环。这说明机体内存在与凝血相对抗的抗凝物质,这些物质中最主要的是抗凝血酶Ⅲ(antithrombin Ⅲ,AT Ⅲ)和肝素。抗凝血酶Ⅲ是肝脏合成的一种脂蛋白,能与凝血酶结合形成复合物使凝血酶失去活性,还能封闭因子Ⅶ、Ⅸa、Ⅹa、Ⅺa和Ⅻa的活性中心,使这些活性因子失活而阻断凝血过程。肝素是一种糖胺聚糖,在肝、肺组织中最多,主要由肥大细胞和嗜酸性粒细胞产生,是一种很强的抗凝物质。生理情况下,血浆中几乎不存在肝素,肝素主要通过增强抗凝血酶的活性而发挥间接抗凝作用,肝素还可刺激血管内皮细胞释放组织因子途径抑制物(TFPI),因此肝素在体内的抗凝作用强于体外。肝素与抗凝血酶Ⅲ所含的赖氨酸结合后引起抗凝血酶Ⅲ构象改变,使 AT Ⅲ 所含的精氨酸残基更易与凝血酶的丝氨酸残基结合。一旦肝素 -AT Ⅲ- 凝血酶复合物形成,肝素就从复合物上解离,再次与另一分子 AT Ⅲ 结合而被反复利用。AT Ⅲ- 凝血酶复合物则被网状内皮系统所消除。

由于血液凝固是酶促反应,因此,在小于 42℃ 范围内升高温度,可加速酶的反应速度而促进血液凝固,当温度降低到 10℃ 以下,参加凝血过程的酶的活性降低,可延缓血液凝固。另外,粗糙的表面可加速血小板解体,成为一种促凝因素。

(四) 纤维蛋白溶解

在生理性止血过程中,形成的血凝块可堵塞受损的局部血管,出血即停止。血管受伤愈合后,已形成的纤维蛋白可在纤维蛋白溶解酶的作用下,降解液化,使血管通畅,这一过程称为纤维蛋白溶解,简称纤溶。纤溶系统包括纤维蛋白溶解酶原(纤溶酶原)、纤维蛋白溶解酶(纤溶酶)、纤溶酶原激活物与抑制物四种成分。纤溶的基本过程分为两个阶段:纤溶酶原的激活与纤维蛋白的降解。

1. **纤溶酶原的激活**　正常情况下血浆中的纤溶酶原无活性,只有被激活成为纤溶酶后,才能发挥作用,这一过程需在纤溶酶原激活物的作用下完成。纤溶酶原激活物主要有三类。第一类为血浆激活物,由小血管内皮细胞合成和释放,当血管中出现血凝块时,可使血管内皮细胞释放大量的激活物。第二类为组织激活物,存在于多种组织中,以子宫、前列腺、肺、甲状腺含量较高,在组织损伤时可释放。因此,月经血因含有此类激活物而不会凝固。组织激活物的作用主要在血管外进行纤溶,有利于组织修复和伤口的愈合。第三类为依赖于因子Ⅻa 的激活物,内源性凝血途径因子Ⅻ被激活后,催化前激肽释放酶转化为激肽释放酶,后者即可激活纤溶酶原。因此,这类激活物的作用,可使血凝与纤溶相互协调与配合,从而保持血液的正常液态。

2. **纤维蛋白的降解**　被激活的纤溶酶是一种活性很强的蛋白水解酶,能将纤维蛋白或纤维蛋白原分子水解分割成很多可溶性的小肽片段,总称为纤维蛋白降解产物,它们一般不能再凝固。纤溶酶是血浆中活性最强的蛋白酶,除主要降解纤维蛋白和纤维蛋白原外,对因子Ⅱ、因子Ⅴ、因子Ⅷ、因子Ⅹ等也有降解作用。当纤溶亢进时,可因凝血因子的大量分解和纤维蛋白降解产物的抗凝作用而表现为出血倾向。

3. **纤溶抑制物及其作用**　血液中能抑制纤溶的物质为纤溶抑制物,主要是抗纤溶酶,它能与纤溶酶结合形成复合物,使纤溶酶失去活性。正常情况下,血液中纤溶抑制物浓度很高,使纤溶酶不易发挥作用。血管内有血栓形成时,血凝块的纤维蛋白能吸附纤溶酶原及其激活物,而不吸附抑制物,所以,血凝块有大量的纤溶酶而使纤维蛋白溶解。

凝血与纤溶是既对立又统一的功能系统,它们的动态平衡状态使人体在出血时既能有效地止血,又能防止血块堵塞血流,从而维持血液的正常流动状态。在血管内,如果凝血作用大于纤溶,就发生血栓,反之则造成出血倾向。

（五）正常情况下血管内血液不凝固的原因

正常人血液中虽含有各种凝血因子,但不会发生血管内凝血现象。一是因为正常血管内皮完整光滑,血液中无因子Ⅲ,故不会启动凝血过程。二是凝血过程的早期阶段较缓慢,而血液循环速度很快,可不断将少量被活化的凝血因子稀释冲走,并被肝、脾等处的巨噬细胞吞噬破坏,使早期的凝血过程不能完成。三是正常血浆中存在抗凝系统,其中最重要的是抗凝血酶Ⅲ和肝素。

知识链接

常用的抗凝血药

抗凝血药可通过影响凝血过程中的某些凝血因子从而阻止凝血过程,可用于防治血管内栓塞或血栓形成的疾病。常用的抗凝血药有①肝素:在体内外均有很强的抗凝作用,对凝血过程的多个环节均有抑制作用,作用迅速,只能静脉给药,常用于需迅速抗凝治疗或用作口服抗凝剂前用药。②口服抗凝血药:常用的有双香豆素、华法林和醋硝香豆素等,通过拮抗维生素 K 使肝脏合成凝血酶原及因子Ⅶ、Ⅸ和Ⅹ减少而抗凝,适用于需较长时间抗凝如深静脉血栓形成和肺栓塞等。

三、血型

（一）血型与红细胞凝集

血型是指红细胞膜上的特异性抗原的类型。人与人之间有不同的血型,将血型不相容的两个人的血液滴在玻片上进行混合,红细胞将聚集成簇,此种现象称为红细胞凝聚。红细胞发生凝聚的机制是抗原 - 抗体反应。抗原即凝集原,位于红细胞膜上。抗体即凝集素,存在于血清中,能与红细胞膜上相应的凝集原结合产生免疫反应。

根据红细胞血型凝集原的不同,已确认了许多独立的不同血型系统,如 ABO、Rh、P、MNSs、lewis 等。目前应用得较多的是对输血最重要的血型是 ABO 和 Rh 血型系统。

（二）ABO 血型系统和 Rh 血型系统

1. **ABO 血型**   是根据红细胞膜上存在的 A 抗原与 B 抗原的情况将血型分为 A 型、B 型、AB型和 O 型 4 种类型。血清中含有与凝集原相对应的特异性抗体称为凝集素。红细胞膜上只含有 A 抗原的为 A 型。只含有 B 抗原的为 B 型。含 A、B 两种抗原的为 AB 型。既不含 A 抗原也不含 B 抗原的为 O 型。详见表 10-3。

表 10-3　ABO 血型系统分型依据

血型	凝集原	凝集素
A 型	A	抗 B
B 型	B	抗 A
AB 型	A 和 B	无抗 A 和抗 B
O 型	无 A 和 B	抗 A 和抗 B

ABO 血型系统的发现

在血型还没有被发现之前,人们对于输血充满热情,因为输血后确实对某些患者具有显著效果,但是也有部分人在几个月后去世。为什么有些输血有用,有的却不行? 1900 年,奥地利医生卡尔·兰德斯坦纳决心寻找答案。他意识到:会不会是输血人的血液与受血者体内的血液混合产生了病理变化,从而导致受血者死亡? 兰德斯坦纳将 22 人的血液实验结果编写在一个表格中,通过仔细观察,他终于发现了人类的血液按红细胞与血清中的不同抗原和抗体分为许多类型。他把表格中的血型分成 3 种:A、B、O。将不同血型的血液混合在一起就会出现不同的结果,可能出现凝血、溶血现象,这种现象如果发生在人体内,就会危及人的生命。自此,ABO 血型系统被发现,兰德斯坦纳因此获得 1930 年诺贝尔生理学或医学奖。

2. Rh 血型　Rh 凝集原是红细胞表面的另一类凝集原,因最先发现于恒河猴(rhesus monkey)的红细胞而得名。Rh 血型系统的抗原系统很复杂,与临床关系密切的是 D、E、C、c、e 五种,其中 D 抗原的抗原性最强。医学上通常将红细胞上含有 D 抗原的称为 Rh 阳性,红细胞上缺乏 D 抗原的称为 Rh 阴性。我国汉族和大部分少数民族,属 Rh 阳性的约占 99%,Rh 阴性的占 1% 左右。

(三) ABO 血型与输血

1. 输血原则　输血是一种重要的治疗措施,但是输血不是绝对的有益无害,它可以引起许多不良反应,有时甚至危及患者生命。为了保证输血的安全和提高输血的效果,必须遵守以下输血原则:①在准备输血时,首先必须鉴定血型并做交叉配血试验,保证供血者与受血者的 ABO 血型相合,以避免因血型不合引起严重的输血反应。②无论是输全血还是输成分血,均应选用同型血液输注。③患者如果需要再次输血,则必须重新做交叉配血试验。④能不输血,尽量不要输血,以减少不良反应和多种疾病的传播。⑤可不输新鲜血的,不输新鲜血,防止发生输血相关的移植物抗宿主病,而且新鲜全血除红细胞外,各种成分达不到有效治疗剂量。

2. 输血反应　输血过程中可能出现的反应有:①最常见的是发热反应。②对于曾有超敏反应史的患者,可在输血后期出现超敏反应,多表现为皮肤瘙痒或荨麻疹。③死亡率最高、危险性最大的是血型不合的溶血反应。④如果输血过多、过快可导致心力衰竭、肺水肿。⑤引起输血传播性疾病如输血后肝炎、艾滋病、疟疾、EB 病毒感染、梅毒等。⑥长期、多次输血可导致含铁血黄素沉着症和血友病。

点滴积累

1. 血液由液态的血浆与混悬在其中的红细胞、白细胞和血小板等有形成分组成。血浆与血清的成分基本相同,二者的区别主要在于参与血液凝固的成分在质和量上的区别。血清中缺少部分凝血因子Ⅰ(纤维蛋白原)、凝血因子Ⅱ(凝血酶原)、凝血因子Ⅴ和凝血因子Ⅷ等。
2. 凝血与纤溶的动态平衡状态既能止血,又能防止血块堵塞血流,从而维持血液的正常流动。

第二节　血液系统常见疾病

一、贫血

贫血是指单位容积外周血液中的血红蛋白浓度和红细胞计数低于正常最低值。其中以血红蛋白浓度的降低最重要。当血红蛋白男性低于 120g/L、女性低于 110g/L、孕妇低于 100g/L 可诊断贫血。贫血是临床最常见的症状之一，并不是一种独立的疾病。多种疾病可引起贫血。贫血的病因及发病机制复杂多样。

(一) 贫血分类

1. **按细胞形态分类**　根据平均红细胞体积（MCV）、平均红细胞血红蛋白浓度（MCHC）将贫血分为三类。见表 10-4。

表 10-4　贫血的细胞形态分类

MCV/fl	MCHC/%	贫血类型	常见疾病
>100	32~35	大细胞性贫血	巨幼细胞贫血
80~100	32~35	正常细胞性贫血	再生障碍性贫血
			溶血性贫血
			急性失血性贫血
			慢性系统性疾病
			（尿毒症、肝病、恶性肿瘤等）
<80	<32	小细胞低色素性贫血	缺铁性贫血
			铁粒幼细胞性贫血
			地中海贫血

2. **按病因与发病机制分类**　根据贫血发生的原因和机制将贫血分为三类。

(1) 红细胞生成减少

1) 造血物质缺乏：铁缺乏可造成缺铁性贫血。叶酸和/或维生素 B_{12} 缺乏导致细胞 DNA 合成障碍，引起巨幼细胞贫血。

2) 造血功能障碍：造血干细胞数量减少或质量缺陷，如再生障碍性贫血等。

(2) 红细胞破坏过多

1) 红细胞内在缺陷：红细胞基本结构异常或缺陷可造成其寿命缩短。如遗传性球形红细胞增多症、葡萄糖 -6- 磷酸脱氢酶缺乏症等。

2) 红细胞外在因素：新生儿溶血、血型不合、自身免疫性溶血等免疫因素，疟疾、黑热病等感染因素，大面积烧伤、化学毒物和药物中毒等。

(3) 失血：各类出血性疾病或外伤所致的失血性贫血，可分为急性失血与慢性失血。

(二) 临床表现

各类贫血都有共同的表现，主要是由于血红蛋白量减少，血液携氧能力降低，引起全身各器官和组织缺氧而产生相应的变化。贫血症状的轻重,取决于贫血发生的速度(以此为主)、贫血的程度(表 10-5)和患者原来的身体状况、年龄等因素。

表 10-5　贫血程度的临床分级

分级	血红蛋白 /(g/L)	临床表现
轻度	91~120(110)	症状轻微
中度	61~90	体力劳动后感到心悸、气短
重度	31~60	卧床休息时也心悸、气短
极度	<30	常合并贫血性心脏病

1. 皮肤、黏膜　皮肤、黏膜苍白是贫血共同和最突出的体征,检查以睑结膜、口唇、指甲及手掌部位较为可靠。可有皮肤弹性下降,毛发稀疏。

2. 神经肌肉系统　由于缺血、缺氧,患者常出现疲乏无力、头痛、头晕、耳鸣、晕厥等症状,严重贫血可发生昏迷。

3. 呼吸循环系统　轻度贫血影响不明显。中度贫血体力活动后可出现心悸、气短等症状,与活动后组织得不到充分氧气供应有关。严重贫血者,轻微活动或休息状态可发生呼吸困难。严重和长期贫血可致贫血性心脏病。体力活动后感觉气短、心悸为最突出的症状之一。

4. 消化系统表现　是胃肠黏膜缺氧引起消化液分泌减少和胃肠功能紊乱所致。以食欲减退、恶心、胃肠胀气、便秘多见。

5. 泌尿生殖系统　由于肾脏、生殖系统缺氧,可出现多尿、尿比重降低、轻度蛋白尿和肾功能障碍,男性性功能减退,女性月经失调(如闭经、月经过多)等。

6. 其他　贫血患者有时伴低热,若无病因可寻,则可能与贫血的基础代谢升高有关。若体温超过 38.5℃,则应积极查找致热病因和感染等原因。血管内溶血出现血红蛋白尿和高血红蛋白血症,可伴有腹痛、腰痛和发热。

(三) 几种常见的贫血性疾病的临床特点

1. 缺铁性贫血

(1)概述:铁是合成血红蛋白的必需物质。当体内铁储备耗竭时,继之血红蛋白合成减少引起的贫血称为缺铁性贫血。缺铁性贫血是最常见的营养性贫血,以儿童和女性人群尤其是孕妇的发病率最高。

(2)病因:铁摄入不足是造成婴幼儿缺铁性贫血的主要原因,尤其对于人工喂养的婴儿。育龄期妇女因月经、妊娠及哺乳期,铁需求量增加,若饮食供给不足,则易造成缺铁性贫血。慢性失血是成人缺铁性贫血最多见、最重要的原因。如消化性溃疡出血、反复鼻出血、钩虫病、痔出血、胃大部切除术等是常见引起缺铁性贫血的原发性疾病。

(3)临床表现:缺铁性贫血的临床表现包括原发病和贫血两个方面。此病发病隐匿,多呈慢性渐进性,患者可有以下特征。

1)一般表现:乏力、易倦、心悸、头晕、头痛、眼花耳鸣等非特异性症状。

2)营养缺乏及黏膜损害:皮肤干燥、角化、萎缩、毛发干枯易脱落,指(趾)甲扁平、不光整、脆薄易裂甚至反甲(匙状指)、口角炎、舌炎、舌乳头萎缩,严重者引起吞咽困难。

3)各系统临床表现:神经、精神系统异常,儿童可出现多动症。异食癖,喜吃生米、石子、泥土、茶叶等,为缺铁的特异性表现。循环呼吸系统出现心悸、气短等代偿表现,体力活动时尤其明显。长期严重贫血的患者还可发生心脏扩大和贫血性心脏病。消化系统症状有食欲缺乏、便稀或便秘等。

(4)辅助检查:典型血象为小细胞低色素性贫血。血清铁低于 8.95μmol/L,血清总铁结合力升高,大于 64.44μmol/L,血清铁蛋白低于 12μg/L。骨髓铁粒幼细胞计数少于 15%,骨髓涂片染色示骨髓细胞外铁消失。

(5)治疗:缺铁性贫血的治疗原则如下。

1)根除病因:去除原发疾病,如消化性溃疡出血、月经过多等。

2)补充铁剂:首选口服铁剂,硫酸亚铁、富马酸亚铁等亚铁制剂。餐后服用可减轻消化道反应。口服铁剂后 3 天外周血网织红细胞开始升高,血红蛋白约 2 周后开始上升,一般 2 个月恢复正常,为补足储备铁,需继续服用铁剂 4~6 个月,待贮存铁指标正常后停药。也可采用注射铁剂治疗。严重者可输血治疗。

2. 再生障碍性贫血

(1)概述:再生障碍性贫血,简称再障,是一种获得性骨髓造血功能衰竭症,主要是由于骨髓功能衰竭,造成全血细胞减少的一种疾病。临床上以全血细胞减少、贫血、感染和出血为特征。再障在我国呈散发性,以中青年发病居多,男性略多于女性。

(2)病因

1)原发性:无明确原因可寻,称为原发性再障。

2)继发性:可能与多种原因有关,药物如氯霉素、抗肿瘤药,化学因素如苯及其衍生物,物理因素如 X 射线、γ 射线等和病毒感染如 EB 病毒、肝炎病毒等。

(3)临床表现:主要临床表现为进行性贫血、出血、感染,肝、脾、淋巴结多无肿大。依据临床表现的严重程度和发病缓急将再障分为急性和慢性。

1)急性再障(重型再障):较少见。起病急、发展快,早期最主要的表现为出血(全身出血)与感染。①出血:出血的原因为血小板减少。出血部位多,程度上亦较严重,当血小板小于 $20 \times 10^9/L$ 时,应特别注意颅内出血的发生。②感染:多数患者有发热,体温在 39℃ 以上,以呼吸道感染最常见,其次有消化道、泌尿生殖道及皮肤、黏膜感染,常合并败血症。③贫血:随着病程的延长出现进行性的贫血。

2)慢性再障(非重型再障):较多见。起病缓慢,病程长,多以贫血为最主要表现,出血、感染较轻。预后较好。少数病情恶化表现同急性再障,预后极差。

(4)辅助检查:血象检查,急性、慢性再障均表现为全血细胞减少,网织红细胞绝对值低于正常。贫血为正细胞正色素性贫血,一般不出现红细胞体积的变化。骨髓穿刺可见脂滴增多,骨髓颗粒减少。

（5）治疗

1）对症处理：补充造血原料，纠正贫血，控制出血和感染。

2）抑制免疫反应：抗淋巴/胸腺细胞球蛋白、环孢素。

3）促进造血：雄激素如司坦唑醇、达那唑等。

案例分析

案例：患者，男，38岁，6个月前开始出现面色苍白、头晕、乏力、经常感冒，10天前出现口腔黏膜血疱。血常规检查：中性粒细胞 $0.564 \times 10^9/L$，红细胞 $2.0 \times 10^{12}/L$，血小板 $6 \times 10^9/L$。骨髓检查提示骨髓增生程度重度减少，淋巴细胞比例75%。一般抗贫血药物无效。请问：该患者可能的诊断是什么？请作出分析。为什么患者面色苍白、头晕、乏力、经常感冒，口腔黏膜会出现血疱？

分析：该患者所患疾病为再生障碍性贫血。因其主要表现为外周血中全血细胞均明显减少，骨髓造血功能低下。由于出血和贫血，患者易出现面色苍白、乏力、头晕的表现。由于机体免疫力低下，中性粒细胞数量减少，机体抵抗外界微生物侵袭的能力下降，因此经常感冒，出现口腔溃疡或血疱。

3. 溶血性贫血

（1）概述：溶血性贫血是指红细胞寿命缩短，破坏加速，而骨髓造血功能代偿不足时发生的贫血。常伴有黄疸，称为"溶血性黄疸"，其他特点有贫血、脾肿大、网织红细胞增多和骨髓幼红细胞增生。

（2）病因：见前述"红细胞破坏过多"的疾病的内容。

（3）临床表现：溶血性贫血的临床表现与溶血的缓急、程度和场所有关。

1）急性溶血：起病急骤，突发寒战、高热、腰背剧痛、气促、乏力、烦躁及恶心、呕吐、腹痛等胃肠道症状。因溶血产生大量的血红蛋白引起血红蛋白尿，尿色如浓红茶或酱油样，并有明显贫血和黄疸，严重者可发生神志淡漠或昏迷，休克和心功能不全。溶血产物可导致急性肾功能衰竭。

2）慢性溶血：起病较缓慢。除乏力、面色苍白、气促、头晕等一般贫血常见的症状、体征外，可有不同程度的黄疸和脾肿大。由于长期高胆红素血症，可引起胆石症和肝功能损害。

3）胆红素代谢异常：血清总胆红素升高，以非结合胆红素升高为主，尿液中尿胆原明显升高，尿胆红素阴性。

（4）治疗

1）寻找并去除病因和诱因。

2）应用糖皮质激素和免疫抑制剂抑制免疫反应。

3）脾切除：经激素或药物治疗无效，与脾脏破坏过多有关者可考虑脾切除。

二、白血病

白血病是累及造血干细胞的造血系统恶性肿瘤。因造血干细胞恶变，白血病细胞停滞在细胞发育的某一阶段，在骨髓和其他造血组织中异常增生，抑制正常造血并浸润全身器官和组织，产生各种症状和体征,临床上常有贫血、发热、出血和肝脾肿大、淋巴结肿大等表现。

(一)分类

1. 根据白血病细胞成熟程度和自然病程分类　可分为急性和慢性。

(1)急性白血病:多为原始细胞及早幼细胞,病情发展迅速,自然病程仅数月。

(2)慢性白血病:细胞分化较好,多为成熟和较成熟细胞,病情发展缓慢,自然病程可为数年。

2. 根据细胞形态分类

(1)急性白血病:分为急性淋巴细胞白血病与急性髓细胞性白血病。

(2)慢性白血病:分为慢性粒细胞白血病、慢性淋巴细胞白血病及少见类型白血病如毛细胞白血病、幼淋巴细胞白血病等。

(二)病因

病因至今未明。病毒感染、放射、遗传因素、化学毒物、药物,以及免疫因素都可能与白血病的发生有关。

(三)临床表现

1. 急性白血病　起病急缓不一。主要临床表现为贫血、出血、发热及各器官和组织白血病细胞浸润的症状和体征。

(1)贫血:常为首发症状,呈进行性发展。原因:正常红细胞生成减少为主要原因,另外无效性红细胞生成、溶血、出血等也是造成贫血的因素。

(2)发热:为最常见的症状。多由感染引起,其次是代谢亢进。感染多与成熟粒细胞缺乏和人体免疫力降低有关。感染的部位以口腔炎、牙龈炎、咽峡炎最常见。最常见的致病菌为革兰氏阴性杆菌,如肺炎克雷伯菌、大肠埃希菌、产气杆菌等。

(3)出血:出血的部位可发生在全身各部,以皮肤瘀点、瘀斑、鼻出血、牙龈出血、月经过多为多见。严重时发生颅内出血,甚至导致患者死亡。出血的主要原因为血小板减少,其他还有血小板功能异常、凝血因子减少、白血病细胞浸润和感染毒素对血管的损伤、纤溶亢进等。

(4)器官和组织白血病细胞浸润:最常见于急性淋巴细胞白血病,常见的白血病细胞浸润表现如下。

1)肝脾、淋巴结肿大。

2)骨骼和关节疼痛,尤以胸骨下端局部压痛最常见。

3)牙龈增生、肿胀,皮下结节等。

4)中枢神经系统白血病:主要表现为头痛、呕吐、颈项强直,甚至抽搐、昏迷,可出现脑神经受损。脑脊液压力增高,并可见白血病细胞。以儿童急性淋巴细胞白血病最常见。

(5)辅助检查:血象,大部分患者白细胞增多,也有白细胞计数正常或减少。分类检查可见原始和/或早幼细胞。贫血多为正常色素正细胞性贫血。血小板减少。骨髓象是确诊白血病及其类型的重要依据,表现为有核细胞增生明显活跃或极度活跃,原始和幼稚细胞显著增多。

2. 慢性白血病　以慢性粒细胞白血病最常见,其临床特点是粒细胞显著增多,脾脏明显肿大,病程较缓慢,多因急性变死亡。自然病程分为慢性期、加速期和急变期。

(1)慢性期:早期常无自觉症状,可出现乏力、低热、多汗、体重减轻等代谢亢进的表现,后期有贫血和出血倾向。脾大为最突出的体征。可有肝脏肿大,浅表淋巴结多无肿大。部分患者有胸骨中下段压痛。

(2)加速期:出现原因不明的高热、虚弱、体重下降,脾脏迅速肿大,骨、关节痛,贫血、出血。

(3)急变期:为终末期,表现同急性白血病类似。预后极差,常在数月内死亡。

(四)治疗原则

白血病的治疗包括支持治疗、联合化疗和造血干细胞移植。

1. 支持治疗　防治感染、纠正贫血、控制出血和预防高尿酸肾病。

2. 急性白血病　一般以化疗为主。

(1)化疗:多采用联合化疗。常用的化疗药物有甲氨蝶呤、6-巯基嘌呤、阿糖胞苷、环磷酰胺、白消安、长春新碱、柔红霉素、多柔比星、泼尼松、维A酸(全反式)等。

(2)化疗方案:分为两个阶段即诱导缓解和巩固维持。不同阶段使用不同的联合化疗方案:①诱导缓解是指从化疗开始到完全缓解阶段。目的是迅速大量地杀灭白血病细胞,恢复机体正常造血,使患者的症状和体征消失,血象和骨髓象基本恢复正常。长春新碱和泼尼松组成的VP方案是诱导缓解急性淋巴细胞白血病的基本方案。柔红霉素和阿糖胞苷组成的DA方案是诱导缓解急性粒细胞白血病的标准方案。②巩固维持是缓解后巩固强化。治疗的目的是继续消灭体内残存的白血病细胞,防止复发。巩固维持治疗,一般3~5年。延长缓解期和无病存活期,争取治愈。

3. 中枢神经系统白血病的防治　是治疗急性白血病、减少复发的关键。常在缓解后鞘内注射甲氨蝶呤。

4. 慢性白血病的治疗　应着重于慢性期的治疗。慢性粒细胞白血病的化疗药物常首选羟基脲。甲磺酸伊马替尼作为一种靶向治疗药物,能较好抑制酪氨酸激酶,控制疾病进展。急性变时按急性粒细胞白血病的方案治疗。

5. 造血干细胞移植　造血干细胞移植是目前公认的根治性治疗措施。慢性白血病多采用异体干细胞移植,急性白血病自体、异体移植均可采用。

> **知识链接**
>
> #### 造血干细胞移植
>
> 造血干细胞移植按照采集造血干细胞的来源不同分为骨髓移植、外周血干细胞移植、脐血干细胞移植。由于骨髓为造血器官,造血干细胞大部分在骨髓里,小部分在外周血,早期进行的均为骨髓移植。现在多采用的是采集外周血的造血干细胞来进行移植。其过程是运用刺激因子刺激骨髓中的造血干细胞大量释放到外周血中,然后通过血细胞分离机分离获得造血干细胞用于移植,这种方法称为"外周血造血干细胞移植"。造血干细胞移植目前广泛应用于恶性血液病、非恶性难治性血液病、遗传性疾病和某些实体瘤治疗,并获得了较好的疗效。

三、出血性疾病

(一) 概念

出血性疾病是一组由于正常的止血机制发生障碍,引起自发性出血或轻微损伤后出血不止的疾病。

(二) 分类

按发病机制分为三类。

1. 血管壁功能异常 如遗传性毛细血管扩张症、维生素 C 缺乏症、感染性血管性紫癜等。

2. 血小板数量和功能异常 如特发性血小板减少性紫癜、药物免疫性血小板减少性紫癜、血栓性血小板减少性紫癜等。

3. 凝血异常 如血友病、维生素 K 缺乏症、肝脏疾病等。

(三) 特发性血小板减少性紫癜

1. 概述 特发性血小板减少性紫癜是血小板减少性紫癜疾病中最常见的一种。临床特征为自发性皮肤、黏膜及内脏出血,血小板数量减少。分为急性型和慢性型。急性型以儿童多见,慢性型以年轻女性多见。

2. 病因 病因未明,可能与感染、免疫因素(机体产生抗血小板抗体为最主要的发病机制)、脾脏和肝脏对被抗体结合的血小板的破坏以及雌激素的影响等。这些病因最终导致血小板寿命缩短、数量减少。

3. 临床表现

(1)急性型:多见于儿童,起病前1~3周多有呼吸道感染或其他病毒感染史。起病急,常有畏寒、发热。皮肤黏膜出血广泛而严重,全身皮肤紫癜、瘀斑或有血肿形成,以下肢多见,鼻出血、牙龈出血、口腔黏膜出血常见,损伤或注射部位可渗血不止或形成大片瘀斑。当血小板低于 20×10^9/L 时,可有内脏出血。此型多为自限性,一般病程 4~6 周,很少复发。

(2)慢性型:多见于青中年女性。起病缓慢,出血症状轻。多表现为皮肤瘀点、瘀斑,鼻出血、牙龈出血和月经过多,可持续数周或数月,严重出血少见。反复发作或病期较长者可有贫血和轻度脾大。

(3)血象:急性型发作期血小板计数低于 20×10^9/L,慢性型常为$(30~80) \times 10^9$/L。血小板形态基本正常,功能正常。

4. 治疗原则

(1)一般治疗:血小板明显减少、出血严重者应卧床休息,防止创伤。避免应用降低血小板数量及抑制血小板功能的药物,如阿司匹林。

(2)肾上腺糖皮质激素:为首选药物。

(3)脾切除:可减少血小板抗体产生、消除血小板破坏的主要场所。

脾切除的适应证:5 岁以上、糖皮质激素治疗 3~6 个月无效者。出血明显,危及生命者。糖皮质激素依赖者。有糖皮质激素应用禁忌者。

（4）免疫抑制剂：用于以上疗法无效或疗效差者，可与糖皮质激素合用。

（5）输血及血小板悬液：仅用于严重出血、外科手术及有严重并发症者。对于慢性型患者不宜输血小板悬液。

（6）其他：达那唑。大剂量丙种球蛋白。血浆置换。

> **点滴积累**
>
> 1. 贫血是指单位容积的外周血中的红细胞和血红蛋白低于正常值。多种疾病会引起贫血表现。
> 2. 白血病是一种骨髓增殖异常而导致的恶性血液系统肿瘤。主要表现为贫血、出血、感染及组织器官的浸润。
> 3. 出血的原因包括血管壁的病变、血小板的异常及凝血因子与凝血酶的缺乏。出血为主要表现，表现为皮肤黏膜、消化道、内脏出血及月经过多等，严重者会出现颅内出血。

实验八　ABO 血型鉴定

【实验目的】

1. 能充分理解间接鉴定血型的原理。
2. 学会用玻片法鉴定 ABO 血型，并能根据测定结果正确判断血型。

【实验材料】

采血针，双凹载玻片，75% 酒精棉球，生理盐水，消毒干棉球，牙签，小试管，滴管，显微镜，标准 A 型血清（含抗 B 凝集素），标准 B 型血清（含抗 A 凝集素）。

【实验步骤】

1. 取一块清洁的玻片，用记号笔标记双凹载玻片，分别在左上角标注"A"、右上角标注"B"。

2. 用 75% 酒精棉球消毒左手无名指指尖后用采血针刺破指尖，待血液出来后，取血 1 滴，加入含 1ml 生理盐水的小试管内，混匀，即得约 5% 红细胞悬液。

3. 用小滴管分别吸取标准 A 型血清和标准 B 型血清各 1 滴滴于双凹载玻片左端和右端。用 2 支毛细滴管吸取上述红细胞悬液，分别加入玻片左、右两侧的血清内，用牙签搅拌，使标准血清与红细胞悬液混匀（每边各用 1 支毛细滴管和 1 支牙签，切勿混用）。

4. 手持玻片转动数次,转动时玻片应保持在一个水平面上,然后置室温下 10~15 分钟后,观察结果。

5. 结果观察包括肉眼观察和低倍镜观察。

(1)肉眼观察:如果外观略呈花边状或锯齿状,看上去有沉淀,则多为凝集。如果血滴呈均匀状态,边缘整齐,则多为不凝集(图 10-2)。

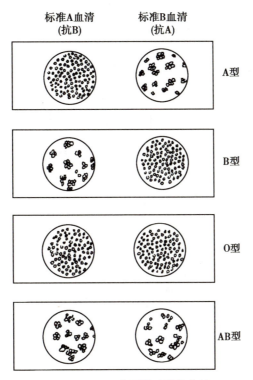

图 10-2　ABO 血型的玻片鉴定法

(2)低倍镜观察:在低倍镜下,如果观察到红细胞凝集成团,或尚有少数游离细胞,则为凝集现象。如果红细胞均为游离状态,则为不凝集。根据镜下所见有无凝集现象判定血型。

6. 根据受试者红细胞是否被 A、B 型标准血清所凝集,判断其血型。

【实验提示】

1. 所用的双凹玻片、小滴管和试管实验前必须清洗干净,以免出现假凝集现象。

2. A 及 B 标准血清绝对不能相混,所用滴管上贴橡皮膏标明 A 及 B,红细胞悬液滴管头不能接触标准血清液面,竹签一端混匀一侧后就不能再接触另一侧。

3. 若结果用肉眼观察判断较为困难时,可借助显微镜进一步明确。

【实验思考】

在无标准血清情况下,已知某人为 A 或 B 型血,能否用其血去检查未知血型? 为什么?

目标检测

1. 什么是贫血? 贫血的程度临床上怎样分级?

2. 输血的原则有哪些? 什么是交叉配血? 什么是输血反应?

3. 为什么正常人血管内血液不会发生凝固而保持流体状态?

4. 白血病的临床表现有哪些? 怎样分型? 如何进行防治?

(胡艳玲)

ER 10-2

习题

第十一章　神经系统疾病与精神疾病

学习目标

1. **掌握**　神经系统疾病与精神疾病中常见疾病的病因、临床表现与治疗原则。
2. **熟悉**　神经系统的形态结构与生理功能。神经系统疾病常见症状和体征。
3. **了解**　神经系统疾病与精神疾病中常见疾病的发病机制。

导学情景

情景描述：

　　某日，一名中年男士从高楼跳下，瞬间身亡。众人在扼腕叹息之际，纷纷猜测是什么原因让他结束自己宝贵的生命。

　　据知情人提供，该男士一年多来，常觉心情不佳，情绪低落，对生活缺乏兴趣；不愿与人交往，和亲朋好友也几乎停止往来，谈吐间常流露出悲观厌世的情绪；人渐渐变得懒惰，寡言少语，常觉乏力，思维迟滞，遇事缺乏信心，总在消沉沮丧中度日；同时，伴有严重失眠。曾在家人陪同下去医院进行各种身体检查，均未发现有明显器质性病变。

学前导语：

　　试问该男士的疾病诊断是什么？现代社会生活、工作压力增大，人们容易患哪些精神、神经方面的疾病？如何预防？

第一节　神经系统解剖和生理

一、概述

　　神经系统包括位于颅腔内的脑和位于椎管内的脊髓，以及与脑和脊髓相连并分布于全身各部的周围神经。神经系统是机体内主要的功能调节系统，控制和调节全身其他各系统的活动，使机体成为一个有机的整体，以适应内、外环境的不断变化。在人类的长期进化过程中，由于人脑在结构和功能上发生了质的飞跃，在人脑这个进行意识活动的物质基础之上，促进了思维、语言和劳动的高度发展，因此人类不仅能被动地适应环境，还能主动地认识和改造周围世界。

　　神经系统在形态和功能上是一个不可分割的整体，为叙述和学习的方便而分为中枢神经系统和周围神经系统两大部分。中枢神经系统包括脑和脊髓。周围神经系统根据其发出的部位分为脑神经和脊神经,按分布的对象分为躯体神经和自主神经(图 11-1)。

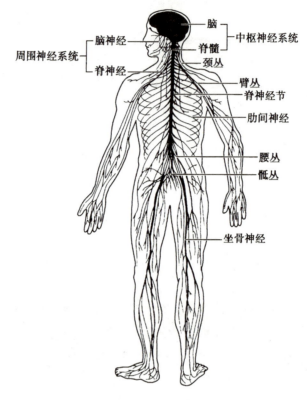

图 11-1　神经系统概观

神经系统结构极为复杂,依据神经元胞体和神经纤维的配布及所在部位不同,常用不同的术语表述。

在中枢神经系统内,神经元的胞体集中处色泽灰暗,称灰质。在大、小脑皮层的灰质又称皮质。功能相同的神经元胞体集中形成的灰质团块,称神经核。神经纤维集中处色泽白亮,称白质。其中起止和功能基本相同的神经纤维集成束,称纤维束。由纵横交织成网状的神经纤维和其间散布的灰质神经元构成的结构称网状结构。

在周围神经系统内,神经元的胞体集中处形成结节状结构,称神经节。神经纤维聚集成束,并被结缔组织被膜包裹形成圆索状的结构,称神经。

二、脊髓和脊神经

(一)脊髓

1. **脊髓的位置和形态**　脊髓位于椎管内,长 42~45cm,上端在枕骨大孔处与脑相连,下端在成人平第 1 腰椎体下缘,新生儿约平第 3 腰椎体下缘(图 11-2)。

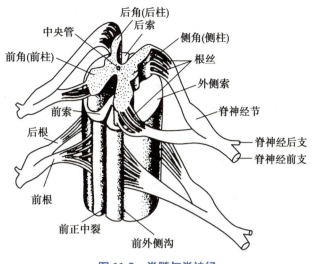

图 11-2　脊髓与脊神经

脊髓呈前后略扁的圆柱形,全长有两个膨大,上部称颈膨大,下部称腰骶膨大,颈膨大和腰骶膨大分别与上、下肢功能有关。脊髓末端变细成圆锥状,称脊髓圆锥,其向下延续为无神经组织的终丝。脊髓表面有 6 条纵行的沟裂,位于前面正中线上的为前正中裂,后面正中线上的为后正中沟。脊髓借此两沟从表面分为左右对称的两半。在脊髓的两侧,还有左右对称的前外侧沟和后外侧沟。脊髓两侧连有由神经纤维组成的脊神经根,在前方的称前根,从前外侧沟穿出。在后方的称后根,由后外侧沟穿入。后根上有一膨大的脊神经节。前根与后根在椎间孔处合成脊神经。

脊神经共有 31 对。与每对脊神经相连的一段脊髓,称为一个脊髓节段。因此,脊髓共分 31 个节段,即 8 个颈节、12 个胸节、5 个腰节、5 个骶节和 1 个尾节。

2. 脊髓的内部结构　由中央呈蝴蝶形的灰质和周围的白质构成。灰质中央有一纵贯脊髓全长的小管,称中央管。

(1)灰质:灰质纵贯脊髓全长,每一侧灰质分别向前方和后方伸出前角(柱)和后角(柱),在脊髓的第一胸节至第三腰节的前、后角之间还有向外侧突出的侧角(柱)。前角由运动神经元的胞体构成,其轴突组成前根,支配骨骼肌。后角内主要聚集着与传导感觉有关的联络神经元,接受由后根传入的感觉冲动。侧角内为交感神经节前纤维的胞体所在处,其轴突加入前根,支配平滑肌、心肌和腺体。此外,在脊髓的第 2~4 骶节相当于侧角的部位有副交感神经节前纤维的胞体,称骶副交感核。

(2)白质:围绕在灰质的周围,每侧白质又被前、后根分为三个索,即前索、外侧索、后索。各索由传导神经冲动的上、下行纤维束构成。这些纤维束或将脊髓各段的传入冲动向上传入至脑,或将脑部发出的传出冲动向下传导至脊髓各段,故又称为传导束。其中上行的传导束主要有脊髓丘脑束、薄束和楔束,下行传导束主要有皮质脊髓前束和皮质脊髓侧束。

3. 脊髓的功能　脊髓通过传导束将脑和躯干、四肢相互联系起来,具有传导神经冲动的功能,是脑与周围神经联系的重要通道。此外,脊髓灰质内有许多反射中枢,如排尿、排便和腱反射等中枢,可在脑的调控下完成一些基本反射活动。

(二) 脊神经

脊神经共31对,有颈神经8对、胸神经12对、腰神经5对、骶神经5对和尾神经1对。每对脊神经借运动性前根和感觉性后根与脊髓相连,二者在椎间孔处汇合而成脊神经,故脊神经是混合性神经(图11-3)。

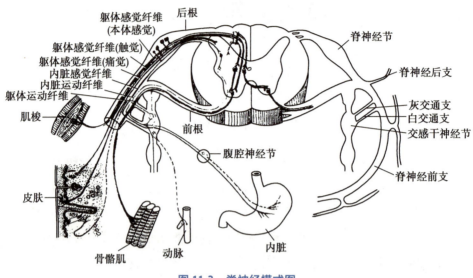

图 11-3 脊神经模式图

脊神经出椎间孔后,立即分为前、后两支。后肢细小,主要分布于躯干背侧的皮肤和深层肌。前支粗大,主要分布于躯干前外侧和四肢的肌肉及皮肤。当脊神经受损伤时,可引起相应部位的肌肉运动障碍。

除胸神经的前支外,其余脊神经的前支,均分别交织形成神经丛,共形成有颈丛、臂丛、腰丛和骶丛,再由神经丛发出分支分布于相应区域。

1. **颈丛**　由第1~4颈神经前支构成,位于胸锁乳突肌上部的深面,其主要分支有皮支和膈神经。

(1)皮支:由胸锁乳突肌后缘中点浅出后,呈放射状分布于枕部、颈部、肩部和胸上部的皮肤。

(2)膈神经:是颈丛的主要分支,属混合性神经。其运动纤维支配膈肌,感觉纤维分布于膈胸膜和膈下的腹膜等处。

2. **臂丛**　由第5~8颈神经前支和第1胸神经前支的大部分纤维组成,经锁骨下动脉及锁骨的后方进入腋窝,围绕腋动脉排列。其主要分支有:

(1)肌皮神经:分布于肱二头肌和前臂外侧部皮肤。

(2)正中神经:其分支分布于前臂前群大部分肌、手肌外侧群、手掌桡侧半皮肤以及桡侧三个半手指的掌面皮肤。

(3)尺神经:其分支分布于前臂前群一块半肌、手大部分肌、手掌尺侧半皮肤及尺侧一个半手指的掌面皮肤。同时,尺神经还分布于手背尺侧半皮肤及尺侧两个半手指的背面皮肤。

(4)桡神经:是臂丛中最粗大的神经。肌支分布于臂和前臂后群肌。皮支分布于臂及前臂的背面、手背桡侧半及桡侧两个半手指的皮肤。

(5)腋神经:肌支支配三角肌。皮支分布于肩部皮肤。

3. 胸神经前支 胸神经前支共 12 对。第 1~11 对走行于相应的肋间隙内,称肋间神经,第 12 对走行在第 12 肋的下方,称为肋下神经。胸神经前支分布于肋间肌、腹肌和胸、腹壁皮肤及肋胸膜和壁腹膜等处,分布有明显的节段性。

4. 腰丛 由第 12 胸神经前支和第 1~4 腰神经前支组成,位于腹后壁腰大肌深面,主要的分支有股神经。股神经经股骨沟韧带的深面进入股三角,其分支布于大腿前群肌、大腿前面、小腿内侧面和足内侧缘的皮肤。

5. 骶丛 由第 4 腰神经前支的一部分、第 5 腰神经前支及骶神经和尾神经的前支组成。骶丛的主要分支有:

(1)臀下神经:分布于臀大肌和髋关节。

(2)阴部神经:分布于会阴和外生殖器的肌和皮肤。

(3)坐骨神经:最为粗大,由骶丛发出后,经臀大肌深面至大腿,在大腿后群肌深面下行至腘窝,在腘窝分为胫神经和腓总神经。

1)胫神经:分布于小腿后群肌、足底肌及小腿后面和足底的皮肤。

2)腓总神经:分布于小腿前群、外侧群肌以及小腿外侧面和足背的皮肤。

三、脑和脑神经

(一)脑

脑位于颅腔内,分为脑干、小脑、间脑和端脑四部分(图 11-4)。

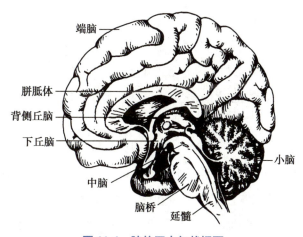

图 11-4 脑的正中矢状切面

1. 脑干 脑干自下而上由延髓、脑桥和中脑组成。脑干上接间脑,下续脊髓,背侧与小脑相连。

中脑内有一狭窄的管道,称中脑水管。

脑干的内部由灰质、白质和网状结构组成。脑干灰质分散成团块状,称神经核,其中与脑神经相连的称脑神经核,分为脑神经运动核和脑神经感觉核,名称大都与相应的脑神经一致,与脑干相连的脑神经有 10 对。脑干内还有与传导束联系的中继核,如延髓中的薄束核、楔束核及中脑内的黑质、红核等。脑干白质由大量的上、下行纤维束构成,将端脑、间脑与脊髓相互联系起来。上行的纤维束主要有脊髓丘脑束等,下行的纤维束主要有皮质脊髓束。

脑干的功能主要有:①传导功能。大脑皮质与小脑、脊髓之间的联系,都要经过脑干纤维束的传导。②反射功能。脑干内有许多反射中枢,如中脑内的瞳孔对光反射中枢、脑桥内的角膜反射中枢,延髓内的心血管活动中枢等。③网状结构的功能。有维持大脑皮质觉醒、调节骨骼肌张力和调节内脏活动等功能。

2. 小脑

(1)小脑的位置和外形:小脑位于颅后窝。小脑中间部窄细,称小脑蚓。两端膨大,称小脑半球。小脑半球下面近枕骨大孔处膨出部分,称小脑扁桃体(图 11-5)。当颅内压增高时,小脑扁桃体可被挤压入枕骨大孔,压迫延髓,危及生命,临床上称小脑扁桃体疝。

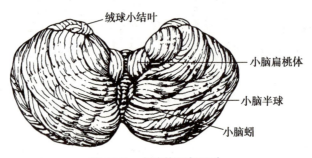

图 11-5 小脑外形(下面)

(2)小脑的内部结构:小脑表面被覆一薄层灰质,称小脑皮质。白质在深面,称髓体,小脑髓体内有数对灰质核团,称小脑核。

(3)第四脑室:是位于延髓、脑桥与小脑之间的腔隙。其底即菱形窝,顶朝向小脑,向上借中脑水管与第三脑室相通,向下续脊髓中央管,并借正中孔和左右外侧孔与蛛网膜下隙相通。

(4)小脑的功能:主要功能是参与躯体运动调节。

3. 间脑

间脑位于中脑和端脑之间,主要由背侧丘脑和下丘脑组成。间脑内部的腔隙称第三脑室。

(1)背侧丘脑:又称丘脑,是间脑背侧的一对卵圆形灰质团块。背侧丘脑主要是全身躯体感觉传导的中继站,同时也是大脑皮质下的感觉中枢。背侧丘脑后下部有一对隆起,位于内侧的称内侧膝状体,位于外侧的称外侧膝状体,分别与听觉和视觉冲动的传导有关。

(2)下丘脑:位于背侧丘脑的前下方,包括视交叉、漏斗、垂体和一对乳头体等。下丘脑结构较复杂,内有多个核群,其中最重要的有视上核和室旁核,两核均能分泌抗利尿激素和催产素,经漏斗运至神经垂体贮存。下丘脑是调节内脏活动的高级中枢,对内分泌、体温、摄食、水盐平衡和情绪反应等起重要的调节作用。

4. 端脑　即大脑,由左、右大脑半球借胼胝体连接而成,两大脑半球被纵裂隔开,大脑半球与小脑之间隔有大脑横裂(图 11-6)。

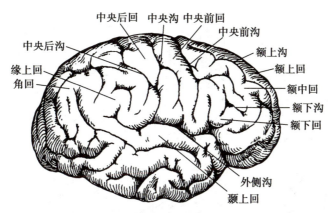

图 11-6　大脑半球背外侧面

(1)大脑半球的外形:大脑半球表面凹凸不平,凹陷处称脑沟,脑沟之间的隆起称脑回。每侧大脑半球分为背外侧面、内侧面和下面,并借 3 条叶间沟(外侧沟、中央沟和顶枕沟)分为 5 个叶,即额叶、顶叶、颞叶、枕叶和岛叶。除此之外,大脑半球还有其他一些重要的沟(如中央前沟、中央后沟、额上沟、额下沟等)和回(如中央前回、中央后回、额上回、额中回、额下回、颞横回、扣带回等),它们对神经系统的功能定位具有非常重要的作用。

(2)大脑半球的内部结构:大脑半球表层为灰质,称大脑皮质,其深面的白质称髓质。髓质中包埋的灰质团块,称基底核。半球内的腔隙称侧脑室。

1)大脑皮质功能定位:大脑皮质是人体生命活动的最高级中枢。在大脑皮质的不同部位,各有完成某些反射活动相对集中的特定区域,称大脑皮质的功能定位。

躯体运动区,即运动中枢,位于中央前回和中央旁小叶的前部,管理对侧半身的骨骼肌运动。

躯体感觉区,即感觉中枢,位于中央后回和中央旁小叶的后部,接受对侧半身的感觉纤维。

视区,即视觉中枢,位于枕叶内侧面距状沟两侧的皮质。

听区,即听觉中枢,位于颞横回,隐藏于外侧沟中。

2)基底核:为位于大脑髓质内的灰质团块,靠近脑底,也称基底神经节(基底节),包括尾状核、豆状核和杏仁核等。豆状核和尾状核合称纹状体,纹状体具有维持肌张力和协调肌群运动的作用。该区域是高血压脑出血的好发部位。

3)大脑髓质:由大量的神经纤维组成,可分为联络纤维、连合纤维和投射纤维 3 种。

联络纤维是联系同侧半球内各部分皮质的纤维。连合纤维是连合左、右半球皮质的纤维。投射纤维由大脑皮质与皮质下各中枢间的上、下行神经纤维组成,大部分经过内囊。

内囊是位于背侧丘脑、尾状核与豆状核之间的白质板,包含大量上行、下行的神经纤维,包括运动神经纤维、感觉神经纤维以及视、听放射纤维,是大脑皮层与脑干、脊髓联系的交通要道。

4)侧脑室:左右各一,是位于大脑半球内的腔隙,内含脑脊液,借室间孔与第三脑室相通。

(二) 脑神经

脑神经共 12 对(图 11-7),按其所含纤维成分,可分为三类。感觉神经包括 I、II、VIII;运动神经包括 III、IV、VI、XI、XII;混合神经包括 V、VII、IX、X(表 11-1)。

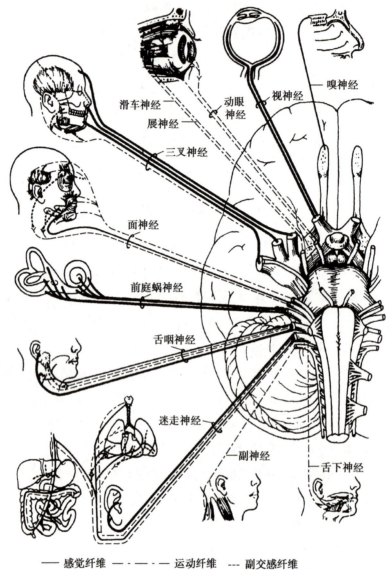

—— 感觉纤维 — · — · — 运动纤维 --- 副交感纤维

图 11-7 脑神经分布示意图

课 堂 活 动

脑神经的记忆口诀:I 嗅 II 视 III 动眼,IV 滑 V 叉 VI(外)展,VII 面 VIII 听 IX 舌咽,迷副舌下神经全。同学之间可相互检查熟记情况,看谁能又快又准确的记住。

表 11-1 脑神经概要

序号	名称	纤维成分	连脑部位	分布
I	嗅神经		端脑	鼻黏膜嗅区
II	视神经		间脑	眼球视网膜
III	动眼神经	躯体运动	中脑	上直肌、下直肌、内直肌、下斜肌、上睑提肌
		内脏运动		睫状肌、瞳孔括约肌
IV	滑车神经	躯体运动	中脑	上斜肌
V	三叉神经	躯体感觉	脑桥	头面部皮肤、口腔、鼻腔黏膜、舌前 2/3 黏膜、牙龈、牙
		躯体运动		咀嚼肌
VI	展神经	躯体运动	脑桥	外直肌
VII	面神经	躯体运动	脑桥	表情肌
		内脏感觉		泪腺、舌下腺和下颌下腺、舌前 2/3 的味蕾
VIII	前庭蜗神经	躯体感觉	脑桥	内耳感受器
IX	舌咽神经	躯体运动	延髓	咽肌
		内脏、躯体感觉		咽、舌后 1/3 黏膜与味蕾
		内脏运动		腮腺
X	迷走神经	躯体运动	延髓	咽、喉肌
		躯体感觉		耳郭、外耳道与硬脑膜
		内脏运动、感觉		胸腹腔脏器、结肠左曲以上的肠管黏膜和腺体等
XI	副神经	躯体运动	延髓	胸锁乳突肌和斜方肌
XII	舌下神经	躯体运动	延髓	舌肌

四、自主神经

神经系统对内脏活动的调节是在中枢神经系统的调节与控制下,通过自主神经的活动而实现的。自主神经又称内脏神经,包括内脏运动神经和内脏感觉神经。调节内脏活动主要是通过内脏运动神经来实现的。通常所说的自主神经,是指内脏运动神经,主要分布于内脏、心血管和腺体等效应器,管理平滑肌、心肌的活动和腺体的分泌。

根据形态和功能等特点,自主神经可分为交感神经和副交感神经。人体绝大部分内脏器官同时接受交感神经、副交感神经双重支配,两者的作用往往是拮抗的。一般来说,交感神经的活动比较广泛。当内、外环境发生急骤变化时,交感神经系统活动明显加强,同时肾上腺髓质分泌增加,二者作为交感-肾上腺髓质系统整体动员起来,有利于动员机体各器官的潜在力量,以适应环境的急骤变化。副交感神经在机体安静时活动较强,此时胰岛素分泌增加,二者作为迷走-胰岛素系统整体活动,主要是促进消化、吸收,保持能量,加强排泄和生殖功能等。

五、传导通路

感受器接受体内外环境的刺激后,产生神经冲动,神经冲动经周围神经的感觉纤维传入中枢,最后到达大脑皮质产生感觉意识。同时,大脑皮质发出神经冲动,下行传至脑干或脊髓,再经过周围神经的运动纤维到达效应器,引起反应。这种传导神经冲动的通路,称为神经传导通路。从感受器上传至大脑皮质的传导通路称上行(感觉)传导通路。从大脑皮质下传至效应器的传导通路称下行(运动)传导通路。

感觉传导通路可分浅感觉、深感觉和特殊感觉传导通路。感觉传导通路的全长由三级神经元构成:浅感觉的第一级神经元胞体位于中枢神经之外的脊神经节内,第二级神经元胞体位于脊髓后角,第三级神经元胞体位于背侧丘脑外侧核。同时,纤维在白质中还要进行交叉,故右半侧感觉刺激经传导后,最后由左半侧大脑半球所感受。

运动传导通路包括锥体系和锥体外系两部分。锥体系可分为皮质脊髓束和皮质核束。锥体系全长由二级神经元构成,即上、下两个运动神经元。上运动神经元胞体位于大脑皮质中央前回,下运动神经元胞体位于脑干脑神经运动神经核或脊髓前角细胞。锥体外系是指锥体系以外的控制骨骼肌运动的下行纤维束而言。这些纤维束起自中央前回以外的皮质(主要起自额叶和顶叶),在下行的过程中与纹状体、红核、黑质、脑干网状结构和小脑等有着广泛联系,并经多次更换神经元,最后终止于脊髓前角运动神经元或脑干内脑神经运动核,然后经脊神经或脑神经支配骨骼肌,其主要功能是协调肌群的运动,调节肌紧张,协助锥体系完成精细的随意运动。

六、脑和脊髓的被膜及血脑屏障

脑和脊髓的表面有三层被膜,由外向内依次为硬膜、蛛网膜和软膜,它们对脑和脊髓有保护作用。在脑组织和毛细血管之间,存在着一种具有选择性通透作用的屏障,称血脑屏障。血脑屏障可阻止血液中的有害物质进入脑内,但允许营养物质和代谢产物通过。在临床用药时,应注意该药是否能通过血脑屏障,以保证药物的疗效。

七、神经系统功能

人体处在一个不断变化的体内、外环境中,为维持内环境稳态,体内各器官、系统依靠神经系统的直接或间接调节和控制,相互配合,共同完成统一的整体生理功能。在这里,我们着重探讨脑的高级功能。

人的大脑除了产生感觉、支配躯体运动和协调内脏活动,还有一些更为复杂的高级功能,如完成复杂的条件反射、学习、记忆、思维等。因此,大脑皮质是人类各种功能活动最高级的调节部位,条件反射是大脑皮质活动的基本方式。

(一) 条件反射

神经活动的基本方式是反射,大脑皮质不仅是一切非条件反射的高级中枢,也是条件反射的最高中枢。由大脑皮质进行的条件反射活动称脑的高级神经活动。

条件反射是机体在生活过程中,在非条件反射的基础上形成的,也可通过实验训练形成。条件反射建立后,如果反复单独使用条件刺激而不用非条件刺激加以强化,条件反射就会减弱,甚至完全不发生反应。这种现象称为条件反射的消退。条件反射的消退并不意味着条件反射的丧失,只说明从原先引起兴奋的条件反射(阳性条件反射),转为抑制的条件反射(阴性条件反射),因此,由条件反射消退而出现的抑制又称为消退性抑制。这也是在学习上,为防止遗忘,需不断复习、巩固的原因。条件反射建立初期,那些与该条件刺激相近似的刺激或多或少地具有条件刺激的效应,条件反射的泛化与分化是大脑皮质实现复杂的分析综合功能的基础。

条件反射能使机体对环境变化具有预见性、灵活性与适应性。条件反射的形成、消退、泛化和分化都能体现其生物学意义。条件反射不论在数量上还是在质量上,都是非条件反射不可相比的。

(二) 人类大脑皮质活动的特征

人类大脑皮质活动的特征是具有两个信号系统和语言功能,因此,人的条件反射更为复杂。生理学家巴甫洛夫对条件反射的研究,提出了两个信号系统学说。

1. 第一信号系统和第二信号系统 巴甫洛夫认为,条件反射是一种信号活动,引起条件反射的刺激是信号刺激。信号可分为两大类,一类是以客观具体事物本身的理化性质来发挥作用,如铃声、灯光、食物形状、气味等,这些现实而具体的刺激信号称第一信号。另一类是以客观事物的抽象信号来发挥刺激作用的,如语言和文字,这些抽象词语刺激信号称第二信号。对第一信号发生反应的大脑皮质功能系统称第一信号系统,是人与动物共有的。对第二信号发生反应的大脑皮质功能系统称第二信号系统,为人类所特有,是人区别于动物的主要特征。

2. 大脑皮质的语言功能 临床发现,人类大脑皮质一定区域损伤后,会引起听、说、读、写不同的语言障碍。临床试验证明,大多数人语言活动的中枢在左侧半球。脑的高级功能向一侧大脑半球集中的现象称一侧优势,这侧大脑半球称优势半球。

(三) 大脑皮质的电活动

大脑皮质的神经细胞在没有特殊外来刺激的情况下,能产生持续的节律性电位变化,称为自发性脑电活动。根据脑电波频率、振幅的不同,正常脑电图可分为 α 波、β 波、θ 波和 δ 波四种基本波形。

一般情况下,脑电波随大脑皮质不同的生理情况而变化,患有皮质肿瘤或癫痫发作的患者,脑电波将会发生一些特征性的改变,因此,脑电图对上述疾病具有重要的诊断价值。

(四)觉醒与睡眠

觉醒和睡眠是人和高等动物维持生命的生理现象。这两个对立的生理状态随昼夜变化交替出现。机体只有在觉醒状态下进行工作、生活、学习。通过睡眠使精力和体力得到恢复。如睡眠障碍，可导致大脑皮质活动的失常。

1. 觉醒 人的觉醒状态靠脑干网状结构上行激动系统的活动来维持。动物实验表明，觉醒状态包括脑电觉醒和行为觉醒两种。

2. 睡眠 根据睡眠时脑电波的表现，将睡眠分为正相睡眠和异相睡眠两种时相。

(1)正相睡眠：脑电波呈同步化慢波，是一般熟知的睡眠状态。

(2)异相睡眠：脑电波为去同步化快波。此时，感觉功能进一步减退，肌紧张和腱反射进一步减退，肌肉几乎完全松弛，睡眠更深。其间可有间断的阵发性表现，如部分肢体抽动、血压升高、心率加快、呼吸快而不规则，特别是可出现阵发性眼球快速运动，故又称快速眼动睡眠。若此时被唤醒，常述说在说梦话。上述阵发性表现可能与某些疾病在夜间发作有关，如心绞痛、支气管哮喘等。

成人睡眠先以慢波睡眠入睡，1~2小时后转入快波睡眠，维持半小时左右又转入慢波睡眠，整个睡眠期间，可如此反复转化4~5次，正常人从这两个时相均可直接转化为觉醒状态。

点滴积累

1. 神经系统是人体最重要的控制和调节系统，它包括中枢神经系统和周围神经系统两部分。
2. 大脑皮质是人类各种功能活动最高级的调节部位，条件反射是大脑皮质活动的基本方式。
3. 脊髓通过传导束将脑和躯干、四肢相互联系起来，具有传导神经冲动的功能。脊髓灰质内有许多反射中枢，可在脑的调控下完成一些基本反射活动。
4. 周围神经系统由脑神经、脊神经和自主神经三部分组成。

第二节 神经系统疾病常见症状和体征

一、意识障碍

意识障碍是指人体对周围环境及自身状态的识别和觉察能力出现障碍的一种精神状态。意识障碍多由于大脑及脑干受损所致，严重的意识障碍表现为昏迷。

意识障碍常由感染性因素如颅内感染、全身严重感染和非感染性因素如颅脑疾患、内分泌与代谢障碍、心血管疾病、水与电解质平衡紊乱、外源性中毒、物理性或缺氧性损害等所致。

意识障碍可有下列不同程度的表现。

1. 嗜睡 是程度最轻的意识障碍。嗜睡是一种病理性倦睡，患者处于持续睡眠状态，可被唤醒,醒后能正确回答问题和作出各种反应,但当刺激去除后很快又再入睡。

2. 意识模糊 是程度深于嗜睡的意识障碍。患者能保持简单的精神活动,但对时间、地点、人物的定向力发生障碍,思维和语言不连贯。

3. 昏睡 是接近于不省人事的意识状态。患者处于熟睡状态,不容易唤醒。但在压迫眶上神经、晃动身体等强烈刺激下可被唤醒,但很快又再入睡,醒时答话含糊或答非所问。

4. 昏迷 是最严重的意识障碍,按其程度不同可分为以下三种。

(1)轻度昏迷:意识大部分丧失,无自主运动,对声、光刺激无反应,对疼痛刺激尚可出现痛苦的表情或肢体退缩等防御反应。角膜反射、瞳孔对光反射、眼球运动、吞咽反射等可存在。

(2)中度昏迷:对周围事物及各种刺激均无反应,对强烈刺激可出现防御反应,角膜反射减弱,瞳孔对光反射迟钝,眼球无转动。

(3)深度昏迷:意识完全丧失,全身肌肉松弛,对外界任何刺激完全无反应,深、浅反射均消失。

二、晕厥

晕厥系由脑缺血、缺氧引起的一种突然发作历时短暂的意识丧失,同时伴有姿势性张力丧失,常分为心源性、脑源性和血管反射性三类。

心源性晕厥的典型表现是突然开始和自发性地突然结束,其最常见的原因是心律失常、心搏出功能异常等,常伴有心悸。

脑源性晕厥常由于血管短暂供血不足。癫痫发作而引起的晕厥常伴有肌肉痉挛或抽搐,大小便失禁和咬舌等。

血管反射性晕厥占 80% 以上,包括血管抑制性晕厥、直立性低血压、排尿性晕厥等。血管抑制性晕厥又称血管迷走性晕厥,特征是受令人不悦的生理或情感因素的刺激,如疼痛、惊吓、目击血液等而突然发生的晕厥,通常发生在直立位,并在发生前有迷走神经张力增高的症状,如恶心、虚弱、打呵欠、忧郁、视物模糊和出汗。

三、眩晕

眩晕是患者对于空间关系的位置觉与平衡觉的障碍,是一种主观的感觉障碍。患者感到自身或周围景物有旋转或摇动的感觉。

眩晕有如下几种临床表现。

1. 周围性眩晕(耳源性眩晕) ①梅尼埃病:眩晕呈间歇性反复发作,伴有耳鸣耳聋,恶心、呕吐和眼球震颤。②迷路炎:多由中耳炎并发,累及迷路时产生眩晕。③前庭神经元炎:多在发热或上呼吸道感染后突然出现眩晕,伴恶心、呕吐,一般无耳鸣及听力减退。④内耳药物中毒:常由链霉素、庆大霉素及其同类药物中毒性损害所致。⑤位置性眩晕:眩晕与头部位置及运动有密切关系,伴恶心、眼球震颤,多数无耳鸣、耳聋。⑥晕动病:在乘车坐船时发生,伴恶心呕吐、面色苍白、出冷汗。

2. 中枢性眩晕(脑性眩晕) ①颅内血管性疾病:椎基底动脉供血不足、脑动脉粥样硬化、高血压脑病和小脑出血。②颅内占位性病变:听神经纤维瘤、小脑肿瘤。③颅内感染性疾病:蛛网膜炎、小脑脓肿。④颅内脱髓鞘疾病及变性疾病:多发性硬化、延髓空洞症。⑤癫痫。以上疾病可有不同程度眩晕和原发病的其他表现。

3. 其他原因导致的眩晕 ①心血管疾病:高血压、低血压、房室传导阻滞。②血液病:贫血、真性红细胞增多症。③中毒性:尿毒症、严重肝炎、糖尿病。④眼源性:眼肌麻痹、屈光不正。⑤头部或颈椎损伤后。

以上疾病可有不同程度眩晕,但常无真正眩晕感,一般不伴听力减退、眼球震颤,少见耳鸣,有原发病的其他表现。

四、头痛

头痛是头颈部痛觉末梢感受器受到刺激,产生异常的神经冲动传达到脑部所致。头痛是临床常见症状之一,病因较复杂,可由颅内病变,颅外头颈部病变,头颈部以外躯体疾病及神经症、精神疾病等引起。

头痛的病因主要有:①颅内外病变,如感染、血管病变、占位性病变、脑外伤、颈部疾病、神经痛,以及眼耳鼻和牙等疾病。②全身性疾病,如急性感染、心血管疾病、中毒等。③神经症等。

头痛的发生机制有:①血管因素。②脑膜受刺激或牵拉。③具有痛觉的脑神经和颈神经被刺激、挤压和牵拉。④头、颈部的肌肉收缩。⑤五官和颈椎病变引起的头面痛。⑥生化因素和内分泌紊乱。⑦神经功能紊乱等。

头痛的临床表现,往往根据病因的不同而各有其特点。急性起病并有发热者常为感染疾病所致。了解头痛部位是单侧、双侧或枕部、局部或弥散、颅内或颅外对病因的诊断有重要价值,如偏头痛多于一侧急剧的头痛。某些头痛可发生在特定时间,如颅内占位病变往往清晨加剧、鼻窦炎的头痛经常发作于清晨和上午、女性偏头痛常与月经有关等。头痛的程度一般分为轻、中、重,但与病情的轻重并无平行关系。头痛的发生有诱发因素,如咳嗽、打喷嚏、摇头、俯身可使颅内压性头痛、血管性头痛、颅内感染性头痛及脑肿瘤性头痛加剧。

点滴积累

1. 意识障碍程度由浅入深分为嗜睡、意识模糊、昏睡、昏迷(轻度、中度、深度)。
2. 晕厥是短暂性的意识丧失,眩晕是患者主观感到自身或周围景物有旋转或摇动的感觉。

第三节　神经系统疾病与常见精神疾病

一、神经症

神经症是一组主要表现为焦虑、抑郁、恐惧、强迫、疑病症状或神经衰弱症状的精神障碍。本障碍具有一定的人格基础,起病常与社会心理因素有关,体检不能发现器质性病变或躯体疾病作为其临床的基础。神经症分为以下几类:神经衰弱、恐惧症、焦虑症、强迫症、躯体形式障碍、其他或待分类的神经症。现着重讲述神经衰弱。

神经衰弱是大脑由于长期的精神压力和情绪紧张导致以慢性疲劳、情绪不稳和自主神经功能紊乱为特征,并伴有多种躯体症状和睡眠障碍的一组综合征,病情常受各种心理和社会因素的影响而波动。神经衰弱是神经症中的一种,其主要特征是精神易兴奋与脑力易疲乏。

(一) 病因与发病机制

1. 本病患者常有个体素质和个性特点(多见于无力型、胆怯、敏感、自卑、多疑、心胸狭隘、任性急躁及自制力差)。

2. 心理社会因素是诱发本病的重要原因,如工作学习过度紧张、睡眠和休息无规律、精神刺激如亲人亡故、夫妻离异、事业遭受挫折、人际关系紧张等。

3. 躯体疾病,如外伤、感染、中毒、贫血及营养不良等也可导致本病的发生。

上述各种因素相互作用,致使高级神经活动过度紧张,内抑制减弱及兴奋性相对亢进,继而使皮层下功能调节障碍,自主神经功能紊乱而发病。

(二) 临床表现

1. **脑功能衰弱的症状**　为本病的常见症状,包括精神易兴奋和脑力易疲劳。易兴奋主要表现为联想和回忆增多且杂乱,不易控制。易疲劳的主要特征有:①疲劳常伴有不良心境,如紧张、烦恼、苦闷、压抑感。②疲劳常有情境性,如看书时昏昏沉沉,但看喜爱的电视节目却无疲劳感。③疲劳常伴弥散性,干什么都觉得累,除非是喜爱且能胜任的事情。④疲劳不伴欲望和动机的减退,常有"心有余而力不足"或"力不从心"之感。⑤以精神疲劳为主,伴或不伴躯体的疲劳。

2. **情绪症状**　主要为烦恼、易激惹和紧张,其特点为:①因感痛苦而求助;②感到难以自控;③情绪反应的强度及持续时间与生活事件或处境不相称。

3. **心理生理症状**　常有大量躯体不适症状,经各种检查找不到病理改变的证据。这些症状实际上是一种生理功能的障碍,多与心理状态有关。最常见的有睡眠障碍与紧张性头痛。睡眠障碍多表现为入睡困难与易惊醒。紧张性头痛的最典型描述是:头部"头脑发胀"像有一个"紧箍咒"。

(三)治疗原则

1. 心理治疗

(1)认知疗法：促进患者的认知转变，尤其是帮助患者调整对生活的期望，减轻现实生活中的精神压力。

(2)放松疗法：各种放松方法如音乐、气功、观看喜剧等均可使患者放松、缓解紧张，具有一定的效果。

(3)森田疗法：把注意点从自身引向外界，用以消除患者对自身感觉的过分关注，往往对消除症状有一定效果。

2. 药物治疗
尚未发现具有独特疗效的药物。药物治疗既有药理作用也有安慰剂的心理效应，以消除某些症状和改善整体功能。抗焦虑药及催眠药最为常用。

3. 其他
中医中药均有较好的疗效，体育锻炼、旅游观光、疗养都有一定效果。

二、睡眠障碍

睡眠是一个复杂的生理过程，人每天均有一个自然的睡眠觉醒周期。睡眠障碍在临床上极为常见。睡眠障碍既可见于无器质性病变的人，又可以是各种疾病的伴随症状。睡眠障碍主要有失眠和觉醒障碍等。

睡眠障碍是指个体由于心理和环境因素的影响，或由于各种精神疾病、神经系统疾病、躯体疾病的影响，或由于各种药物和精神活性物质的影响，所产生的入睡与维持障碍、过度睡眠障碍、睡眠节律紊乱以及与特定睡眠阶段有关的各种功能障碍的总称。

(一)病因与发病机制

由于睡眠的发动与维持的机制还不十分清楚，无论是睡眠觉醒的问题，还是其他方面的睡眠问题，真正确切的原因和机制都不十分明确，综合基础和临床的研究，有以下的问题值得注意。

1. **遗传**　有的睡眠障碍与遗传因素关系密切，如发作性睡病。

2. **器质性因素**　由心悸、气促、疼痛、瘙痒或者尿频等某种躯体症状所致。

3. **精神疾病**　如抑郁障碍易出现早醒，而焦虑症则易出现入睡困难。

4. **心理**　心理压力引起紧张、焦虑、抑郁、恐惧所致的睡眠障碍。

5. **人格**　具有某些人格特征的个体更易出现各种睡眠障碍的表现，如具有焦虑倾向，敏感多疑个性特征的个体易产生失眠症状。

6. **情绪**　紧张、焦虑、愤怒等情绪因素可导致各种睡眠障碍。

7. **环境**　如异地、亮光、旅行、噪声等引起的睡眠障碍。

8. **饮料或药物**　饮用浓茶、咖啡以及应用麻黄碱、苯丙胺、氨茶碱或皮质激素类药物者均可引起睡眠障碍。经常服用镇静催眠药物者，如突然停药，可因反弹作用引起睡眠障碍。

（二）临床表现

1. 入睡和维持睡眠障碍　主要是指失眠，即患者对睡眠时间和／或质量不满意，并影响白天社会功能的一种主观体验。是最常见的睡眠障碍。

临床常见的失眠形式：①睡眠潜伏期延长：入睡时间超过30分钟。②睡眠维持障碍：夜间觉醒次数超过2次或凌晨早醒。③睡眠浅而多梦。④总睡眠时间通常少于6小时。⑤存在日间残留效应（次日早晨感觉头晕、精神不振、嗜睡、乏力等）。上述一种或数种症状每周至少3次，并存在1个月以上，个体对睡眠数量、睡眠质量的不满引起明显的苦恼或社会功能受损，则称为失眠症。

2. 过度睡眠障碍　是指白天出现无法克制的睡意，可有无意识动作、认知功能降低等表现，影响学习与工作。如果发生在驾车或特种工作时，可造成交通事故或意外。

3. 睡眠中的异常行为　是指与睡眠有关的发作性躯体或行为异常，其特点与睡眠阶段或睡眠-觉醒的转变有关。目前认为是中枢神经系统激活的表现，主要包括自主神经系统的变化和骨骼肌的活动。

（1）睡行症：通常在4~8岁时发病，青春期后逐渐自行消失。症状发生在前1/3夜的慢波睡眠期，轻症仅从床上坐起，重症似被人追击，发疯样逃跑，发作可自行停止，重新回床继续睡觉，而次日对此毫无记忆。

（2）夜惊：患者常从睡眠中突然惊叫，恐惧起坐，常伴有显著的自主神经功能亢进症状，如心悸、出汗、气促等，约1~2分钟重新入睡，醒来后对此无记忆。

（3）梦魇：发生在睡眠的后期，常有恐怖的噩梦，并致惊醒，能回忆起梦中的内容，患者对噩梦造成的睡眠不足十分苦恼。

（4）梦游：睡眠期中并不做梦的情况下自动动作，可行走，对环境有简单的反应动作（如冷了穿衣服），醒后无记忆。

4. 睡眠节律紊乱　是指患者的睡眠模式与常规的作息时间不同，在该睡的时候睡不着，该醒的时候难以醒来，从而出现失眠与过多的瞌睡。

（三）治疗原则

主要介绍失眠症的治疗原则。

1. 睡眠卫生

（1）食物：①控制总热量，减少动物脂肪与甜食摄入。②睡眠与大脑松果体分泌的松果体素有关，可补充植物松果体素。③长期失眠者血清中锌和铜两种微量元素明显降低，可补含锌、铜较高的食物。④酸奶或温奶中，色氨酸和钙的含量较高，有助于睡眠。

（2）生活习惯：①生活作息规律化，限制上床时间，提高睡眠率。②不饮咖啡、浓茶，不吸烟。

（3）讲究心理卫生：开朗乐观，心胸豁达，知足常乐，培养一项能放松身心的业余爱好。

（4）有规律的体育锻炼。

（5）睡眠认知：不强调睡眠时间，避免因睡眠时间问题而过分焦虑引起情绪紧张，从而加重失眠。

2. 非药物治疗

(1)支持性心理治疗：①向患者进行正确的睡眠卫生知识的教育与宣传。②对患者的睡眠习惯和睡眠卫生问题提出建议与指导。

(2)认知行为治疗：①生物反馈训练：进行以松弛为目的的生物反馈训练，对于缓解失眠的共存症状具有一定的作用，应作为首选治疗方法。②限制卧床时间的方法。

3. 药物治疗

(1)苯二氮䓬类药物：属抗焦虑药物，具有抗焦虑和不同程度的镇静催眠效果，如地西泮、艾司唑仑、阿普唑仑、劳拉西泮、氯硝西泮等。

(2)非苯二氮䓬类催眠镇静药：如佐匹克隆，唑吡坦等。

(3)抗焦虑抑郁药：如阿米替林、米安色林、盐酸多塞平等三环类抗抑郁药，氟西汀、帕罗西汀等选择性 5-羟色胺再摄取抑制药。

三、抑郁症

抑郁症是以显著而持久的情感改变为主要特征的疾病，属于情感性精神障碍（现也称作心境障碍）的一个类型。临床上主要表现为情感低落，兴趣减退，伴有相应的认知与行为改变，可有精神性症状。大多数有反复发作的倾向。

（一）病因与发病机制

抑郁症病因尚不清楚，但与下列因素有关。

1. 遗传因素　家系研究表明，本病有家族史的发病率高。

2. 神经生化改变

(1)儿茶酚胺假说：抑郁症是脑内受体部位儿茶酚胺的相对不足。

(2)5-羟色胺假说：5-羟色胺功能活动降低与抑郁症患者的抑郁心境、食欲减退、失眠、昼夜节律紊乱、内分泌功能紊乱、性功能障碍、焦虑不安、不能应对应激、活动减少等密切相关。

(3)多巴胺假说：脑内多巴胺功能降低。

3. 神经内分泌功能异常　抑郁症患者有下丘脑 - 垂体 - 肾上腺轴异常。

4. 心理社会因素　应激性生活事件与抑郁症的关系较为密切，往往负性生活事件对抑郁症的发生起促发作用，如离婚、丧偶、婚姻不和谐、失业、严重躯体疾病、家庭成员患重病或死亡，均可导致抑郁症的发生。

（二）临床表现

1. 情感低落　显著而持久的情感低落，抑郁悲观，晨重夜轻。对任何事情缺乏兴趣，丧失信心。自我评价低，或自责，或感内疚，可达妄想程度。

2. 思维迟缓　思维联想受抑制，反应迟钝，思路闭塞，主动言语减少，语速减慢，声音低沉，工作效率降低。

3. 意识活动减退　行为缓慢、生活被动、懒散，不愿与周围人交往。严重时，连吃、喝、个人卫生都不顾,甚至不动、不语、不食,可达木僵状态,称为"抑郁性木僵"。严重抑郁症患者常伴有消极自杀的观念和行为,是抑郁症最危险的症状。

4. 躯体症状　睡眠障碍(失眠、早醒、睡眠过多)、食欲减退、体重下降、性欲减退、便秘、身体任何部位的疼痛、闭经、阳痿、乏力等。身体不适可涉及各脏器。

5. 其他　可出现人格解体、现实解体及强迫症状。

(三)治疗原则

1. 抗抑郁药

(1)三环类及四环类抗抑郁药:氯米帕明、丙米嗪、盐酸多塞平是常用的三环类抗抑郁药,主要用于抑郁症的急性期和维持治疗。不良反应较多,老年体弱者应减小剂量,原有心血管疾病者不宜使用。

(2)单胺氧化酶抑制剂:常用吗氯贝胺。

(3)选择性5-羟色胺再摄取抑制药:氟西汀、帕罗西汀与三环类抗抑郁药疗效相当,不良反应少,患者耐受性好,且使用安全、方便。

(4)其他新型抗抑郁药:曲唑酮、文拉法辛均有较好的抗抑郁作用。

2. 电抽搐治疗　有严重消极自杀企图的患者及使用抗抑郁药无效的患者,可采用电抽搐治疗,见效快、疗效好。

3. 心理治疗　对有明显心理社会因素作用的患者,在药物治疗的同时需合并心理治疗,可获得良好效果。

4. 预防复发　应用锂盐(碳酸锂)可有效防止抑郁症复发。心理治疗和社会支持系统对预防复发也有非常重要的作用。

四、急性脑血管疾病

(一)概述

脑血管疾病是由于各种原因引起脑血管受损而导致脑功能障碍的疾病总称。临床上可分为急性与慢性两种。急性脑血管疾病又称脑卒中,指急性起病,迅速出现局限性或弥漫性脑功能障碍的脑血管疾病,是神经系统的多发病、常见病,是目前人类疾病的三大死亡原因之一,存活者中有一半以上的患者遗留瘫痪和失语等严重残疾。

1. 病因与发病机制

(1)血管壁病变:主要有动脉粥样硬化,其次如动脉瘤、动脉炎、血管畸形及外伤、中毒、肿瘤引起的血管损伤。

(2)血液成分和凝血机制异常:包括各种原因所致的高黏血症与凝血机制异常。

(3)心脏病和血流动力学改变:如高血压、低血压或血压的急骤波动,以及心功能障碍、心肌病、心瓣膜病和心律失常,特别是房颤。

(4)诱发因素:情绪激动、过累、用力排便、气候突然变化等。

2. 急性脑血管病分类

(1)缺血性脑血管病:短暂性脑缺血发作、脑血栓形成、腔隙性脑梗死、脑栓塞。

(2)出血性脑血管病:蛛网膜下腔出血、脑出血。

3. 脑血管病的预防 流行病学的调查发现,脑血管病的易患因素有:高血压、心脏病、糖尿病、吸烟和酗酒、高脂血症、高龄、超重、体力活动减少、咸食、过量动物油摄入和遗传等。针对上述易患因素,应进行宣传教育,普及卫生知识,对高危人群,应定期进行健康检查,及早发现与及时治疗高血压、心脏病、糖尿病,避免严重并发症发生。提倡科学健康的生活,保持良好的社会人际关系,避免不良的情绪波动。

(二)短暂性脑缺血发作

短暂性脑缺血发作是指历时短暂并经常反复发作的脑局部供血障碍,导致供血区局限性神经功能障碍。每次发作持续数分钟至数小时,不超过 24 小时即完全恢复,但常反复发作。本病是常见的脑血管病,被公认为缺血性脑卒中最重要的危险因素,近期频繁发作是脑梗死的特级警报。

1. 临床表现 本病好发于中老年人,男性多于女性。发病突然,迅速出现局限性神经功能或视网膜功能障碍,多在 5 分钟左右达高峰,持续时间短、恢复快,不留后遗症。可反复发作,每次发作的症状相对恒定,临床表现与缺血发生的部位有关。

2. 治疗原则

(1)病因治疗:有明确病因者应尽可能针对病因治疗,如防治动脉粥样硬化,对心脏病、高血压、糖尿病、颈椎病等进行治疗。

(2)药物治疗:①抗血小板凝集剂,可减少微栓子发生,减少复发,可选用阿司匹林、噻氯匹定,可单独或联合应用双嘧达莫。②抗凝药物,有预防卒中的作用,可选用肝素静脉滴注或低分子肝素腹壁皮下注射,也可用华法林口服。③脑保护治疗,对频繁发作的患者,经影像学检查显示有缺血或脑梗死病灶者,可予钙离子拮抗药,如尼莫地平和氟桂利嗪等。

(三)脑梗死

脑梗死又称缺血性脑卒中,是指由于脑部血液供应障碍、缺血、缺氧引起的局限性脑组织的坏死或脑软化。脑梗死的临床常见类型有脑血栓形成、腔隙性脑梗死与脑栓塞。脑梗死发病率约占全部脑卒中的 80%。

1. 脑血栓形成 是脑梗死中最常见的类型,通常指脑动脉的主干或其皮层支因动脉粥样硬化及各类动脉炎等血管病变,导致血管管腔闭塞或狭窄,进而发生血栓形成,造成脑局部供血区血流受阻,发生脑组织缺血、缺氧、软化坏死,出现相应的神经系统症状与体征。

(1)临床表现:临床表现差异较大,主要取决于闭塞血管的部位与供血范围,梗死形成的速度和侧支循环的代偿情况。

1)一般特点:多见于 50 岁以上伴有脑动脉硬化史者,以高血压、冠心病、糖尿病为高危因素。部分患者发病前 1~2 天有头晕、头痛、眩晕及肢体麻木等前驱症状,多在安静、休息时发病。神经系统局灶性症状多在发病后 10 余小时或 1~2 天内达到高峰,除脑干梗死或大面积梗死外,大多数患者意识清楚或仅有轻度意识障碍。

2) 临床类型：依据症状和体征的演进过程分为以下三种。①完全性卒中：指发病后神经功能缺失症状较重较完全，常在数小时内（<6小时）达高峰。②进展性卒中：指发病后神经功能缺失症状在48小时内逐渐进展或呈阶梯式加重。③可逆性缺血性神经功能缺失：指发病后神经功能缺失症状较轻，持续24小时以上，但可于3周内恢复，不留后遗症。

3) 辅助检查：脑脊液检查大多数正常，出血性梗死可有少量红细胞，大块梗死者脑脊液压力可升高。在发病后24~48小时CT可发现梗死灶，MRI可较早发现脑梗死。彩色多普勒超声检查、脑血管造影有助于了解脑闭塞血管的情况。

(2) 治疗

1) 急性期治疗：主要原则①超早期治疗，即为获得最佳疗效应力争超早期溶栓治疗。②进行综合保护治疗。③个体化治疗原则。④整体化观念，即脑部病变是整体的一部分，要考虑脑、心及其他器官功能的相互影响。重症患者要积极防治并发症，采取对症支持疗法，并进行早期康复治疗。⑤对卒中的易患因素应及时采取预防性干预措施。具体措施如下：

超早期溶栓治疗：最佳时间是起病6小时内。目的是溶解血栓，迅速恢复梗死区血流灌注，减轻神经元损伤，常用药物有链激酶、尿激酶和重组的组织型纤溶酶原激活剂。

抗凝治疗：目的在于防止血栓扩展与新血栓形成。常用药物有肝素、低分子肝素及华法林。

脑保护治疗：可用钙离子拮抗药、镁离子、自由基清除剂和亚低温治疗。

降纤治疗：通过降解血中纤维蛋白原，增强纤溶系统活性，抑制血栓形成，可选用降纤酶、巴曲酶、安克洛酶与蚓激酶等。

抗血小板凝集治疗：如双嘧达莫。

一般治疗：①维持呼吸道通畅及控制感染。②进行心电监护以预防致死性心律失常或猝死。稳定血压、血糖水平，过高或过低均加重缺血性脑损伤，并注意维持水、电解质平衡。③脑水肿可给予20%甘露醇或呋塞米静脉注射。

2) 恢复期治疗：主要是促进神经功能的恢复，干预治疗脑卒中危险因素。

2. 脑栓塞　是指各种栓子随血流进入颅内动脉系统，使血管腔急性闭塞引起相应供血区脑组织缺血坏死和脑功能障碍，又称为栓塞性脑梗死。

(1) 病因与发病机制：病因按栓子来源分为三类。

1) 心源性：最常见，占60%~75%。常见于风湿性心瓣膜病二尖瓣狭窄合并房颤、心肌梗死、感染性心内膜炎、二尖瓣脱垂、先天性心脏病、心脏手术等。

2) 非心源性：主动脉弓及其大血管的粥样硬化斑块脱落、肺静脉血栓、骨折与手术时的脂肪栓、气体栓子、癌性栓子等。

3) 有少数病例栓子来源不明。栓塞常见于颈内动脉系统，以大脑中动脉主干及其分支尤为多见。栓子进入颅内导致血管阻塞，刺激脑血管痉挛，而侧支循环常难迅速建立，产生相应供血区的脑组织急性缺血，当栓子溶解或破裂冲向更细的小动脉时，或血管痉挛减轻及侧支循环形成，症状可减轻或消失。

(2)临床表现:多见于青壮年,常在活动中突然发病,数秒钟至数分钟病情达高峰,局限性神经功能缺失症状和栓塞动脉供血区的功能相对应。颈内动脉或大脑中动脉主干及其分支栓塞,可出现偏瘫、失语、偏身感觉障碍及局限性癫痫发作等,意识清楚或仅有轻度意识模糊,严重者可突然昏迷、全身抽搐,甚至因脑疝而死亡。

大多数患者有栓子来源的原发疾病,如风湿性心脏病、冠心病及严重心律失常等的表现。头颅CT 及 MRI 检查可显示缺血性梗死或出血性梗死的改变及病灶部位与数目。脑栓塞时脑脊液压力正常,若为出血性梗死,脑脊液可有少量红细胞,压力可增高。

(3)治疗原则:积极控制脑水肿,降低颅内压,保护脑功能。大脑中动脉主干栓塞可立即施行栓子摘除术。积极治疗原发病,以根除栓子来源,防止脑栓塞复发。

(四) 脑出血

脑出血是指原发性、非外伤性脑实质内出血,是脑卒中最严重的类型之一,为死亡率、致残率最高的一类疾病。

1. 病因 最常见的原因是高血压合并脑细小动脉硬化,血压骤然升高时硬化的血管破裂出血。其他病因有动脉瘤、动静脉畸形、脑动脉炎、血液病、抗凝或溶栓治疗等。大多数高血压性脑出血发生在基底核、内囊区域,约占脑出血的 70%。其他出血可见于脑叶、脑干和小脑。

2. 临床表现

(1)发病特点:高血压性脑出血多发生在 50~70 岁,男性略多见,冬春季发病较多。常在情绪激动时或白天活动中突然发病,数分钟或数小时内达高峰,多表现为突然头痛、头晕、恶心、呕吐、偏瘫、失语、意识障碍、大小便失禁等。大多数病前无先兆,少数可有头痛、头晕、肢体麻木等前驱症状,可因出血部位及出血量不同而临床特点各异。

(2)辅助检查:脑脊液可呈血性,CT 和 MRI 可早期准确显示出血灶的数目、部位、出血量、有无中线结构移位及脑室和蛛网膜下腔出血等。

3. 治疗原则

(1)急性期治疗:避免再出血,降低颅内压和减轻脑水肿,防治并发症,降低死亡率。

1)一般处理:发病后宜就地治疗,尽量避免搬动和长途转运,以免加重出血。保持呼吸道通畅,严密观察呼吸、血压、脉搏、神志与瞳孔变化。维持营养及水、电解质平衡,作好皮肤、尿道护理。

2)降低颅内压和控制脑水肿:常用甘露醇快速静滴,或呋塞米静脉注射,亦可用复方甘油溶液、地塞米松、清蛋白。

3)控制血压:降低颅内压后,血压会随之下降,因此通常可不使用抗高血压药。急性期血压骤然下降提示病情危重。

4)防治并发症:可酌情使用抗生素防治感染。胃黏膜保护剂和 / 或抑酸剂防治应激性溃疡。痫性发作可选用地西泮或苯妥英钠。中枢性高热宜先用物理降温,效果不佳者可用溴隐亭等药物。

5)外科治疗:对挽救重症患者的生命及促进神经功能恢复有益。手术宜在超早期(发病后

6~24 小时内)进行。

(2)恢复期治疗:脑出血后,只要患者的生命体征平稳、病情稳定,康复治疗宜尽早进行。早期康复治疗对恢复患者神经功能,提高生活质量大有裨益,并应针对患者可能发生的抑郁情绪,及时给予药物和心理治疗。

案例分析

案例:患者,男,58 岁,高血压病史多年,不规律服药,因半身偏瘫麻木 1 小时急诊入院。患者 1 小时前在大会发言时,突感头痛,而后出现右半身麻木,右侧肢体瘫痪,出现呕吐一次,送医院途中意识渐朦胧。体检:血压 200/105mmHg,嗜睡,右侧鼻唇沟浅,伸舌右偏,右侧肢体肌力 3 级,右侧巴宾斯基征(+)。感觉系统查体不配合。辅助检查:血常规、肝肾功能均正常。头颅 CT 检查:左侧基底节区高密度灶。请问该患者所患何病?

分析:该患者初步诊断:左侧脑出血(左侧基底节区),高血压 3 级。诊断依据:老年男性,高血压病史,在情绪激动时发病。临床表现为右侧偏瘫和偏身感觉障碍,并伴轻度意识障碍,查体见血压显著升高,头颅 CT 检查:左侧基底节区高密度灶。

五、阿尔茨海默病

阿尔茨海默病(Alzheimer disease,AD),是以进行性智能衰退为特征的中枢神经系统变性疾病,多在 50 岁以后起病。AD 是老年性痴呆的最常见类型,占老年期痴呆的 50%~70%,是造成老年人失去生活能力的主要疾病。一般病程持续 5~10 年。

知识链接

AD 流行病学

爱罗斯·阿尔茨海默(Alois Alzheimer,1864—1915 年),德国精神科医师及神经病理学家,他首先描述了"老年痴呆症"的病例,后来以他的名字命名为阿尔茨海默病(AD)。AD 已经成为威胁人类尤其是老年人健康的一种常见病。流行病学调查显示,AD 在全球约有四千万患者,发达国家 65 岁以上的老年人群中患病率为 4%~8%。有学者报道,我国的发病率为 3%~7%,女性发病率高于男性。

(一)病因与发病机制

阿尔茨海默病的病因和发病机制尚不清楚。目前认为,与本病发生有关的因素有年龄增长、家族史、性别(女性多见)、受教育程度、不良生活方式与慢性疾病等。关于 AD 的发病机制,现有多种学说。

1. 神经细胞的代谢异常 由于神经细胞内蛋白质代谢异常,产生的 β- 淀粉样蛋白具有毒性,导致神经元变性、死亡。同时,不溶性的淀粉样蛋白沉积,也构成神经组织内老年斑病灶的主要成分。此外,Tau 蛋白是一种神经元内的骨架蛋白,其过度磷酸化影响了神经元骨架微管蛋白的稳定性,从而导致神经原纤维缠结形成,进而破坏了神经元及突触的正常功能。

2. 遗传因素 AD 可分为家族性和散发性两类。家族性 AD,约占 10%,有明显的遗传倾向,呈常染色体显性遗传,有关基因定位于第 21、14、1 号染色体上。相关基因的突变可引起 β-淀粉样蛋白增加。此外,部分散发性患者载脂蛋白 E 的有关等位基因过度表达也与 AD 有关。

3. 受教育程度 研究表明,受教育程度越高,AD 的发病率越低。大脑皮质突触的破坏程度与痴呆具有明显的相关性,而人的学习、思考可促进脑内突触的改建,有利于维持其功能。

4. 继发性神经递质改变 随着神经元的丢失,各种神经递质也随之缺乏,其中最早也最明显的是乙酰胆碱。AD 患者脑内乙酰胆碱的缺乏与认知功能障碍密切相关。

5. 脑萎缩 AD 患者脑萎缩明显,脑回变窄,脑沟加深、变宽。病变以额叶、顶叶及颞叶较显著(图 11-8)。

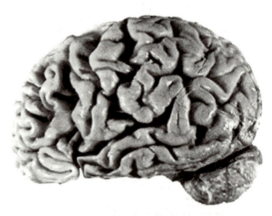

图 11-8 脑萎缩

(二) 临床表现

阿尔茨海默病通常隐匿起病,持续进展,包括痴呆前阶段和痴呆阶段。

1. 痴呆前阶段 表现为记忆力轻度受损,学习和保存新知识的能力下降,其他认知能力,如注意力、执行能力和语言能力可出现轻度受损,但不影响基本日常生活能力。

2. 痴呆阶段 患者认知功能障碍逐渐加重,导致日常生活能力下降。主要表现为:记忆障碍,早期以近记忆力受损为主,遗忘日常所做的事和常用的物品。而后出现远记忆力障碍。部分患者出现视空间障碍,如外出找不到回家的路。工作、学习能力下降,已掌握的知识和技巧衰退,出现失语、失用、失认等。有的出现人格障碍、行为明显异常。

后期,重度痴呆者已经完全依赖照护者,日常生活不能自理,大小便失禁,出现缄默、肢体僵直,常可继发严重的并发症,如肺部感染、尿路感染、压疮以及全身性衰竭等,最终因并发症而死亡。

(三) 治疗原则

尚无特效药能治愈或者有效逆转疾病进程,联合使用药物治疗、非药物治疗和细心护理能够减轻症状和延缓病情发展。

1. 药物治疗 主要有乙酰胆碱酯酶抑制剂、N-甲基-D-天冬氨酸(NMDA)受体拮抗剂等调节脑内神经递质的药物。很多患者出现精神症状,如幻觉、妄想、抑郁、焦虑、睡眠紊乱等,可给予抗抑郁药物和抗精神病药物。

2. 非药物治疗 包括职业训练、认知康复治疗和音乐治疗等。

实验九　脑血栓形成

【实验目的】

1. 掌握脑血栓形成临床表现及主要特征。
2. 了解脑血栓形成的诊治要点。

【实验材料】

多媒体播放设备。

【实验步骤】

1. 播放典型病例的有关视频。
2. 发放有关的病例材料。
3. 组织学生,结合典型病例进行讨论。

根据脑血栓患者的临床表现及相关的化验检查,确定该病的诊断依据;制订治疗方案,重点放在药物治疗的原则及常用药物的使用。

【实验提示】

脑血栓形成的诊断要点:年龄多在 50 岁以上,常有高血压、糖尿病、血脂异常等危险因素;多在安静状态下发病;脑功能损害的症状和体征等;头部 CT 或 MRI 有梗死灶,血管检查常发现有血管狭窄或闭塞。

【实验思考】

脑血栓形成最常见的病因是什么？有哪些临床表现？治疗原则是什么？

第十一章
习题

目标检测

1. 大脑皮质的躯体运动、感觉、听觉和视觉中枢各位于何处？

2. 简述抑郁症的临床表现。

3. 简述脑血管病的预防措施。

4. 简述急性脑血管病的类型。

（王宏心）

第十二章　内分泌代谢性疾病

学习目标

1. **掌握**　糖尿病和甲亢的临床表现、诊断与治疗方法。
2. **熟悉**　常见内分泌器官的形态结构和生理功能。内分泌系统及代谢性疾病常见症状和体征。
3. **了解**　糖尿病和甲亢的病因，以及甲减、痛风和甲状腺肿大的病因、临床表现、诊断与治疗原则。

导学情景

情景描述：

　　1902 年，英国生理学家贝里斯和斯塔林在实验中，证实了一个可引起胰液分泌的化学物质，并且创用了源于希腊文的"hormone"即"激素"一词。他们的发现宣告了内分泌学的诞生。

　　由于激素类药的副作用，很多人去医院看病，都怕医生开激素类药，坚决不接受激素治疗。大众把"激素"当作恐惧和愤怒的目标，殊不知大家口中的"激素"其实不是一种物质，而是一类物质。

学前导语：

　　自从人类发现第一种激素以后，世界上出现了一个寻找激素的热潮，并由此拉开了人类探索激素这类微量物质的序幕。本章将带领同学们学习人体内的常见激素及其生理功能。

　　内分泌系统是由内分泌腺和分散于某些组织器官中的内分泌细胞组成的信息传递系统，通过分泌激素参与调节人体生长发育、新陈代谢、脏器功能、生殖与衰老等生命活动过程，以维持内环境的相对稳定，适应内外环境的变化。当各种原因影响了激素的分泌或作用时，人体出现物质代谢和生理功能异常表现，称为内分泌代谢性疾病。

第一节　内分泌系统的解剖与生理

一、概述

　　人体内分泌系统由内分泌腺、具有内分泌功能的组织与细胞三部分构成(图 12-1)：①独立的内分泌器官即内分泌腺，如垂体、甲状腺、甲状旁腺、肾上腺、胸腺及松果体等。②分布在其他器官内的内分泌组织细胞群称为内分泌组织，如下丘脑、胰腺中的胰岛、睾丸间质细胞、卵巢的黄体及门细胞等。③散在分布在其他组织或器官内单个分散的内分泌细胞,如分布在胃肠道、呼吸道、心脏与肾脏的内分泌细胞等。内分泌系统通过分泌与释放激素来发挥作用,没有导管,激素主要通过血液传递,到达特定的靶细胞、组织或器官,与特异性受体结合,而调节人体物质代谢与生理功能。

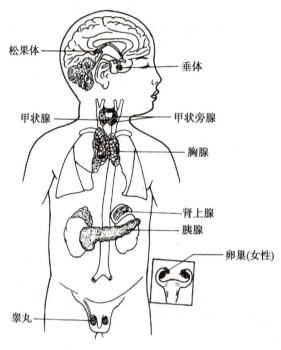

图 12-1　内分泌系统主要结构图

二、脑垂体

垂体位于颅底蝶骨的垂体窝内,垂体上端借漏斗与下丘脑相连。形状如图 12-2,根据其发生与结构特点,分为腺垂体(垂体前叶)和神经垂体(垂体后叶)两部分,表面包以结缔组织被膜。腺垂体分为远侧部、中间部和结节部三部分。神经垂体分为神经部、漏斗柄及正中隆起。垂体重量一般小于 1g,其体积虽小,但对维持人体的生命活动却十分重要。

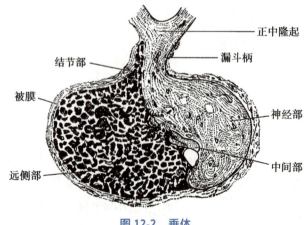

图 12-2　垂体

(一) 腺垂体

腺垂体分泌七种激素,每种激素的成分、功能与分泌调节如下。

1. 生长激素　是一种蛋白质激素,由腺垂体生长激素细胞合成并分泌。

(1)生理功能:①促进生长,刺激长骨骺板软骨细胞增生,促进骨骼生长与体格生长。②促进体内多种代谢,促进蛋白质合成,加速脂肪分解,调节糖代谢。

(2)分泌调节:生长激素的分泌受下丘脑分泌的生长激素释放激素与生长抑素的双重调节,前者促进生长激素的分泌,后者抑制生长激素的分泌。

2. 促甲状腺激素　是一种含糖的蛋白质激素,由腺垂体促甲状腺激素细胞合成并分泌。它是下丘脑 - 腺垂体 - 甲状腺轴系统的中间环节。

(1)生理功能:刺激甲状腺腺体增大,促进甲状腺激素的合成与分泌。

(2)分泌调节:促甲状腺激素的合成与分泌受下丘脑分泌的促甲状腺激素释放激素与甲状腺分泌的甲状腺激素(T_4、T_3)的负反馈作用的双重调节。

3. 促肾上腺皮质激素　是一种肽类激素,由腺垂体促肾上腺皮质激素细胞合成与分泌。它是下丘脑 - 腺垂体 - 肾上腺皮质轴的中间环节。

(1)生理功能:①促进肾上腺皮质束状带和网状带的发育,促进束状带细胞分泌糖皮质激素。②参与机体应激反应:在应激状态下,机体血中促肾上腺皮质激素浓度迅速升高,糖皮质激素大量分泌。它是引起机体应激反应的启动因子之一。

(2)分泌调节:促肾上腺皮质激素的合成与分泌受到下丘脑分泌的促肾上腺皮质激素释放激素与肾上腺糖皮质激素负反馈作用的双重调节。

4. 催乳素　是一种蛋白质激素,由腺垂体催乳激素细胞分泌。男女都有催乳激素细胞,而女性较多,尤其是妊娠期和哺乳期,这种细胞可增生肥大,分泌较多的催乳激素。

(1)生理功能:①促进乳腺发育和乳汁分泌。②对性腺作用:对女性卵巢功能有一定作用,当卵泡发育成熟时,在卵巢颗粒细胞上出现催乳素受体,催乳素与受体结合后可刺激黄体生成素受体生成,黄体生成素与受体结合后可促进排卵、黄体生成、雌激素与孕激素的分泌。催乳素可促进男性的前列腺和精囊的生长,并促进雄激素的分泌。③参与机体应激反应。

(2)分泌调节:受到下丘脑催乳素释放因子与催乳素释放抑制因子的双重调节。此外,哺乳时,婴儿吸吮乳头可反射性促使哺乳期妇女催乳素大量分泌。

5. 黄体生成素和卵泡刺激素　这两种激素均为肽类激素,由腺垂体促性腺激素细胞合成与分泌。

(1)生理功能:黄体生成素促进女性排卵和黄体形成。刺激男性睾丸间质细胞分泌雄激素。卵泡刺激素促进女性卵泡的发育。作用于男性曲细精管促进精子的产生。

(2)分泌调节:这两种激素受到下丘脑分泌的促性腺激素释放激素和性激素与孕激素的负反馈等调节。

6. 促黑素　是由腺垂体远侧部细胞合成与分泌。

(1)生理功能:促进黑素细胞中的酪氨酸酶合成和激活,使酪氨酸转变为黑色素,从而使皮肤与毛发的颜色变黑。人类黑素细胞主要分布在皮肤、毛发、虹膜及视网膜色素等处。

（2）分泌调节：受到下丘脑分泌与释放的促黑素细胞激素释放因子与促黑素细胞激素释放抑制因子的双重调节。

（二）神经垂体

神经垂体主要由大量无髓神经纤维和垂体细胞组成，不含腺细胞，故不合成激素，但能储存和释放两种激素：抗利尿激素（又称加压素）和催产素。这两种激素均为肽类激素，分别由下丘脑的视上核和室旁核合成，然后由下丘脑垂体束（神经纤维）中的轴浆运输到神经垂体储存，在一定条件下再释放入血发挥生理作用。

1. 抗利尿激素

（1）生理功能：在生理情况下（此激素分泌量较小），主要为抗利尿作用，而对血压无明显调节作用。当大失血时此激素大量释放，才出现收缩血管作用，在一定程度上升高血压以维持血压不下降。

（2）分泌调节：血浆晶体渗透压升高、循环血量减少与血压降低，均可刺激抗利尿激素的分泌和释放，反之，可使其分泌和释放减少。

2. 催产素

（1）生理功能：促进妊娠晚期子宫平滑肌收缩，促进哺乳期乳腺腺泡周围的肌上皮细胞收缩而促进排乳。

（2）分泌调节：分娩时，胎儿对子宫、宫颈与阴道的牵拉刺激可使催产素反射性分泌与释放增加，促进分娩。哺乳时，婴儿吸吮乳头可反射性引起哺乳期妇女催产素分泌与释放，促进排乳。

> **知识链接**
>
> **下丘脑 - 垂体系统**
>
> 1948 年 Harris 提出了下丘脑 - 垂体系统调节腺垂体细胞分泌的假设，在 20 世纪 60 年代末被证实，成为神经内分泌领域的经典理论。
>
> Friedman 等（1983 年）和 Payette 等（1985 年）分别在大鼠、小鼠及蝙蝠垂体前叶发现了 5- 羟色胺免疫染色阳性的神经纤维。垂体直接受神经支配现象最终还是由我国神经科学家鞠躬等人证实。他们还提出了垂体前叶受体液、神经直接双重调节的学说。

三、甲状腺

甲状腺位于气管上端的两侧，呈"H"形。分左右两叶，中间以峡部相连，峡部横跨第二、三气管软骨的前方，吞咽时甲状腺随喉上下移动。甲状腺的前面仅有少数肌肉和筋膜覆盖，故稍肿大时可在体表摸到。在甲状腺后面有两对（4 个）黄豆大小的甲状旁腺。

甲状腺腺泡上皮细胞主要合成和释放甲状腺激素，腺泡旁细胞可分泌降钙素。甲状旁腺分泌甲状旁腺激素。

甲状腺激素的生理功能：①促进能量代谢，使机体耗氧量和产热量明显增加。②促进糖、脂肪与蛋白质代谢。③促进生长发育，尤其对婴儿脑和长骨生长与发育有显著影响。故而婴幼儿缺乏甲状腺激素时，将严重影响其脑与长骨的生长发育，出现智力低下、身材矮小，称为呆小症。而对成人则无此影响。④可提高成人中枢神经系统的兴奋性。⑤可加速心跳，提高心输出量，升高脉压。甲状腺激素的分泌调节：受到促甲状腺激素的调节，交感神经兴奋可促使甲状腺激素的分泌，而摄入碘离子(I^-)可抑制甲状腺激素的分泌与释放。

降钙素：生理作用是抑制骨钙入血，降低血钙浓度。甲状旁腺激素：生理作用是动员骨钙入血，以提高血钙浓度。还可激活维生素 D_3，调节钙磷代谢。因此，降钙素、甲状旁腺激素与维生素 D_3 三者参与钙磷代谢的调节。降钙素与甲状旁腺激素的分泌主要受血钙浓度的反馈调节。如血钙降低促使甲状旁腺激素分泌增加，血钙升高可促使降钙素分泌增加。

四、肾上腺

肾上腺位于两侧肾脏的上方，左右各一，共同为肾筋膜和脂肪组织所包裹。左肾上腺呈半月形，右肾上腺为三角形。两侧肾上腺共重约 30g。肾上腺由皮质与髓质构成。肾上腺皮质由球状带、束状带与网状带三层细胞群组成。球状带主要分泌盐皮质激素如醛固酮、去氧皮质酮。束状带主要分泌糖皮质激素如皮质醇、皮质酮。网状带主要分泌性激素，一般以雄激素为主，也分泌少量雌激素。由于糖皮质激素与盐皮质激素对物质代谢和生理功能影响较大，故本章主要介绍这两种激素。

1. 糖皮质激素

(1) 生理功能：①促进营养代谢：可使血糖、血脂与血氨基酸浓度升高，以便组织细胞利用这些营养物质。②促进水的排出。③参与机体的应激反应。④其他作用：参与对血压的维持。促进中枢神经系统兴奋性。促进胃酸与胃蛋白酶的分泌。可使血液中红细胞、血小板与中性粒细胞增多，使淋巴细胞数量减少和嗜酸性粒细胞数量减少。

(2) 分泌调节：受腺垂体分泌的促肾上腺皮质激素和糖皮质激素对下丘脑-腺垂体负反馈的双重调节。

2. 盐皮质激素

(1) 生理功能：具有保钠保水排钾作用，故主要调节机体的水盐代谢。

(2) 分泌调节：主要受肾素-血管紧张素系统和血钾、血钙浓度的调节。

五、胰岛

胰岛是指散在分布于胰腺外分泌细胞群之间的、由许多内分泌细胞群组成的呈小岛一样的组织结构，故称为胰岛。这些细胞群由三种不同细胞组成，即 A、B 与 D 细胞，B 细胞为主要细胞（占70%），分泌胰岛素。A 细胞占 20%，分泌胰高血糖素。D 细胞占 10%，分泌生长抑素（其作用为抑制生长激素的合成与释放)。本章主要介绍胰岛素与胰高血糖素。

1. 胰岛素

(1)生理功能:①促进葡萄糖分解代谢,抑制糖原分解与糖异生,结果导致血糖降低。②促进脂肪的合成代谢,抑制分解代谢。③促进蛋白质的合成代谢。

(2)分泌调节:主要受血糖水平的调节,还受促胃液素、胆囊收缩素等多种胃肠激素、胰高血糖素及生长抑素的旁分泌调节,也受自主神经的调节:迷走神经兴奋可促进胰岛素分泌增加,而交感神经兴奋可抑制胰岛素分泌。

知识链接

中国科学家首次合成牛胰岛素

1955 年英国桑格小组测定了牛胰岛素的全部氨基酸序列,开辟了人类认识蛋白质分子化学结构的道路。1965 年 9 月 17 日,中国科学家人工合成了具有全部生物活力的结晶牛胰岛素,它是世界上第一个在实验室中用人工方法合成的蛋白质。

---

2. 胰高血糖素

(1)生理功能:促进糖原分解与糖异生,促使血糖升高。

(2)分泌调节:主要受血糖水平的调节,也受胰岛素的旁分泌调节与自主神经的调节。

点滴积累

1. 内分泌系统由内分泌器官、内分泌组织和细胞构成。
2. 内分泌系统的功能是调节人体生长发育、新陈代谢、脏器功能、生殖、运动与衰老等生理和生命过程,以维持内环境的相对稳定。
3. 内分泌器官主要有垂体、甲状腺、甲状旁腺、肾上腺、胸腺、胰岛及松果体。

第二节　内分泌代谢性疾病常见症状和体征

一、异常身高

正常情况下,人在生长发育过程中身高与年龄是相称的,如身高与年龄不相称则称为身高异常,常表现为身材高大与身材矮小,其原因与遗传、体质及内分泌功能紊乱等因素有关。

(一) 身材高大

身材高大指身高显著高于同一种族、年龄、性别的正常人标准。可见于巨人症、体质性巨人、青春期提前、性腺功能减退症等。

1. **巨人症** 由于垂体前叶分泌生长激素过多所致。生长激素分泌过多，在青春期骨骺融合之前，主要引起巨人症。于青春期骨骺融合之后，则主要导致肢端肥大症。其原因多数为垂体前叶嗜酸性细胞瘤，少数为嗜酸性细胞增生。巨人症主要表现为自幼生长较快、身材异常高大，且体质比较匀称。但是，巨人症多为垂体前叶肿瘤，故而极少能活到中年。

2. **体质性巨人** 临床较少见，多为遗传所致，属于正常变异性遗传，无内分泌功能障碍。其特点为身高远超过正常人，且身材均匀、体力良好，并非病态。

3. **青春期提前** 青春期指从儿童到成人的过渡期，一般青春期：男孩从 13~14 岁到 18~20 岁，女孩从 11~12 岁到 17~18 岁。此期既是第二个体格生长高峰期，也是生殖系统与第二性征(男性出现胡须、喉结，女性出现月经与乳房增大等)发育成熟时期。若此期提前，可造成相对性身材高大。其原因多与体质或遗传有关，且发育成熟后其体格与正常人相近。因此，青春期提前并非病态，多见于女性。

4. **性腺功能减退症** 性腺功能减退可引起体格高大，其原因是性腺分泌的激素(如雄激素或雌激素)减少或缺乏，引起骨骺融合延迟，导致长骨过度生长，而表现出身材高、四肢长、性腺发育不全、第二性征缺如。

(二) 身材矮小

身材矮小指体格比正常人显著矮小，一般低于正常标准 30% 以上或成人身高小于 120cm，称为身材矮小。各种疾病所致的身材矮小称为侏儒。常见原因包括家族性矮小型、青春期延迟、原发性矮小症、全身营养障碍性侏儒、甲状腺功能减退性侏儒及垂体功能减退性侏儒等。

1. **家族性矮小型** 与家庭的体格形式有关，其生长、骨和牙齿的发育和性成熟等方面均正常，无任何内分泌功能异常，仅为身材矮小。

2. **青春期延迟** 一般较正常青少年青春期延迟 4 年左右，故而较同龄人身材矮小，常有家族史，多见于男性。生长发育与性成熟后身材与正常人无差异。

3. **原发性矮小症** 病因不明，出生时体格就较小，以后生长缓慢或过早停止生长发育而形成侏儒，骨骼比例与骨龄大致正常。可有特殊面形如鸟头畸形、两眼分离过远或呈小老头状。

4. **全身营养障碍性侏儒** 多因成年以前患慢性疾病导致严重全身营养或代谢障碍，使生长发育障碍而形成侏儒，如患结核病、血吸虫病、慢性肠炎、吸收不良综合征等。

5. **甲状腺功能减退性侏儒** 甲状腺功能减退所造成的侏儒，是由于缺少甲状腺激素而影响儿童生长发育和智力发育。常见原因有缺碘所致的地方性甲状腺肿、甲状腺发育障碍、甲状腺激素合成障碍及抗甲状腺药物等。

6. **垂体功能减退性侏儒** 多数原因不明，由于垂体前叶生长激素分泌过少，影响儿童体格生长发育而造成侏儒，成年后仍保持童貌，一般无甲状腺与肾上腺功能异常，不影响智力发育。

二、肥胖与消瘦

人体内脂肪贮量增多，导致体重超过正常 20% 称为肥胖。相反体重低于正常 10% 以上称为消瘦。肥胖或消瘦与机体神经内分泌及代谢性疾病有密切关系。

（一）肥胖

临床上可将肥胖分为单纯性肥胖与神经内分泌代谢失常性肥胖。

1. **单纯性肥胖**　根据临床特点又可分为体质性肥胖与过食性肥胖。前者多从童年起即较肥胖，全身脂肪分布较匀称，且家族成员中大多肥胖而体形相似。后者多为进食过多所致肥胖。

2. **神经内分泌代谢失常性肥胖**

（1）皮质醇性肥胖：多由肾上腺皮质增生、腺瘤或腺癌所致的肾上腺皮质功能亢进、皮质醇分泌过多，引起以肥胖、高血压为主的综合征，称为库欣综合征。这种肥胖特点以躯干部肥胖为主，故称为向心性肥胖。

（2）间脑性肥胖：多为间脑器质性病变引起的间脑综合征表现之一，除了肥胖以外，还有食欲波动、睡眠节律反常，体温、血压、脉搏易变性大，全身性肥胖、性功能减退或尿崩症等表现。一般肥胖发生较晚。

（3）肥胖生殖无能症：多为下丘脑 - 垂体邻近病变所致，主要表现为肥胖、生殖器不发育。

（4）垂体性肥胖：可见于活动性嗜碱性细胞瘤引起的库欣综合征（向心性肥胖）和嗜酸性细胞瘤所致的肢端肥大症（肥胖较轻）。

（5）糖尿病或胰源性肥胖：2 型糖尿病多有肥胖。胰腺疾病引起的糖尿病和胰岛 β 细胞瘤也可引起肥胖。

（二）消瘦

1. **体质性消瘦**　主要表现为体形消瘦，无疾病，生活状态与正常人一样，常有家族倾向，非病态。

2. **神经内分泌及代谢疾病所致消瘦**

（1）甲状腺功能亢进症：是产生消瘦最常见的内分泌疾病。多由分解代谢亢进所致。

（2）糖尿病：尤其 1 型糖尿病多见，其消瘦多由于葡萄糖不能充分代谢供能，使脂肪与蛋白质分解代谢增强所致。

（3）慢性肾上腺皮质功能减退症：消瘦多由糖皮质激素分泌不足引起食欲减退、胃肠功能紊乱与慢性脱水所致。

（4）垂体前叶功能减退症：多由垂体前叶激素分泌减少尤其是促肾上腺皮质激素分泌不足，导致肾上腺皮质功能减退，而引起消瘦。

3. **慢性消耗性疾病**　常见于慢性传染病如结核病、血吸虫病等与恶性肿瘤如胃癌、食管癌等。原因多为食欲减退或不能进食以及分解代谢旺盛。

4. **消化系统疾病**　慢性胃肠疾病、慢性肝脏疾病与慢性胰腺疾病均可引起消瘦。其原因是这些疾病引起的消化吸收不良、营养障碍。

5. **精神性厌食**　常见于严重情绪紊乱引起的精神性厌食，由于进食过少导致营养不良而出现消瘦。

三、皮肤色素沉着

皮肤色素沉着指皮肤或黏膜色素的颜色加深和色素量的增多。皮肤的色素主要是黑色素,存在于表皮基底层的角质细胞与黑素细胞中。黑色素在正常人体的分布与种族、部位及暴晒程度的不同而异。正常人体黑色素分布最多的部位是毛发、腋、乳头乳晕、阴囊与肛门周围等处。若黑色素在皮肤黏膜沉着,多见于内分泌代谢障碍性疾病,也可见于某些慢性全身性疾病如黑热病、结缔组织疾病或某些先天性疾病(色素失调症、遗传性对称性色素异常症等)以及黑棘皮病、黑色素瘤等疾病。这里主要介绍几种常见的内分泌代谢障碍性色素沉着。

1. 慢性肾上腺皮质功能减退症(艾迪生病) 由于各种原因引起的慢性肾上腺皮质损害或萎缩,导致肾上腺皮质激素(主要是糖皮质激素)分泌减少,出现以低血压和皮肤黏膜色素沉着为特征的临床综合征,称为肾上腺皮质功能减退症(艾迪生病)。最常见的原因是自身免疫所致特发性双侧肾上腺皮质萎缩,其次是肾上腺结核。

2. 垂体前叶功能亢进症 垂体前叶功能亢进时,促肾上腺皮质激素(ACTH)、生长激素及黑素细胞刺激素等分泌增多,可引起库欣综合征、肢端肥大症及皮肤色素沉着等表现。

3. 垂体或肾上腺以外的恶性肿瘤 常见的有支气管肺癌、胸腺癌与胰腺癌等,由于这些肿瘤细胞分泌大量类促肾上腺皮质激素和/或类黑素细胞刺激素,可出现库欣综合征和皮肤黏膜色素沉着等临床表现。

四、突眼

正常人眼球突出小于16mm,如眼球突出大于16mm,即为突眼。当眼球突出16~18mm为良性突眼,若眼球突出大于18mm为恶性突眼(也称为浸润性突眼,图12-3)。突眼常见原因有肿瘤、感染、内分泌代谢性疾病及局部外伤等。单眼突出多见于肿瘤、感染或外伤等,双眼突出多见于内分泌代谢性疾病(如甲状腺功能亢进症)。

1. 肿瘤 约占57%,既可见于原发性肿瘤,也可见于继发性肿瘤。原发性肿瘤多为眶内良性肿瘤,尤其多见于海绵状血管瘤。继发性肿瘤多见于鼻窦肿瘤,以上颌窦瘤最多见,其次为筛窦肿瘤。

2. 感染 约占27%,多见于眶内蜂窝织炎、眶内脓肿,多为急性鼻窦炎或上颌骨骨髓炎所致。

3. 内分泌代谢性疾病 既可见于甲状腺功能亢进症(简称甲亢),也可见于甲状腺功能减退症

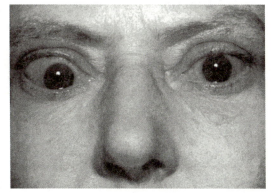

图 12-3 恶性突眼

(简称甲减),以前者多见。甲亢性突眼以良性突眼多见,主要表现:上睑退缩,眼裂增宽与凝视。恶性突眼少见,但症状严重,主要表现:眼部胀痛、畏光流泪、有刺痛感或异物感、闭眼困难,易受外界

刺激而引起角膜炎或角膜溃疡等。甲减性突眼多见于甲状腺功能亢进治疗过程中出现的甲减。

4. 外伤 多为局部外伤后引起的眶内血肿导致的突眼。如颅前窝颅底骨折时可引起突眼。

> **点滴积累**
>
> 1. 内分泌系统及代谢性疾病常由腺体病变导致激素释放异常,或由受体和/或受体后缺陷使激素不能发挥正常作用所致。
> 2. 不同内分泌系统和代谢性疾病可出现不同的症状和体征,症状和体征对诊断相应疾病提供依据。

第三节　常见内分泌代谢性疾病

一、糖尿病

由于机体血中胰岛素相对或绝对不足,或有靶组织细胞对胰岛素敏感性降低(胰岛素抵抗),而引起的血糖过高、尿糖阳性、脂肪与蛋白质代谢紊乱等为特点的临床综合征称为糖尿病。

目前一直沿用 1997 年美国糖尿病协会提出的分类方案,即将糖尿病分为 1 型糖尿病、2 型糖尿病、其他特殊类型糖尿病及妊娠糖尿病四大类。

(一) 病因与发病机制

1. 1 型糖尿病 绝大多数是自身免疫介导性糖尿病,因为在此类患者血中发现胰岛细胞自身抗体、胰岛素自身抗体等,这些抗体具有破坏胰岛 B 细胞与胰岛素作用,引起胰岛素分泌绝对不足(胰岛素缺乏),使糖代谢障碍导致糖尿病。这种 B 细胞的自身免疫性损伤具有多基因遗传易感因素,并与环境因素(病毒感染)有关。但也有少数无自身免疫反应证据,其原因不明,故称为特发性糖尿病。

2. 2 型糖尿病

(1)遗传因素:2 型糖尿病有明显的家族史,而这种遗传方式有多样性,有显性遗传、隐性遗传、X 染色体伴性遗传,也有多基因遗传等。

(2)环境因素:与都市化生活方式有关,即与摄食过多、运动过少等所致的营养过剩、肥胖有关。这类患者易产生胰岛素抵抗或胰岛素相对不足,胰岛素不能充分发挥作用,而使糖代谢障碍导致糖尿病。

3. 其他特殊类型糖尿病 此类糖尿病多能找到明确的原因,故临床也称为继发性糖尿病,如胰腺炎或内分泌疾病等原因引起的糖尿病。常见的原因有遗传缺陷、外分泌性胰腺疾病、内分泌系统疾病、药物或化学因素或感染诱发等。

4. 妊娠糖尿病 凡发生于妊娠期的糖尿病均称为妊娠糖尿病。许多妊娠糖尿病于产后好转,但也有的在产后许多年诊断为 1 型糖尿病、2 型糖尿病或糖耐量减低。

(二）临床表现

糖尿病的共同特点：血糖过高。由于 1 型糖尿病的基本病理生理特征为胰岛素绝对缺乏，2 型糖尿病则为胰岛素抵抗或胰岛素相对不足。故血糖升高程度也有所不同，一般 1 型糖尿病血糖升高较 2 型显著。因此，1 型糖尿病多有典型的糖尿病临床表现："三多一少"——多饮、多食、多尿及体重下降。而相当一部分 2 型糖尿病"三多一少"症状不明显，多以糖尿病并发症为首发症状。

1. 常见症状

（1）多尿：由于血糖过高，通过肾小球滤过的葡萄糖浓度过高，超过了肾小管重吸收的能力（肾糖阈），大量葡萄糖从肾小管流过、排出，而形成渗透性利尿，故而排糖越多，尿量越多。

（2）多饮：由于排糖利尿导致水分丢失过多，细胞外液呈高渗状态，引起细胞内脱水，产生口舌干燥，刺激口渴中枢，引起多饮。

（3）多食：由于糖尿病引起糖代谢障碍，能量缺乏，通过神经体液调节，而产生饥饿感引起多食。

（4）消瘦：由于糖代谢障碍，能量告急，机体通过神经体液调节，使脂肪与蛋白质分解代谢以供能，使机体陷入消耗过多状态，蛋白质代谢呈负氮平衡，结果导致机体进行性消瘦，出现体重下降。

（5）其他症状：由于机体的主要供能方式为糖代谢供能，而糖尿病时糖代谢障碍，机体能量缺乏，容易产生全身无力、精神萎靡不振及体力下降等症状。

2. 并发症

（1）急性并发症：常见的有糖尿病酮症酸中毒、高渗性昏迷，少见的有乳酸酸中毒。这里主要介绍常见并发症。

1）糖尿病酮症酸中毒：多发生于 1 型与 2 型糖尿病严重阶段，好发于 1 型糖尿病。常见诱因：各种感染、外伤、饮食不当、妊娠、分娩、治疗不当、麻醉或大手术等。其发生机制：由于糖代谢严重障碍，脂肪分解代谢加速，产生大量的酮体（丙酮、乙酰乙酸和 β- 羟丁酸），酮体本身为酸性物质，故而导致严重酸中毒，导致呼吸深大、意识障碍，甚至昏迷。因同时有严重高血糖，故常有多尿、口渴、多饮、全身无力，如合并感染可有发热，严重时可出现面色苍白、声音嘶哑或微弱、血压下降、脉搏细弱、四肢厥冷等休克表现。

2）高渗性昏迷：好发于严重的 2 型糖尿病，也可发生于 1 型糖尿病。常见诱因：各种感染、急性胃肠炎、严重疾病如急性脑血管疾病、急性胰腺炎、严重创伤、严重烧伤以及治疗不当等。本症的特点是血糖或血钠显著升高导致血液呈高渗状态，而酮体很少或无，主要危害是高渗血症。常见临床表现：多尿、烦渴、多饮，多食不明显，以及神经精神症状：嗜睡、讲胡话、定向力障碍、抽搐或惊厥，甚至昏迷。

（2）慢性并发症：常见的有周围神经病变、糖尿病心脏病、糖尿病血管病、糖尿病肾病、糖尿病眼部病变、糖尿病皮肤病变或肢体损害。

1）周围神经病变：易引起多发性周围神经炎，表现为肢体麻木或感觉异常，也可累及动眼神经、外展神经及自主神经。

2）糖尿病心脏病：可引起心肌损害、心律失常、心脏扩大或心力衰竭。

3）糖尿病血管病：常累及主动脉、冠状动脉、脑动脉、肾动脉或肢体动脉等，引起各大、中动脉粥样硬化,出现冠心病、急性脑血管疾病等。

4)糖尿病肾病:易引起肾小球硬化、肾动脉硬化等疾病。

5)糖尿病眼部病变:可出现糖尿病视网膜病变、白内障、青光眼等。

6)糖尿病皮肤病变或肢体损害:可出现皮下出血、皮肤水疱、皮肤溃疡及肢端坏死(图 12-4)。

(3)并发各种感染:糖尿病患者易患皮肤疖、痈,手足或体癣,上呼吸道感染、牙周炎、肺结核、胆囊炎、泌尿系统感染及真菌性阴道炎等各种感染。

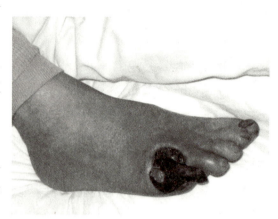

图 12-4　糖尿病足

(三)诊断

根据 1997 年美国糖尿病协会(ADA)对糖尿病的最新诊断标准,如果血糖升高达到下列两条标准中的任意一项时,就可诊断患有糖尿病。

1. 血糖诊断标准　空腹血糖>7.0mmol/L,或者餐后 2 小时血糖>11.1mmol/L。

2. OGTT 试验　又称口服葡萄糖耐量试验,让患者在空腹情况下口服 75g 葡萄糖,服糖后 2 小时血糖>11.1mmol/L。

> **案例分析**
>
> **案例:** 患者,女,67 岁,多饮、多食、消瘦十余年,下肢浮肿伴麻木一个月,前来医院就诊。五年前无明显诱因出现烦渴、多饮,饮水量每日达 4 000ml,伴尿量增多,主食由 300g/日增至 500g/日,体重在 6 个月内下降 5kg。门诊查空腹血糖 12.5mmol/L,尿糖(++++)。患者所患何病? 结合基础知识解释为什么会出现尿量增加和体重下降。
>
> **分析:** 患者出现明显的糖尿病症状,多饮、多尿、多食、消瘦,起病缓慢。实验室检查空腹血糖 ≥7mmol/L,尿糖阳性,可以确诊为糖尿病。由于血糖过高,通过肾小球滤过的原尿中葡萄糖浓度过高,超过了肾小管重吸收能力,大量葡萄糖从肾小管流过,而形成渗透性利尿,故而尿量增加。由于葡萄糖丢失,机体只有分解脂肪与蛋白质以供能,使机体陷入消耗过多状态,结果导致机体进行性消瘦,体重下降。

(四)治疗原则

糖尿病的治疗不是单一的治疗,而是一个综合治疗。综合治疗包括:饮食,运动,药物治疗,血糖监测以及糖尿病患者的健康教育。

1. 糖尿病患者的健康教育　糖尿病教育是治疗糖尿病的基础。患者通过讲座、电视节目、参加糖尿病患者联谊会等,接受糖尿病有关的知识,学会如何控制饮食,如何锻炼,如何用药,如何应对低血糖反应,如何应对急性并发症,如何防止和处理慢性并发症。

2. 运动与饮食治疗　适量的体育运动能辅助糖尿病的治疗,带来更好的效果。饮食治疗的目的是在保证正常生命需求的前提下,纠正代谢紊乱、减轻胰岛 B 细胞负荷、保持理想体重、预防并发症。糖尿病饮食原则:平衡、多样、营养合理平衡,也就是指脂肪、蛋白质、碳水化合物三者搭配平衡合理。

3. 血糖监测　血糖监测是糖尿病综合治疗中的一个重要部分,也是目前评估血糖水平的关键措施。血糖监测选择的时间通常是三餐前、三餐后 2 小时、睡前及夜间。多个时间的血糖监测,对于控制糖尿病病情和预防慢性并发症有着重要意义。

4. 药物治疗　1 型糖尿病以饮食疗法为基础,应用胰岛素替代疗法为主,可配合使用口服降血糖药。2 型糖尿病以饮食疗法为主,以药物治疗和运动疗法为辅,药物治疗常用口服降血糖药,一般选择双胍类降血糖药,重症也可用胰岛素治疗。

(1)口服降血糖药:常用的有①磺酰脲类:因降血糖机制主要是刺激胰岛素分泌,所以对有一定胰岛功能者疗效较好。②双胍类:降血糖的主要机制是增加外周组织对葡萄糖的利用,增加葡萄糖的无氧酵解,减少胃肠道对葡萄糖的吸收,降低体重,适用于肥胖型 2 型糖尿病。③其他:α- 葡萄糖苷酶抑制剂、噻唑烷二酮类降血糖药及非磺酰脲类胰岛素促泌剂等。常用药物用法与剂量及不良反应见表 12-1。

表 12-1　常用口服降血糖药

药物类别	药名	每日剂量 /mg	每日口服次数	不良反应
磺脲一代	甲苯磺丁脲	500~3 000	2~3	低血糖、胃肠道反应
	氯磺丙脲	100~300	1~2	皮肤过敏、白细胞减少等
磺脲二代	格列本脲	2.5~15	1~2	低血糖、胃肠道反应、过敏
	格列吡嗪	2.5~20	1~3	胃肠道反应、过敏、低血糖
	格列齐特	40~240	1~2	低血糖、胃肠道反应、过敏
磺脲三代	格列美脲	1~6	1	低血糖、胃肠道反应
双胍类	二甲双胍	500~2 000	2~3	胃肠道反应
α- 葡萄糖苷酶抑制剂	阿卡波糖	150~300	3	消化道症状、低血糖反应、乏力、头痛与眩晕等
非磺酰脲类胰岛素促泌剂	罗格列酮	4~8	1~2	头痛、头昏及低血糖反应等
	吡格列酮	15~45	1	水肿、低血糖、肝损害等

(2)胰岛素治疗

适应证:1 型糖尿病。饮食与口服降血糖药治疗无效的 2 型糖尿病。糖尿病急性并发症:糖尿病酮症酸中毒、高渗性昏迷等。

常用制剂与用法:短效制剂有普通胰岛素与半慢胰岛素锌混悬液,用量以餐前尿糖定性为依据,一般尿糖(+)以饮食调节为主,尿糖(++)每次用 4U,尿糖(+++)每次 8U,尿糖(++++)每次用 12U,每日 3 次,餐前半小时皮下或肌内注射。中效制剂有低精蛋白锌胰岛素混悬液与慢胰岛素锌混悬液,长效制剂有精蛋白锌胰岛素混悬液与特慢胰岛素锌混悬液,用量同上,用法每日 1 次。

不良反应:低血糖反应、胰岛素过敏反应、双眼屈光变化、胰岛素性水肿与胰岛素抵抗等。

> **课 堂 活 动**
> 请同学们结合自身情况,制作糖尿病防治科普宣传方案。

二、甲状腺功能亢进症

各种原因引起的甲状腺激素分泌过多引起以高代谢综合征、甲状腺肿大与突眼等为主要临床特征的一组临床综合征称为甲状腺功能亢进症。80%~85% 为弥漫性甲状腺肿伴功能亢进症（格雷夫斯病），为甲亢最常见的类型。

（一）病因与发病机制

1. 格雷夫斯病 本病的病因与发病机制目前尚未完全清楚。不过这类患者血中可检出大量的自身抗体：促甲状腺激素受体抗体（TRAb），包括促甲状腺激素受体刺激性抗体（TSAb）与促甲状腺激素刺激阻断性抗体（TSBAb）。TSAb 与促甲状腺激素（TSH）受体结合后产生类似 TSH 的生物学效应，促使甲状腺肿大并大量分泌 T_3、T_4，而 TSBAb 与 TSH 受体结合后阻滞了 TSH 的作用，而阻断了 TSH 受体后的信息传递。

2. 其他病因 ①其他甲状腺性甲亢：见于多结节性甲状腺肿伴甲亢、自主性高功能甲状腺腺瘤、滤泡性甲状腺癌、碘源性甲亢及新生儿甲亢等。②垂体性甲亢：有垂体 TSH 瘤或 TSH 细胞增生性甲亢。③异源性 TSH 综合征或人绒毛膜促性腺激素（hCG）相关性甲亢：如肺、胃肠、睾丸及绒毛膜等处的恶性肿瘤伴甲亢，绒毛膜癌、葡萄胎等 hCG 相关性甲亢。④短暂性甲亢：常见于亚急性甲状腺炎或慢性淋巴细胞性甲状腺炎。⑤药源性甲亢。

（二）临床表现

本病好发于青壮年女性，多由精神刺激所诱发。临床症状轻重不一，典型表现为高代谢综合征、甲状腺肿大与突眼征。

1. 高代谢综合征 由于甲状腺激素 T_3、T_4 分泌过多，促使全身代谢亢进，产热过多，则表现为怕热、多汗，多数患者有低热，而甲状腺危象时可出现高热。由于大量能量消耗，易出现多食、易饥与全身无力。还可出现全身各系统代谢亢进的表现。

（1）神经系统症状：易出现兴奋、激动，性情急躁，多语多动，神经过敏，多有舌、手细颤。多有精神紧张，甚至出现幻觉症状。

（2）心血管系统症状：主要表现为心悸、脉压差增大，可有心动过速、心律失常，心脏扩大，以及枪击音、水冲脉与毛细血管搏动征等周围血管征。

（3）消化系统症状：主要表现食欲亢进而体重明显下降、消瘦，但少数高龄甲亢可出现厌食。可有腹泻、肝脏肿大、肝功能损害表现。

（4）运动系统症状：由于大量能源在代谢亢进过程中消耗，全身肌肉变得软弱无力，发展到一定程度可形成下列甲亢性肌病：急性甲亢性肌病、慢性甲亢性肌病、甲亢伴周期性麻痹及甲亢伴重症肌无力等。

（5）内分泌与生殖系统症状：甲亢时性腺功能受损，女性可引起月经不调甚至闭经，男性可引起阳痿。

2. 甲状腺肿大 多数为对称性、弥漫性甲状腺肿大，少数为非对称性肿大。常伴有血管杂音与震颤。甲状腺肿大与甲亢程度无明显关系。

3. 突眼征 甲状腺功能亢进症可出现突眼,以良性突眼最常见,也可出现恶性突眼。

4. 甲状腺危象 是甲亢患者特殊表现之一,甲状腺毒症急性加重的一个综合征,发生原因可能与循环中的甲状腺激素水平增高有关。多发生于较重甲亢未予治疗或治疗不充分的患者。常见诱因有感染、手术、精神刺激等,典型甲状腺危象临床表现为体温升高,高热常在39℃以上,大汗淋漓。精神变态、焦虑很常见,也可有谵妄、嗜睡,最后陷入昏迷。窦性或异源性心动过速,常达160次/min以上,可出现心律失常,也可以发生肺水肿或充血性心力衰竭。食欲极差,恶心、呕吐频繁,腹痛,腹泻明显。最终出现电解质紊乱,约半数患者有低钾血症。

(三) 诊断

临床甲亢的诊断:①临床高代谢的症状和体征。②甲状腺体征:甲状腺肿和/或甲状腺结节。少数病例无甲状腺体征。③血清激素:TT_4、FT_4、TT_3、FT_3增高,TSH降低,一般<0.5 mU/L。T_3型甲亢时仅有TT_3、FT_3升高。

(四) 治疗原则

本病的治疗以药物治疗为基础,根据病情轻重分别采取药物、手术或^{131}I放射治疗。一般轻度甲亢以药物治疗即可,中、重度甲亢可在药物治疗基础上,根据患者情况采取手术或^{131}I放射治疗。

1. 药物治疗 主要应用抗甲状腺药物治疗。常用硫脲类药物,常用药物有甲基硫氧嘧啶、丙基硫氧嘧啶、甲巯咪唑(他巴唑)与卡比马唑。其作用机制:通过抑制甲状腺内过氧化物酶的活性,使无机碘不能氧化为有机碘(活性碘),从而抑制甲状腺激素的合成。因而对已经分泌释放的甲状腺激素无效,故需用药2周才能见效。

(1) 适应证:①病情较轻,甲状腺较小。②老年体弱或合并严重心、肺、肝、肾等疾病不能耐受手术者。③中、重度甲亢拟手术治疗的术前准备。④恶性突眼等。

(2) 禁忌证:对硫脲类产生严重过敏反应或毒性反应者。血白细胞持续低于3.0×10^9/L者。哺乳期妇女。用硫脲类治疗两个疗程无效者。

(3) 用法:疗程一般一年半,根据病情还可延长。一般分三个阶段用药:①治疗量阶段。②减量阶段。③维持量阶段。待T_3、T_4与TSH完全正常,甲状腺肿大缩小、杂音消失后,可再维持治疗3个月即可停药。联合用药:对于有精神紧张、震颤、心动过速等交感神经兴奋性升高者,可联合应用普萘洛尔治疗。但有支气管哮喘、心脏传导阻滞或心力衰竭者不宜联用。

(4) 药物不良反应:主要有白细胞或粒细胞减少、厌食、皮疹、关节痛等。最常见的不良反应是皮疹,最严重的是白细胞或粒细胞减少症。因此,应定期检查血常规。

2. 甲亢危象治疗 应尽早治疗,治疗的目的是纠正严重的甲状腺毒症和诱发疾病,防止功能衰竭的支持疗法。

(1) 一般治疗:吸氧,镇静、物理降温和纠正水电解质紊乱。

(2) 特殊治疗:降低循环中甲状腺激素水平。降低周围组织对甲状腺激素的反应。控制诱因。

案例:患者,男,38岁,多汗、怕热伴心悸半年,一年来性情急躁。查体:眼稍突,眼睑及眼球活动自如,甲状腺Ⅱ度肿大,可听到血管杂音,心率114次/min,律齐,无杂音。双手细颤。请问:本例多汗、怕热、心悸、性情急躁提示什么病,结合查体所见能否作出判断? 治疗原则是什么?

分析:患者为青壮年,缓慢起病,主要表现为性情急躁、怕热、多汗伴心悸,这是机体高代谢综合征的表现,提示甲状腺功能亢进症。查体:有心动过速,甲状腺Ⅱ度肿大及血管杂音,轻度突眼,双手细颤。综合考虑:患者具有高代谢综合征、甲状腺肿大与突眼等典型的甲状腺功能亢进特征,可诊断为甲状腺功能亢进症,若要确诊还需作甲状腺素与促甲状腺激素测定。治疗原则:以药物治疗为主,必要时可考虑手术治疗。

三、甲状腺功能减退症

甲状腺功能减退症简称甲减,是由多种原因引起的甲状腺激素合成、分泌或生物效应不足所致的一种全身代谢降低综合征。其病理特征是糖胺聚糖在组织和皮肤中堆积,严重者表现为黏液性水肿。患病率约1%,女性较多见。

(一) 病因及机制

1. 原发性甲减　由甲状腺本身病变引起的甲减称为原发性甲减,占全部甲减的95%以上。发生在胎儿和新生儿的甲状腺功能减退症称为呆小病(克汀病),表现为智力低下和发育迟缓。成人原发性甲减的最常见原因是甲状腺的自身免疫损伤(桥本病)、甲状腺手术和甲亢 ^{131}I 治疗所致。

2. 中枢性甲减　各种原因引起的垂体或下丘脑功能低下致促甲状腺激素释放素(TRH)或促甲状腺激素(TSH)缺乏所致的甲减。多见于垂体外照射、垂体腺瘤、颅咽管瘤及其他鞍区肿瘤术前或术后。

3. 甲状腺激素外周作用障碍所致的甲减　主要原因为周围组织甲状腺激素受体减少或有缺陷、循环中有甲状腺激素抗体或外周 T_4 向 T_3 转化减少等。

(二) 临床表现

甲减起病隐匿,病程较长,很多患者缺乏特异性症状和体征,主要表现以代谢降低和交感神经兴奋性下降为主。由于甲状腺激素缺乏可影响全身各个系统,因此甲减时全身各系统均有改变。甲状腺本身可以萎缩或肿大,部分原发性甲减患者如未得到及时治疗,可出现垂体增大,治疗后可恢复。具体表现有:

1. 皮肤　皮肤干燥、真皮糖胺聚糖浸润,体液潴留。重者可出现黏液性水肿。

2. 消化系统　代谢降低,体重增加。味觉差,胃黏膜萎缩,胃酸分泌减少。三分之一胃壁细胞抗体阳性,恶性贫血约占10%。胃肠蠕动减弱,便秘。

3. 心血管系统　心肌收缩力下降,心输出量下降,活动耐量减低。重者可出现心力衰竭、心包积液。

4. 呼吸系统　低通气,睡眠呼吸暂停。

5. **血液系统** 正细胞、正色素性贫血，血细胞比容下降。

6. **神经系统** 表情淡漠，反射时间延长。

7. **生殖系统** 生育力、性欲下降。妇女月经紊乱或月经量多。

(三) 诊断

根据临床表现和体征，典型病例诊断不难。但早期不典型病例常易误诊为贫血、特发性水肿、慢性肾炎等，此时应检查甲状腺功能。亚临床甲减可表现为 TSH 升高，而 T_3、T_4 正常，临床上并无特殊表现。

(四) 治疗原则

主要是甲状腺激素替代治疗，以使甲状腺功能维持正常，一般需要终身替代，少数桥本甲状腺炎也有自发缓解的报道。

药物可选择左甲状腺素。药物替代剂量与患者年龄及体重有关，治疗剂量应个体化。成人维持剂量多在 50~200μg/d。甲状腺癌患者需要相对大剂量替代，约 2.2μg/（kg·d）。对中枢性甲减患者治疗应以 T_4 和 FT_4 达到正常范围上二分之一作为治疗目标。

四、结节性甲状腺肿

结节性甲状腺肿是一种常见甲状腺疾病，多见于中年女性，病因和发病机制目前仍不明了。

(一) 病因及发病机制

结节性甲状腺肿可能系多因素所致，如遗传、放射、免疫、地理环境因素、致甲状腺肿因素、碘缺乏、化学物质刺激及内分泌变化等多方面综合刺激所致。由于体内甲状腺激素相对不足致使垂体 TSH 分泌增多，导致甲状腺反复增生，伴有各种退行性变，最终形成结节。

(二) 临床表现

1. **单纯性结节性甲状腺肿** 病情进展缓慢，多数患者除甲状腺肿大外，往往无其他症状。甲状腺肿大程度不一，多不对称。结节数目及大小不等，一般为多发性结节，早期也可能只有一个结节。结节质软或稍硬，光滑，无触痛。有时结节境界不清，触摸甲状腺表面仅有不规则或分叶状感觉。较大的结节性甲状腺肿可引起压迫症状，出现呼吸困难、吞咽困难和声音嘶哑等。结节内急性出血可致肿块突然增大及疼痛，症状可于几天内消退，增大的肿块可在几周或更长时间内减小。

2. **伴甲亢结节性甲状腺肿** 结节性质为中等硬度，患者有乏力、体重下降、心悸、心律失常、怕热多汗、易激动等症状，甚至发生心房纤维性颤动及其他心律失常表现。

3. **伴甲减结节性甲状腺肿** 如来自碘缺乏地区的结节性甲状腺肿患者，其甲状腺功能可有低下表现，临床上也可发生心率减慢，水肿与皮肤粗糙及贫血表现等。

(三) 诊断

1. **甲状腺 B 超** 甲状腺 B 超可以明确甲状腺结节为实质性或囊肿性，诊断率 95%。伴有囊肿的甲状腺结节多为良性结节，可用抽吸治愈或缩小结节。实质性结节者还应进行甲状腺扫描或穿刺病理检查等。

2. 放射性核素显像检查 常用的甲状腺扫描有核素 ^{131}I 和 ^{99m}Tc,甲状腺结节对碘的摄取能力不同,图像不同而分类,^{99m}Tc 可像碘一样被甲状腺所摄取,但不能转化,恶性结节不能摄取碘,恶变区将出现放射稀疏区,根据其摄碘能力,可分为无功能的冷结节,正常功能的温结节和高功能的热结节,冷结节的恶性度最大,但其中多数仍为良性结节病变,热结节的恶性度虽小,但其中也有恶性结节病变。

3. 甲状腺穿刺组织病理检查 应用细针针吸活检术检查,对甲状腺结节的诊断有一定价值,比较安全。穿刺结果有助于手术治疗指征。

单纯性结节性甲状腺肿一般诊断不难,但仅靠一般病史、体检、化验或放射性核素检查都不能100%对恶性结节作出判断与诊断。最后应依靠病理检查才能明确甲状腺结节性质。

(四)治疗原则

一般单纯性结节性甲状腺肿,无论是单结节还是多发性结节,如果是温结节或冷结节都可试用甲状腺制剂治疗。治疗后肿大结节缩小者可继续使用至完全消失,治疗后结节不消失者,应采用切除甲状腺结节治疗,治疗期间应观察甲状腺功能变化。对热结节有功能自主性者也应采取手术治疗为主,术后也要观察甲状腺功能变化。临床上有切除甲状腺腺瘤 10 余年者,仍然复发,可再次手术治疗。冷结节中少数为甲状腺发育不全,可试用甲状腺制剂治疗 4~6 个月,如结节缩小,可免于手术治疗,如结节不缩小,反而增长迅速,累及周围组织,应考虑为恶性癌肿,争取尽快手术治疗。

五、痛风

痛风是由单钠尿酸盐沉积所致的晶体相关性关节病,与嘌呤代谢紊乱和 / 或尿酸排泄减少所致的高尿酸血症直接相关。

(一)病因

1. 原发性痛风 约占原发性高尿酸血症的 90%,主要是嘌呤代谢酶缺陷,次黄嘌呤 - 鸟嘌呤磷酸核糖基转移酶(HGPRT)缺乏和磷酸核糖焦磷酸(PRPP)合成酶活性亢进,导致原发性肾脏尿酸排泄减少。

2. 继发性痛风 指继发于其他疾病过程中的一种临床表现,也可因某些药物所致。如骨髓增生性疾病、恶性肿瘤、肾脏疾病和药物等。

(二)临床表现

痛风多见于中年男性,女性仅占 5%,主要是绝经后女性,痛风发生有年轻化趋势。

1. 急性痛风性关节炎 典型发作常于深夜因关节痛而惊醒,疼痛进行性加剧,在 12 小时左右达高峰,呈撕裂样、刀割样或咬噬样。受累关节及周围组织红、肿、热、痛和功能受限。多于数天内自行缓解。首次发作多侵犯单关节,常发生在第一跖趾关节,其次为足背、足跟、踝、膝、腕和肘等关节,可同时累及多个关节。部分患者可有发热、头痛、心悸和恶心等全身症状。

2. 间歇发作期 痛风发作数天后自行缓解,进入无症状的间歇期,多数患者 1 年内复发,越发越频,受累关节越来越多,症状持续时间越来越长。受累关节一般从下肢向上肢、从远端小关节向大关节发展,出现指、腕和肘等关节受累,症状趋于不典型。

3. 慢性痛风石病变期 皮下痛风石和慢性痛风石性关节炎是长期显著的高尿酸血症(男性血尿酸值超过 7mg/dl,女性超过 6mg/dl)。皮下痛风石发生的典型部位是耳郭,其次是关节周围及鹰嘴、跟腱和髌骨滑囊等部位。表现为皮下隆起的黄白色赘生物,皮肤表面菲薄,破溃后排出白色粉状或糊状物,经久不愈。关节内大量沉积的痛风石可造成关节骨质破坏、关节周围组织纤维化和继发退行性改变等。表现为持续关节肿痛、压痛、畸形及功能障碍。

4. 肾脏病变

(1)慢性尿酸盐肾病:尿酸盐晶体沉积于肾间质,导致慢性肾小管间质性肾炎。临床表现为尿浓缩功能下降,出现夜尿增多、低比重尿、小分子蛋白尿、白细胞尿、轻度血尿及管型尿等。晚期可出现肾功能不全。

(2)尿酸性尿路结石:尿中尿酸浓度增高呈过饱和状态,在泌尿系统沉积并形成结石。结石较小者呈砂砾状随尿排出。较大者可阻塞尿路,引起肾绞痛等。

(3)急性尿酸性肾病:血及尿中尿酸水平急骤升高,大量尿酸结晶沉积于肾小管、集合管等处,造成急性尿路梗阻。临床表现为少尿、无尿,急性肾功能衰竭。

(三) 治疗

治疗痛风的目的:①迅速控制急性发作。②预防复发。③纠正高尿酸血症,预防尿酸盐沉积造成的关节破坏及肾脏损害。④手术剔除痛风石,对毁损关节进行矫形手术,提高生活质量。

1. 一般治疗 进低嘌呤、低能量饮食,保持合理体重,戒酒,多饮水,穿舒适鞋,防止关节损伤,防治伴发病。

2. 急性痛风性关节炎的治疗 卧床休息,抬高患肢。及早、足量使用药物:①非甾体抗炎药可有效缓解急性痛风症状,为一线用药。②秋水仙碱是治疗急性发作的传统药物。③糖皮质激素治疗急性痛风有明显疗效,通常用于不能耐受非甾体抗炎药和秋水仙碱或肾功能不全者。

3. 间歇期和慢性期痛风的治疗 长期有效控制血尿酸水平,防止痛风发作或溶解痛风石。主要措施为抑制尿酸生成,促进尿酸排泄,碱化尿液。

4. 肾脏病变的治疗 选用别嘌醇,同时碱化尿液并保持尿量。体积大且固定结石可行体外冲击碎石、内镜取石或开放手术取石。

点滴积累

1. 糖尿病的诊断主要依赖于实验室检查,2 型糖尿病应注重饮食疗法,积极预防各种并发症。

2. 引起甲亢最常见的原因是格雷夫斯病,多见于年轻女性,以高代谢综合征、甲状腺肿大与突眼为特征。

3. 甲减是因甲状腺激素合成、分泌或生物效应不足所致,临床多采用左甲状腺素替代治疗。

4. 甲状腺结节的性质确定依靠病理检查,治疗应根据结节性质不同而有所不同。

5. 痛风分为原发性和继发性两种。治疗痛风的目的有:迅速控制急性发作;预防复发;纠正高尿酸血症;可通过手术剔除痛风石,对毁损关节进行矫形修复,提高生活质量。

实验十　糖尿病与甲状腺常见疾病

【实验目的】

1. 掌握糖尿病的胰岛病理改变及常见的并发症。
2. 掌握毒性弥漫性甲状腺肿的病变特点及临床病理联系。
3. 掌握甲状腺腺瘤和甲状腺癌的形态特点,熟悉其组织学分类。

【实验材料】

大体标本、组织切片与光学显微镜。

【实验步骤】

1. 观察大体标本

(1)糖尿病足:轻度者足部皮肤表面溃疡。中度者可以出现较深的穿透性溃疡合并软组织炎。严重者在溃疡同时合并软组织脓肿、骨组织病变,脚趾、脚跟或前脚背局限性坏疽,甚至出现全脚坏疽。

(2)弥漫性胶样甲状腺肿:①甲状腺弥漫肿大,表面光滑,质地中等。②切面呈淡褐色或棕褐色,半透明胶冻状。

(3)结节性甲状腺肿:①甲状腺肿大,表面凹凸不平。②切面见多个大小不等的结节,有的境界清楚(但无完整包膜),有的结节灰红质实,有的褐色半透明,可有出血、坏死和囊性变。

(4)毒性弥漫性甲状腺肿:①甲状腺弥漫肿大,表面光滑,质实而软。②切面呈分叶状,结构致密似牛肉,灰红色,胶质少。

(5)甲状腺腺瘤:①甲状腺切面可见一圆形肿块,边界清楚,有完整包膜。②肿块呈灰白色,实性,质地均匀。可并发出血、囊性变、钙化或纤维化。

(6)甲状腺癌:①甲状腺组织内见灰白色肿块。②肿块分界不清,无包膜,质较硬,可继发出血、坏死、钙化等。

2. 观察组织切片

(1)糖尿病胰岛:①1型糖尿病中大多呈胰岛炎。胰岛数量和B细胞数大减,提示绝对性胰岛素缺乏。②2型糖尿病中尤其是肥胖者早期胰岛大于正常,B细胞多于正常。呈特殊染色,切片示B细胞颗粒减少。当糖尿病发生5年以上后,胰岛数、大小及B细胞数均见减少。

（2）弥漫性胶样甲状腺肿：①甲状腺滤泡高度扩大，腔内含浓厚胶质，染色较正常红。②滤泡上皮呈矮立方形或扁平状。③可有小滤泡或假乳头形成。④间质无明显异常。

（3）毒性弥漫性甲状腺肿：①滤泡大小、形态不一，上皮呈高柱状，部分呈乳头状增生。②滤泡腔内胶质稀薄，近上皮处可见许多吸收空泡。③间质血管丰富，明显扩张充血。淋巴组织增生，甚至形成淋巴滤泡。

（4）甲状腺腺瘤：①瘤组织与正常甲状腺间有包膜分隔，周围正常甲状腺组织有压迫现象。②瘤组织由一致的圆形小滤泡构成：上皮细胞呈立方形，无明显异型性或仅有少量淡红色胶质。③肿瘤间质水肿、黏液变性。

（5）甲状腺癌（乳头状癌）：①癌组织与正常组织间有部分纤维间隔。②癌组织有多级分支的乳头状结构，乳头上皮为单层或多层低柱状或立方形细胞。细胞核呈透明或毛玻璃状，无核仁。乳头中心为纤维血管间质。③间质中常见同心圆状的钙化小体（砂粒体）。④癌组织侵犯血管及包膜。

【实验思考】

1. 毒性弥漫性甲状腺肿与非毒性甲状腺肿的病变有何区别？

2. 如何鉴别结节性甲状腺肿和甲状腺腺瘤？

目标检测

1. 糖尿病的治疗原则是什么？

2. 胰岛素治疗糖尿病的适应证是什么？

3. 甲状腺功能亢进症如何进行药物治疗？

ER 12-2

第十二章
自测题

（董海霞）

第十三章　药源性疾病

ER 13-1

第十三章
课件

导学情景

情景描述：

　　1959—1962年，在欧洲、南美，以及澳大利亚与日本等国家相继发现12 000余例新生儿畸形，其上、下肢特别短，甚至没有臂和腿，有的还有心脏与消化道的发育畸形等。这种上、下肢畸形酷似海豹肢，故当时称为"海豹肢"事件。

学前导语：

　　这起震惊世界的"海豹肢"事件是什么原因引起的？

第一节　药源性疾病概述

一、概念

　　药物是治疗疾病的有力武器，但是，有些药物在治疗的同时也可引起疾病。药物在用于诊断、预防或治疗疾病时，因药物本身作用或药物与药物之间的相互作用及药物的使用不当而发生的与治疗目的无关的有害反应，致使人体组织与脏器发生功能性或器质性损害并伴有相应临床表现的疾病，称为药源性疾病。药物不良反应属于药源性疾病范畴。

　　药物不良反应指质量检查合格的药品，在正常用法、用量的情况下出现的与治疗目的无关的有害反应。药物不良反应分A、B两型：A型不良反应是由于药品的药理作用增强所致；特点是可以预测，与常规的药理作用有关，反应的发生与剂量有关，停药或减量后症状很快减轻或消失，发生率高（>1%），死亡率低；主要表现有过度作用、副作用、毒性反应、首剂效应、继发反应、停药综合征、后遗效应。B型不良反应是与药品的正常药理作用完全无关的一种异常反应；特点是一般很难预测，常规毒理学筛选不能发现，发生率低，死亡率高。

药源性疾病既包括药物不良反应,也包括药物超量、误用及不正常使用等情况下引起的疾病。根据流行病学调查研究认为:药源性疾病的主要原因是滥用药物和不合理用药。

二、影响因素

(一) 药物方面

1. 药物的化学结构差异 同类药物的化学结构稍有变化,其不良反应或有害反应就会显著不同,如酮洛芬与氟比洛芬的化学结构只相差一个氟离子和一个酮基,而两者的药源性疾病发生率分别为 16.2% 与 52.5%。

2. 药物理化特性 药物理化特性可影响药源性疾病的发生与严重性,如脂溶性药物既可通过消化道吸收,也可通过呼吸道、皮肤黏膜吸收,而水溶性药物则主要通过消化道吸收。脂溶性药物吸收快而广泛,易发生药源性疾病。

3. 用药剂量过大 药物用量过大或超量使用,则药源性疾病发生率升高。

4. 药物的剂型与用药方法 药物某些剂型或用法使血中药物浓度升高过快,则易发生药源性疾病。

5. 用药时间过长 用药时间越长,药源性疾病发生率越高。

6. 药物的相互作用 药物的相互作用也可引起药源性疾病的发生。某些药物使用可影响另一些药物的吸收、血药浓度、分布、代谢与排泄等过程,而发生药源性疾病。如胺碘酮、氯霉素、环丙沙星、西咪替丁、氯丙嗪、红霉素、异烟肼、甲硝唑等药可抑制肝脏药物代谢酶的活性,若与其他药物合用,可引起合用药物的血药浓度过高,药效过强易引起中毒反应。

(二) 机体方面

1. 种族 由于种族的差异,药物毒性敏感程度也有差异。如有色人种与白种人对药物毒性敏感程度就有差异。

2. 性别 由于性别的差异,药源性疾病的发生率也有差异。例如氯霉素致粒细胞减少或缺乏症的发生率男、女分别是 7.3% 与 14.2%。

3. 年龄 老年人与幼儿等年龄阶段人群由于药物排泄缓慢,药物半衰期延长,因而较其他年龄组易发生药源性疾病。

4. 患者的生理与病理状态 若患者存在新陈代谢或酶系统的差异,个体差异将会影响药源性疾病的发生与发展。肝、肾功能下降将影响药物的代谢与排泄,会促使药源性疾病的发生;若患者存在潜在的胃炎或消化性溃疡时,即使小剂量的阿司匹林也可诱发上消化道出血。

5. 饮食习惯与嗜好 个体的饮食习惯与嗜好也会影响药源性疾病。如长期酗酒者多有不同程度肝功能损害,而易发生药源性疾病。

课 堂 活 动

本章开篇的案例分析:1959—1962 年,在欧洲、南美,以及澳大利亚与日本等国家所发现的

12 000余例新生儿海豹肢畸形,专家学者通过长期大量的流行病学调查研究和动物实验,排除了感染和其他原因,最后确定为孕妇妊娠反应时服用"反应停"所致的胎儿药源性畸形。此事件被称为20世纪最大的药害事件。作为一名医务工作者,你认为可以采取哪些措施,避免此类药源性疾病的发生?

三、防治原则

1. 预防 药源性疾病以预防为主。

(1)提高对药源性疾病的警惕性:药品上市前必须按程序经过严格审批并制定质量标准,药品出厂前必须经过严格质量检验,对质量不合格的药品一律不准上市。对于已经上市药品应严格监控,建立药物不良反应监察报告制度。

(2)用药前必须详细询问用药史与药物不良反应情况:如对某药有过敏史或严重不良反应,应禁用该药。如使用青霉素类、头孢菌素类及普鲁卡因等药时,应常规询问过敏史及做皮肤试验,有过敏史或皮试阳性者,禁用该药。

(3)用药必须有明确的指征,无禁忌证:严禁滥用药物,避免不合理用药。

(4)制订用药方案:根据药物的药代动力学与药效学规律,结合患者的种族、年龄、性别与身体状况等情况,制订合理的用药方案(包括给药方式、用法、用量与联合用药等),避免无原则的联合用药。

(5)观察药物的疗效与反应:在用药过程中,必须严密观察药物的疗效与反应,以便及时发现药物不良反应及毒性反应等,及时调整用药剂量与更换药品。

2. 治疗 对于已经产生的药源性疾病,根据其类型与脏器受损情况,采取对症治疗、支持治疗等综合治疗措施。

点滴积累

1. 药物是一柄双刃剑,既能治疗疾病,又能导致药源性疾病。
2. 药物不同及个体差异将会不同程度影响药源性疾病的发生与发展。
3. 预防是控制药源性疾病的主要手段。

第二节　常见药源性疾病

一、药源性全身性过敏反应

对机体来说,某些药物具有抗原性。如青霉素具有半抗原性,进入机体后与机体某些物质结合而形成完全抗原,刺激机体产生亲细胞抗体,附着于嗜碱性粒细胞与肥大细胞上,当再次使用青霉素时,即可产生抗原-抗体反应,使肥大细胞与嗜碱性粒细胞脱颗粒释放组胺、5-羟色胺、慢反应物质等,引起全身毛细血管扩张、支气管平滑肌痉挛与全身过敏反应,而发生速发型超敏反应(Ⅰ型超敏反应)即过敏性休克。由药物引起的全身性超敏反应称为药源性全身性过敏反应。药物引起的超敏反应除了Ⅰ型超敏反应外,还有细胞毒性超敏反应(Ⅱ型超敏反应)、免疫复合物型超敏反应(Ⅲ型超敏反应)和细胞免疫介导的迟发型超敏反应(Ⅳ型超敏反应)。某一药物的超敏反应多以一种为主,往往合并其他类型。如青霉素引起的过敏性休克是以Ⅰ型超敏反应为主,同时合并Ⅱ型、Ⅲ型超敏反应。因而,药物所致的全身性过敏反应的临床表现也略有不同。药源性全身性过敏反应的发生率是药源性疾病中最高的。

1. 过敏性休克 过敏性休克又表现为速发型和缓发型过敏性休克。速发型占80%~90%,其中约60%发生于注射药物5分钟之内,其余发生于30分钟之内,此型往往病情重,危及生命。而迟发型占10%~20%,多发生于用药后30分钟以上,有的甚至发生于连续用药过程中,此型病情多较轻,一般预后较好。

(1)临床表现:典型表现多为早期舌尖或手足麻木感、喉部发痒、憋气,继而胸闷、呼吸困难、喘息、发绀、心悸、烦躁不安、血压下降、脉搏细弱、四肢冰冷、意识丧失及大小便失禁等。

(2)常见药物:引起过敏性休克常见药物有青霉素类(以青霉素G最常见)、头孢菌素类、链霉素、细胞色素c、普鲁卡因,以及各种抗毒素、类毒素、疫苗与菌苗等。

(3)防治原则:询问药物过敏史,有过敏史者禁用,无过敏史者用前作皮试,皮试阴性才能使用;用时必须手边备用急救药"肾上腺素";用后观察30分钟,注意有无速发型过敏性休克发生,若发生了,立即皮下或肌内注射肾上腺素0.5~1mg,待稍减轻,即送急诊科救治。30分钟后仍需交代患者注意有无迟发型过敏性休克发生。

2. 药物热 用药后引起发热即为药物热。常见临床类型有单纯型与混合型。

(1)临床表现:单纯型仅表现为发热,无皮疹,无其他症状与体征。混合型有血清病型与药疹型,前者症状与血清病相似,表现为发热、关节疼痛、腹痛、荨麻疹、淋巴结肿大、蛋白尿及嗜酸性细胞增多等;药疹型常见于重症药疹如剥脱性皮炎、大疱表皮松解型药疹等,均有发热。

(2)常见药物:引起药物热的常见药物有青霉素类、头孢菌素类、氨基糖苷类、磺胺类、四环素类、利福平、异烟肼及两性霉素B等抗生素,抗组胺药、阿司匹林、保泰松、巴比妥类、苯妥英钠、甲基多巴、阿托品、氯丙嗪、西咪替丁、丙基硫氧嘧啶及硫唑嘌呤等药物也可引起。

(3)防治原则:用药前询问药物过敏史,用药过程注意观察有无发热。出现药物热以停药、对症治疗为主,重症可使用糖皮质激素类药,不用抗组胺药。

3. 皮肤反应 主要表现为用药后出现皮炎及各种皮疹等。

(1)临床表现:皮炎及皮疹可表现为荨麻疹、麻疹样皮疹、固定性药疹、红斑疹、斑丘疹、湿疹、天疱疮、紫癜、结节性红斑、多形性红斑、光敏性皮炎、扁平苔藓及痤疮样皮疹等,重者可表现为剥脱性皮炎、大疱表皮松解萎缩性皮炎等。

(2)常见药物:引起皮肤反应的常见药物有青霉素类、磺胺类、头孢菌素类、氨基糖苷类、抗疟药、抗癫痫药、非甾体抗炎药、口服避孕药、抗精神病药、噻嗪类利尿药与呋塞米等。

（3）防治原则：停药，应用糖皮质激素，注意防止继发性感染，输液纠正水、电解质与酸碱平衡紊乱，对于皮炎与皮疹按照一般处理原则作局部处理，加强皮肤黏膜的护理。

> **案例分析**
>
> 案例：患者，男，45 岁。因"上呼吸道感染"来院就诊，于门诊输液室输注青霉素 80 万 U，既往无青霉素过敏史，青霉素皮试阴性。患者于第二天出现呼吸困难、冷汗淋漓、口唇青紫等症状，测血压 80/50mmHg。立即停药，按"过敏性休克"抢救治疗，3h 后患者转危为安。
>
> 分析：患者发生了青霉素迟发型过敏性休克。青霉素"过敏性休克"发生机制存在明显的个体差异，因此临床使用青霉素时，对皮试阴性者也需严密观察，以防出现意外。

二、药源性肝病

由药物引起的肝细胞损害及肝功能损害称为药源性肝病。由于肝脏是药物代谢的主要器官，因而药源性肝病较常见。目前已知的能直接或间接造成肝损害的药物有 600 余种，几乎遍及各类药物。因此，药源性肝病临床上很常见，仅次于药源性全身性过敏反应。

（一）临床类型

1. 根据其发病机制分型　可分为中毒性肝损害和超敏反应性肝损害两种类型。前者与药物剂量有关，后者与药物剂量无关。临床上以超敏反应性肝损害多见。

2. 根据起病急缓、病程长短分型　可分为急性药源性肝病与慢性药源性肝病。急性药源性肝病见于药物所致的急性肝细胞性损害、急性肝内胆汁淤积型肝损害与急性混合型肝损害。慢性药源性肝病见于药物所致的慢性肝炎、慢性肝内胆汁淤积、脂肪肝、肝硬化、肝肿瘤、肝肉芽肿、肝磷脂蓄积症与肝血管病变等。

（二）临床表现

1. 急性药源性肝病

（1）急性肝细胞损害：常见于急性肝细胞坏死或急性脂肪肝，主要表现与急性病毒性肝炎相似，出现肝细胞性黄疸伴全身无力、厌油、食欲减退、恶心，严重者可出现深度黄疸、出血倾向、腹水形成及意识不清，甚至昏迷等急性或亚急性肝坏死表现。

（2）急性肝内胆汁淤积型肝损害：常见于药物所致的肝细胞 - 毛细胆管型胆汁淤积或毛细胆管型胆汁淤积。主要表现为阻塞性黄疸，前者有谷丙转氨酶（GPT）升高和血胆固醇升高，而后者则无 GPT 与胆固醇升高。

（3）急性混合型肝损害：有上述两类的综合表现，既有黄疸，又有肝功能损害及消化道症状。

2. 慢性药源性肝病

（1）慢性药物性肝炎：多见于长期服药者，起病缓慢，多有全身无力、厌食、腹胀、肝区疼痛，可有黄疸，可出现肝脾肿大、肝掌及蜘蛛痣等表现。

(2)慢性肝内胆汁淤积:呈长期的阻塞性黄疸,皮肤可出现黄染,可有肝脾肿大等表现。

(3)脂肪肝:肝细胞呈弥漫性脂肪变性,可有黄疸、GPT升高、凝血酶原时间延长及肝肿大等异常。可通过B超检查证实。

(4)肝硬化:早期肝细胞呈气球样变性、坏死及纤维化,肝脂肪变性,以后逐渐发展成肝硬化。

(5)肝肿瘤:药物所致的肝肿瘤可分为良性与恶性肿瘤,多与长期服用避孕药有关。

(6)肝肉芽肿:无特殊临床表现,多在肝活检或尸体解剖时才能发现。多见于口服磺酰脲类降血糖药、保泰松、奎尼丁、甲基多巴以及使用青霉素或肼屈嗪等药物。

(7)肝磷脂蓄积症与肝血管病变:长期使用胺碘酮可引起肝磷脂蓄积症,表现为低热、全身无力、肝脾肿大等,确诊需要肝活检;使用某些药物可引起肝血管病变:可有肝静脉血栓形成、肝小静脉闭塞及肝紫斑病等血管病变。

(三) 常见药物

1. 可引起肝细胞损害的药物 有氯丙嗪、水合氯醛、氟烷、乙醚、阿米替林、依他尼酸、双香豆素、己烯雌酚、红霉素、四环素、吡嗪酰胺、利福平、异烟肼、两性霉素B、氮芥、白消安、丝裂霉素及丙基硫氧嘧啶等。造成严重肝损害的药物可见于吡嗪酰胺、丙戊酸钠、大剂量保泰松、四环素、丝裂霉素、氯霉素、依托红霉素、胺碘酮、苯妥英钠、扑米酮及糖皮质激素等。

2. 可引起黄疸的药物 有氯丙嗪、吲哚美辛、巴比妥类、奋乃静、别嘌呤醇、林可霉素、两性霉素B、灰黄霉素、乙胺丁醇、对氨基水杨酸、乙硫异烟胺、依他尼酸、氯磺丙脲与甲苯磺丁脲等。

3. 可引起肝功能异常的药物 有布洛芬、吲哚美辛、保泰松、别嘌呤醇、克林霉素、氨苄西林、羧苄西林、苯唑西林、头孢噻吩钠、左旋多巴、氯磺丙脲、格列本脲、天冬酰胺酶、肝素、烟酸、氯贝丁酯及雌激素等。

4. 易引起慢性肝炎的药物 有保泰松、吡洛芬、甲基多巴、异烟肼、磺胺类药、环磷酰胺及多柔比星等。

5. 易引起慢性胆汁淤积的药物 有氯霉素、红霉素、氨苄西林、磺胺类、呋喃类药、地西泮、氯氮䓬、甲丙氨酯、三氟拉嗪、保泰松、甲睾酮、炔雌醇等;易引起肝细胞-毛细胆管型黄疸的药物有卡比马唑、甲巯咪唑、甲基硫氧嘧啶、卡马西平、苯妥英钠、苯巴比妥类等。

(四) 防治原则

1. 预防 肝功能正常者,用药应尽量避免使用对肝有毒性的药物,不得不用时使用量不宜过大、用药时间不宜过长,并定期检查肝功能,以便及早发现药源性肝病。原有肝功能损害者,不可盲目过多使用护肝药物,并注意避免使用对肝有害的药物。

2. 治疗 当明确为药源性肝病时应立即停药;尽快使用特效药物如异烟肼所致的肝损害,可使用较大剂量维生素B$_6$静脉滴注;有过敏症状、黄疸深、病情重者,可使用糖皮质激素,待病情减轻后再逐步减量、停药;其他对症治疗与支持疗法等综合治疗。

> **案例分析**

案例: 患者,男,46岁,高热几天不退,用了多种解热药物后,体温正常,但随后发现明显黄疸,GPT升到

800U/L,停药第二天入院检查,GPT 120U/L,经 20 天治疗痊愈。第二年体检发现轻度脂肪肝,化验检查肝功能正常。

分析:虽然患者两次出现肝损害,但其原因不同,第一次属于典型的药源性疾病,大多数解热药都有肝损害,如对氨基水杨酸、糖皮质激素等,并会引起相应的临床症状和体征。而第二次原因不明,因为患者并没有明确的药物使用史及肝脏受损的体征。

三、药源性肾病

药物对泌尿系统的损害常见于药源性肾损害。药物所造成的肾损害称为药源性肾病。因为肾脏是药物代谢与排泄的重要器官,故而肾脏易受损害。目前已知的有 140 多种药物可直接或间接引起肾损害,据统计约有 1/4 的肾衰竭为药物所致。多数与药物剂量过大、用药时间过长有关,但有的也与剂量无关。

(一) 临床表现

药物性肾损害的主要表现为蛋白尿、管型尿、血尿、尿量减少,甚至少尿或无尿,血清尿素氮与肌酐升高,严重者可引起急性或慢性肾衰竭。

(二) 常见药物

1. 可引起肾坏死的药物 有阿司匹林、非那西丁、甲氨蝶呤、对乙酰氨基酚、甘露醇、右旋糖酐、头孢噻吩钠、头孢噻啶、两性霉素 B、依地酸钙钠及环磷酰胺等。

2. 可引起急性或慢性肾衰竭的药物 有氨基糖苷类、万古霉素、多黏菌素 B、第一代头孢菌素类、青霉素、阿司匹林、保泰松、右旋糖酐、碘化钾、苯丁酸氮芥、白消安、铋剂及 X 射线造影剂等。

3. 可引起肾功能损害的药物 有氨基糖苷类、氨苄西林、头孢噻啶、头孢噻吩钠、多黏菌素 B、青霉胺、安乃近、对乙酰氨基酚、布洛芬、保泰松、阿司匹林、甲氧氟烷、乙琥胺、苯琥胺、氯化铵、维生素 D、天冬酰胺酶、碘对比剂、甲氨蝶呤、多柔比星、环孢素、长春新碱及顺铂等。

4. 可引起肾小管损害或间质性肾炎的药物 有磺胺类及四环素等。

(三) 防治原则

1. 预防 肾功能正常者,用药应尽量避免使用对肾有毒性的药物,不得不用时使用量不宜过大、用药时间不宜过长,应定期检查尿与肾功能,以便及早发现药源性肾病;原有肾功能不全者,应注意避免使用对肾有损害的药物。

2. 治疗 当发现药源性肾病时,应立即停药;更换对肾功能无害的药物;对症治疗及支持治疗,对急性或慢性肾衰竭者可行血液透析。

课 堂 活 动

患者,女,38 岁,因反复尿频、尿急与尿痛 3 年,加重 1 周入院。医生通过问诊、体格检查与实验室检查,诊断为慢性肾盂肾炎,应用氧氟沙星与庆大霉素联合抗感染治疗 10 天,出现少尿,检查血尿素氮与肌酐均升高,提示肾功能不全。

请同学们思考并讨论,本例原无肾功能不全,在短短10天内发生了肾功能不全,是什么原因引起的?

四、致畸、致癌性药源性疾病

某些药物可使人体基因突变,而致畸、致癌,称为致畸、致癌性药物性疾病。如妊娠期用药易致胎儿畸形;90%的基因突变可引起癌症发生。

(一) 常见类型与药物

1. 致畸 药物致畸作用一般发生于妊娠早期,如震惊世界的"海豹肢"事件就是孕妇妊娠早期服用"反应停"(沙利度胺)所致。通过深入调查研究,目前肯定有致畸作用的药物如下。

(1)中枢神经系统药物:沙利度胺、巴比妥类、氯丙嗪、奋乃静、碳酸锂、乙醚、苯妥英钠、扑米酮、三甲双酮、丙戊酸钠等具有肯定的致畸作用。还有氟哌啶醇、地西泮、氯氮䓬、丙米嗪、苯丙胺及卡马西平等可致畸。

(2)非甾体抗炎药:阿司匹林、水杨酸钠及非那西丁等具有肯定的致畸作用,安乃近可致畸。

(3)激素类药:具有肯定致畸作用的药物有己烯雌酚、甲羟孕酮、炔雄烯唑、睾酮、炔诺酮及醋酸可的松等;口服避孕药与醋酸泼尼松可致畸。

(4)抗肿瘤药:具有肯定致畸作用的药物有甲氨蝶呤、苯丁酸氮芥、白消安、环磷酰胺、巯嘌呤、氮芥及放线菌素 D 等。而氟尿嘧啶、秋水仙碱、长春新碱、硫唑嘌呤、多柔比星及氟胞嘧啶等也可致畸。

(5)其他药物:四环素、土霉素、链霉素、氯霉素、甲巯咪唑、美克洛嗪、维生素 A 类化合物、双硫仑(戒酒硫)、苯环利定、华法林、双香豆素及甲苯磺丁脲等药物具有肯定致畸作用;而卡那霉素、磺胺类、甲氧苄啶、利福平、氨苯砜、对氨基水杨酸钠、碘苷、碘化钾、金刚烷胺、利巴韦林、青霉胺、大剂量维生素、苯海拉明、曲吡那敏、奎宁、氯喹及乙胺嘧啶等也可致畸。

2. 致癌

(1)目前肯定具有致癌作用的药物:非那西丁、硫唑嘌呤、白消安、苯丁酸氮芥、环磷酰胺、己烯雌酚、美法仑、雌激素、非甾体雌激素类、联合口服避孕药、序贯口服避孕药、司莫司汀(甲环亚硝脲)及氮芥加长春新碱加丙卡巴肼加泼尼松联合疗法等。

(2)可疑致癌的药物(指动物试验肯定致癌,而人类致癌依据有限):多柔比星、雄激素、顺铂、甲醛、洛莫司汀、氮芥、盐酸丙卡巴肼及塞替派等。

(3)可能致癌的药物:博来霉素、氯霉素、柔红霉素、灰黄霉素、甲硝唑、乙酰胺、间羟胺、甲基硫氧嘧啶、丙基硫氧嘧啶、丝裂霉素、苯巴比妥、苯妥英钠、盐酸酚苄明、溴化钾、孕激素等。

(二) 防治原则

药物致畸与致癌作用的防治关键在预防。

1. 预防 致畸的预防关键在妊娠早期 3 个月内尽可能避免用药,禁用具有肯定或可能致畸作用的药物,如确定病情需要用药时,应在医师指导下用药,选用那些肯定无致畸作用的药物。关于药物致癌的预防,关键是掌握药物应用指征,对于那些具有肯定致癌作用的药物应谨慎使用,注意用药时间与剂量。一般宜选用那些既有治疗作用又无致癌作用的药物。

2. 治疗 对于那些已经畸形的儿童,只能选择最佳手术时机进行手术矫正。已经发生的癌症:早期手术治疗,中晚期根据情况选择化疗、放疗或手术治疗。

五、药物滥用

药物滥用是指长期使用过量具有依赖性潜力的药物,这种用药与公认医疗实践的需要无关,导致成瘾性以及出现精神错乱和其他异常行为。包括以下情形:①不论是药品类型,还是用药方式和地点都是不合理的。②没有医生指导,自我用药超出了医疗范围和剂量标准。③使用者对该药不能自拔并有强迫性用药行为。④由于使用药物而导致精神危害、身体危害和社会危害。

1. 常见药物滥用

(1)精神药品:依据人体对精神药品产生的依赖性和危害人体健康的程度,将其分为一类和二类精神药品。包括中枢抑制剂,如镇静催眠药;还有中枢兴奋剂,如咖啡因;此外还有致幻剂,如麦司卡林、麦角酸二乙基酰胺(LSD)等。滥用者会产生多种不良反应,包括失眠多梦、急躁不安等,更严重的还有急性肌张力异常、心血管系统反应、锥体外系反应等情况,最严重的是猝死。

(2)麻醉药品:常用的麻醉药品有醋托啡、乙酰阿法甲基芬太尼、醋美沙朵等。麻醉药物对减少患者病痛有明显效果,但是,过度使用必然会造成患者出现一些异常状况,如感染病症、体质下降、免疫减弱等。

(3)抗生素:如滥用庆大霉素等氨基糖苷类抗生素,常可引起耳毒性,由此引起的耳聋,在聋哑学校中已占很大比例,多是迟缓反应(最长可达半年)。老年人则引起听力下降。广谱抗生素,如四环素类、头孢菌素类,长期盲目应用可致假膜性肠炎。近年来,治疗厌氧菌感染的林可霉素等应用增多,难辨梭状芽孢杆菌感染所致的假膜性肠炎不断出现,且有上升趋势,值得注意。

(4)解热镇痛药:主要的不良反应是严重的肾损害,如非那西丁可致肾乳头坏死、间质性肾炎或泌尿系恶性肿瘤如肾癌、膀胱癌,这已为国际上所公认。它还可使老年人或小儿引起高铁血红蛋白症而发生发绀。氨基比林还可引起粒细胞减少,严重者可因此出现败血症。含非那西丁、氨基比林的复方制剂还未被淘汰,且均在市场出售,故选用时应密切注意。近年来,临床上也有解热镇痛药对肾损害的病例,多为长期大量滥用所致,称为解热镇痛药肾炎。

(5)中药:滥用人参导致严重反应的报告已不少,甚至还有引起死亡。中药引起死亡的报道,也出现在巴豆、苍耳子、六神丸、雷公藤、甜瓜蒂、木通、苦楝子等药物。长期服用带朱砂的成药,如朱砂安神丸、活络丹、天王补心丹而致汞中毒的事例,也屡有报道。此外,还有补药的滥用、皮质激素的滥用、药物联合应用的滥用等都很普遍。

2. 防治原则
药物滥用的防治是一项复杂系统工程。政府、社会、学校等应共同加强预防教育、治疗和行为干预、药品监管以及对非法制贩行为的打击等,通过全社会共同参与,综合治理方能取得成效。

目标检测

1. 如何预防药物过敏性休克?

2. 药源性疾病如何防治?

3. 作为一名药学工作者,我们可以采取哪些措施避免药物的滥用?

ER 13-2
第十三章
习题

(罗小琴)

第十四章 传染病

ER 14-1

第十四章
课件

导学情景

情景描述：

　　中华人民共和国成立以来，通过坚持预防为主、防治结合、专业机构与群众相结合的方针，改善环境卫生条件，法定报告传染病的发病率和死亡率显著降低，特别是通过接种疫苗防控传染病，取得了显著效果。截至目前，我国已经消灭了天花，并陆续消除了脊髓灰质炎、麻风病、丝虫病、新生儿破伤风、致盲性沙眼和疟疾等传染病。而通过有效的防控措施，麻疹、狂犬病、黑热病、血吸虫病、乙肝、宫颈癌等感染性疾病都有望被控制或消灭。

学前导语：

　　希望同学们通过本章学习，能够掌握常见传染病的传播途径与预防原则。

　　传染病是由病原微生物通过一定的传播途径侵入易感人群，并能在人群中传播、流行的一类疾病。传染病是危害人类健康的常见病，传染病得以在人群中发生和传播，必须具备传染源、传播途径和易感人群三个基本环节，所以预防工作要从这三方面入手，即控制传染源、切断传播途径、保护易感人群。

第一节　结核病

　　结核病是由结核分枝杆菌引起的慢性感染性疾病，可累及全身各个器官，最常见的患病部位是肺，占各器官结核病总数的 80% 以上，其主要临床表现为咳嗽、咳痰、咯血、胸痛、发热、乏力、食欲减退等。结核病曾经威胁全世界，抗结核药物和卡介苗的应用使发病率和死亡率明显下降。但自20 世纪 80 年代以来，由于耐药菌株的出现和艾滋病的流行，发病率又呈上升趋势。结核病是我国重点控制的重大疾病之一。

一、病原学

1882 年,德国科学家罗伯特·科赫首先发现了结核分枝杆菌。结核分枝杆菌属于分枝杆菌,因其涂片染色具有抗酸性,亦称抗酸杆菌。该菌对外界抵抗力强,在烈日暴晒下 2 小时、70% 酒精接触 2 分钟或煮沸 1 分钟,才能被杀死,最简单的杀菌方法是将痰吐在纸上直接烧掉。

二、流行病学特征

(一) 好发季节和人群

结核病一年四季都可以发病,结核病感染以青壮年人群为主,农民、进城务工人员和学生患病比例较高。青壮年是肺结核主要发病人群,与其心理压力及不良习惯有关,往往因生活不规律(如熬夜、嗜烟酒、缺乏锻炼),导致免疫力下降,而成为结核病的侵袭对象。

(二) 传染源

传染源主要为排菌的肺结核患者。

(三) 传播途径

结核病主要通过呼吸道传播,患者通过咳嗽、打喷嚏、高声喧哗等使带菌的飞沫喷出体外,健康人吸入后可被感染。与患者共餐或食入被结核分枝杆菌污染的食物可引起消化道感染。

三、临床表现

结核病的潜伏期为 4~8 周。发生在肺部的最多见,其他部位(如颈部淋巴、脑膜、腹膜、肠、皮肤、骨骼等)也可继发感染。

(一) 全身症状

表现为午后低热、乏力、食欲减退、体重减轻、夜间盗汗等。当肺部病灶急剧进展播散时,常见高热,妇女可出现月经失调或闭经。

(二) 呼吸系统症状

一般有干咳或伴有少量黏液。约 1/3 患者有不同程度的咯血,部分患者以突然咯血被发现。当炎症波及壁层胸膜时,相应胸壁有刺痛,并随呼吸和咳嗽而加重。慢性重症肺结核,呼吸功能减退,出现呼吸困难。

(三) 辅助检查

痰中找到结核分枝杆菌是确诊肺结核的主要依据。肺部 X 射线检查不但可早期发现肺结核,而且可对病灶的部位、范围、性质、发展情况和治疗效果作出判断。结核菌素试验阳性表示曾感染过结核分枝杆菌,但并不一定患病。

四、临床分型

目前沿用的是 1999 年国家标准结核病分类法,将结核病分为五型,分别是 Ⅰ 型:原发性肺结核;Ⅱ 型:血行播散性肺结核(包括急性、亚急性和慢性);Ⅲ 型:继发性肺结核(包括浸润性肺结核、空洞性肺结核、结核球和干酪性肺炎);Ⅳ 型:结核性胸膜炎;Ⅴ 型:其他肺外结核。

五、治疗原则

(一) 化疗

化疗对结核的控制起着决定性的作用,合理的化疗可使病灶全部灭菌、痊愈。常用的药物有异烟肼、利福平、链霉素、吡嗪酰胺和乙胺丁醇等。应用化疗应遵循以下 5 条原则:①早期:一旦确诊立即用药。②联用:联合应用 2 种或 2 种以上抗结核药物以保证疗效和防止产生耐药性,减少毒副作用。③适量:在专科医生的指导下适量用药。④规律:切忌遗漏和中断。⑤全程:保证完成规定的治疗期是提高治愈率、减少复发的重要措施。标准短程化疗需要 6 个月,其他治疗方案需要 9~24 个月不等。

(二) 休息和营养的辅助作用

在结核患者采用化疗的同时,饮食必须符合高热量、高蛋白质、丰富的维生素和微量元素的要求,以帮助机体恢复健康,同时减少抗结核药物的副作用。此外,生活要有规律,保证睡眠充足,保持乐观的情绪,增强机体的抵抗力,有利于疾病的康复。

> **知识链接**
>
> #### 传染病的分类
>
> 《中华人民共和国传染病防治法》于 2013 年 6 月 29 日修正,本法规定的传染病分为甲类、乙类和丙类。
>
> 甲类传染病(2 种):鼠疫和霍乱。
>
> 乙类传染病(25 种):传染性非典型肺炎、艾滋病、病毒性肝炎、脊髓灰质炎、人感染高致病性禽流感、麻疹、流行性出血热、狂犬病、流行性乙型脑炎、登革热、炭疽、细菌性和阿米巴性痢疾、肺结核、伤寒和副伤寒、流行性脑脊髓膜炎、百日咳、白喉、新生儿破伤风、猩红热、布鲁氏菌病、淋病、梅毒、钩端螺旋体病、血吸虫病、疟疾。
>
> 丙类传染病(10 种):流行性感冒、流行性腮腺炎、风疹、急性出血性结膜炎、麻风病、流行性和地方性斑疹伤寒、黑热病、包虫病、丝虫病,除霍乱、细菌性和阿米巴性痢疾、伤寒和副伤寒以外的感染性腹泻病。

六、预防

1993 年世界卫生组织宣布"全球处于结核病紧急状态",并于 1995 年底决定把每年的 3 月 24

日定为"世界防治结核病日",以进一步推动全球预防与控制结核病。

(一) 控制传染源

1. 病例管理 对肺结核患者应做到早期发现并登记管理。痰菌阳性患者应隔离。一般在痰菌阴性时,可取消隔离。凡痰中找到结核分枝杆菌的患者外出应戴口罩,不要对着他人面部讲话,禁止随地吐痰,应吐在手帕或废纸内,集中消毒或用火焚烧灭菌。

2. 病例报告 肺结核属乙类传染病,应及时、准确、完整地报告疫情,并指导患者到结核病防治机构进行检查。

课 堂 活 动

患者,女,30岁。近2个月来轻度咳嗽,咳白色黏痰,内带血丝;午后低热,面颊潮红,疲乏无力,常有心悸、盗汗,较之前消瘦。经 X 射线检查,发现右上肺第2肋部位有云雾状淡薄阴影,无透光区。请回答以下问题:

1. 对患者的诊断及其诊断依据是什么?

2. 如患者3次痰菌检查均为阴性,需给予住院隔离吗?

(二) 切断传播途径

肺结核的主要传播途径是飞沫传染。痰菌阳性肺结核患者在咳嗽、喷嚏、大声谈笑、唱歌时喷射出带菌的飞沫会传染给健康人,患者如随地吐痰,待痰液干燥后细菌随灰尘在空气中飞扬而传染他人。因此若家庭隔离,患者居室应独住,饮食、食具、器皿均应分开。被褥、衣服等可在阳光下暴晒2小时消毒,食具等煮沸1分钟即能杀灭结核分枝杆菌。居室应保持空气流通、阳光充足,每日应打开门窗通风3次,每次20~30分钟。

(三) 保护易感人群

1. 新生儿应按计划免疫的要求按时接种卡介苗,未受过结核分枝杆菌感染的儿童、青少年也应接种卡介苗,接种后可产生特异性免疫力。

2. 加强对受结核分枝杆菌感染易发病、与肺结核患者密切接触、患有其他易合并肺结核疾病(如糖尿病、艾滋病等)高危人群的健康教育,帮助其建立健康的生活方式,预防结核分枝杆菌的侵袭。

点滴积累

1. 肺结核多是通过呼吸道传染的,传染源主要为排菌的肺结核患者。

2. 痰中找到结核分枝杆菌是确诊肺结核的主要依据。

3. 应用化疗药应遵循以下5条原则:早期、联用、适量、规律、全程。

第二节　细菌性痢疾

细菌性痢疾(简称菌痢),是由志贺菌属细菌引起的急性肠道传染病,所以又称志贺菌病。临床特征有发热、腹痛、腹泻、里急后重和黏液脓血便。

细菌性痢疾在卫生条件差的国家和地区发病率较高。近年我国的发病率有所下降,但仍是重要的法定传染病。

一、病原学

志贺菌属亦称痢疾杆菌,为革兰氏阴性杆菌,按菌体抗原结构分为四个血清群,即痢疾志贺菌、福氏志贺菌、鲍氏志贺菌、宋氏志贺菌,又分别称为 A、B、C、D 群,各群型之间无交叉免疫。我国以 B 群福氏志贺菌最常见。志贺菌致病性强,10~100 个细菌细胞就可使人发病。

志贺菌体外生存力较强,但对常用消毒剂如来苏尔、苯扎溴铵、过氧乙酸等消毒剂均敏感,容易被迅速杀灭。

二、流行病学特征

(一) 传染源

菌痢的传染源包括患者和带菌者,其中又以急性非典型菌痢、慢性隐匿型菌痢和带菌者为重要传染源。

(二) 传播途径

菌痢在流行季节主要经粪 - 口途径传播。细菌由粪便排出,通过污染的水、食物、生活用品和手,或由苍蝇、蟑螂作为媒介,经口进入人体而感染。在非流行季节菌痢主要经接触传播。

(三) 易感人群

人群对菌痢普遍易感。病后可产生一定的免疫力,但持续时间短,而且各群、型之间无交叉免疫,容易反复感染而多次发病。

(四) 流行特征

菌痢具有明显的季节性,每年夏秋季发病率最高。农村发病率高于城市。学龄前儿童和青壮年有较高的发病率。

三、临床表现

预后大多良好,部分患者病程达两个月以上不愈者可能转为慢性菌痢。

（一）潜伏期

菌痢起病较急,潜伏期为数小时至 7 天。

（二）临床类型

因进入人体的痢疾杆菌菌型、数量多少及被感染者的抵抗力不同,临床上分为急性和慢性菌痢。

1. 急性菌痢 根据症状又分为轻型、普通型和中毒性三种。

(1)轻型菌痢:全身毒血症状轻,多数不发热或仅有低热,以腹痛、腹泻为主要表现,大便每天不超过 10 次,呈水样或糊状,有时混合黏液,无脓血,解便后腹痛缓解,易被误诊为肠炎。

(2)普通型菌痢:具有较典型的菌痢症状。突发畏寒高热,体温可达 39℃,有明显的头痛、乏力、食欲缺乏等表现,继之出现腹痛、腹泻和里急后重,每天排便 10 余次甚至数十次,开始为稀便或水样便,1~2 天后转为黏液脓血便,里急后重更明显。腹部检查可发现左下腹压痛和肠鸣音亢进。

(3)中毒性菌痢:中毒性菌痢多见于 2~7 岁体质较好的儿童,常突起高热,体温可达 40℃,全身中毒症状重。多数患者起病初期没有腹痛、腹泻和呕吐等消化道症状,大便无脓血,但肛拭子采集大便镜检,可见大量脓细胞和红细胞。除上述表现外,如出现休克症状的称为休克型,表现为面色苍白,脉搏细数,血压下降,皮肤花斑,少尿或无尿;如出现脑部症状者称为脑型,以中枢神经系统症状为主要表现,患者可出现烦躁、剧烈头痛、频繁呕吐、意识障碍、瞳孔不等大等表现,严重的可出现中枢性呼吸衰竭,表现为呼吸暂停、叹息样呼吸或间停呼吸,常因呼吸衰竭而死亡;部分患者具有上述两种类型的临床表现,称为混合型,预后极差。

2. 慢性菌痢 急性菌痢反复发作或迁延不愈,病程超过两个月者,称为慢性菌痢。患者多无高热,常有腹部隐痛、腹泻,大便间歇出现黏液便和脓血便。腹部检查可在左下腹触及条索状的乙状结肠。每当受凉、劳累或进食生冷食物可诱发急性发作。长期腹泻,可引起营养不良、贫血等症状。

（三）辅助检查

粪便镜检有红细胞、白细胞和巨噬细胞,粪便细菌培养可发现痢疾杆菌。

案例分析

案例:患者,男,36 岁。因发热、腹痛、脓血便 2 天来诊。患者于 2 天前不洁饮食后突然畏寒、发热,同时伴有下腹部阵发性疼痛和腹泻,大便每天 10 余次,为少量脓血便,伴里急后重,无恶心和呕吐。自服小檗碱和解热药无好转。查体:体温 38.5℃,急性热病容,左下腹有压痛。粪便常规检查:黏液脓性便,高倍镜下白细胞较多。可诊断为什么病?如何治疗?

分析:根据患者的病史、临床表现和化验检查结果初步诊断为:急性菌痢。应立即输液以补充丢失的体液,同时应用抗生素治疗感染。

四、治疗原则

（一）急性菌痢

急性菌痢中的轻型菌痢和普通型菌痢治疗原则如下。

1. **一般治疗** 卧床休息,消化道隔离至临床症状消失,大便培养连续两次阴性。给予少渣易消化、高热量、高维生素饮食。对于高热、腹痛、失水者分别给予解热药或物理降温、阿托品、口服补液盐 I(ORS)治疗,必要时静脉补液。

2. **病原治疗** 选用敏感的抗生素治疗。目前最理想的药物为喹诺酮类药物,但孕妇、儿童慎用。其他抗生素如复方磺胺甲基异噁唑、呋喃唑酮、庆大霉素、小檗碱等可酌情选用。

急性菌痢中的中毒性菌痢治疗原则如下。

1. **抗感染** 选择两种或两种以上的敏感抗菌药物联合静脉给药,病情好转后改为口服给药。

2. **控制高热与惊厥** 如高热伴躁动者可用亚冬眠疗法,反复惊厥者可给予地西泮、水合氯醛等镇静剂。

3. **循环衰竭的治疗** 应积极抗休克治疗。包括扩充血容量、纠正酸中毒、强心治疗、解除血管痉挛、维持酸碱平衡和短期使用糖皮质激素等。

4. **防治脑水肿与呼吸衰竭** 脑水肿的治疗包括给予 20% 甘露醇,应用脑血管扩张剂和糖皮质激素。呼吸衰竭的防治需保持呼吸道通畅,吸氧,出现呼吸衰竭可用呼吸兴奋剂,必要时应用人工呼吸器。

(二)慢性菌痢

1. 病原治疗。根据病原菌分离和细菌药物敏感试验选择有效的抗生素。

2. 寻找诱因,对症处理,避免过度劳累,勿使腹部受凉,忌食生冷、油腻和刺激性食物。当出现肠道菌群失衡时,可用乳酸杆菌或双歧杆菌制剂。

五、预防

(一)控制传染源

1. **病例管理** 对急、慢性患者和带菌者均应及时消化道隔离,彻底治疗至大便培养阴性。对从事托幼机构的保育人员、饮食行业和自来水厂的工作人员一经发现应立即调离原工作岗位并给予彻底治疗。慢性菌痢和带菌者禁止从事上述工作。

2. **病例报告** 细菌性痢疾属乙类传染病,应及时、准确、完整地报告疫情,并按照《全国细菌性痢疾监测方案》的要求填写各类报告卡。

(二)切断传播途径

做好个人及环境卫生,注意饮食和饮水卫生。

(三)保护易感人群

加强体育锻炼,增强体质,提高疾病的抵抗力。流行期间可口服含福氏志贺菌和宋氏志贺菌"依链"株菌苗,免疫力可持续 6~12 个月,但与其他菌型间无交叉免疫。

第三节 病毒性肝炎

病毒性肝炎是由多种肝炎病毒引起,以肝脏损害为主的一组传染病,具有传染性强、传播途径复杂、流行面广、发病率较高等特点。临床上主要表现为乏力、食欲减退、恶心、呕吐、肝肿大及肝功能异常。我国病毒性肝炎发病数居法定管理传染病的第一位,慢性肝炎病程迁延,可能发展为肝硬化甚至肝癌,严重危害人类健康。

一、病原学

目前已经确定可引起病毒性肝炎的有甲、乙、丙、丁、戊五种类型的肝炎病毒,这五种肝炎病毒除丁型肝炎病毒为缺陷病毒,必须有乙型肝炎病毒同时存在才可致病以外,其余四种病毒均可独立致病或重叠感染及协同感染致病。

(一)甲型肝炎病毒

甲型肝炎病毒(HAV)属嗜肝 RNA 病毒属,对外界抵抗力较强。采用高温煮沸 80℃ 5 分钟或 100℃ 1 分钟,紫外线照射 1 分钟等方法可将病毒灭活。

甲型肝炎病毒仅有 1 个抗原抗体系统,即 HAVAg 和抗 HAV 系统。抗 HAV 属于保护性抗体,且感染甲型肝炎病毒后可产生永久免疫力。

甲型肝炎病毒在细胞内经多次传代后,其致病性大大减弱甚至消失,目前已据此制备出了甲型肝炎病毒减毒活疫苗。

(二)乙型肝炎病毒

乙型肝炎病毒(HBV)是嗜肝 DNA 病毒属,完整的乙型肝炎病毒又称丹氏颗粒,由包膜和核心组成。乙型肝炎病毒抵抗力很强,对热、低温、干燥、紫外线及一般浓度的消毒剂都能耐受。煮沸 10 分钟、65℃ 10 小时或高压蒸汽 20 分钟可被灭活,对 0.2% 苯扎溴铵和 0.5% 过氧乙酸敏感。

乙型肝炎病毒常规检查的有三组抗原抗体系统和两个分子生物学标记。

1. 乙型肝炎表面抗原和抗体(HBsAg 与抗 HBs) 丹氏颗粒上的包膜即 HBsAg。无症状携带者和慢性患者血中 HBsAg 可持续存在,甚至终身。HBsAg 只有抗原性,无传染性。抗 HBs 是一种保护性抗体,可持续多年,抗 HBs 阳性表示对 HBV 有免疫力。

2. 乙型肝炎核心抗原和抗体(HBcAg 与抗 HBc) HBcAg 主要存在于肝细胞核内,不易检出。抗 HBc 有两型,IgM 型抗 HBc 是现患感染的标志,多数在 6 个月内消失;IgG 型抗 HBc 可持续多年甚至终身。

3. 乙型肝炎 e 抗原和抗体(HBeAg 与抗 HBe) HBeAg 仅见于 HBsAg 阳性的患者和携带者的血清中,是 HBV 活动性复制和传染性强的标志。抗 HBe 出现于 HBeAg 消失以后,抗 HBe 阳性表示病毒复制减少,传染性降低。

4. HBV 的分子生物学标记 乙型肝炎病毒脱氧核糖核酸(HBV DNA)和 DNA 聚合酶(DNAP)存在于病毒的核心部分,均是病毒复制和传染性最特异、敏感和直接的标志。

(三)丙型肝炎病毒

丙型肝炎病毒(HCV)是单股正链 RNA 病毒,一般化学消毒剂如 0.2% 苯扎溴铵、0.5% 过氧乙酸、3% 漂白粉等或煮沸、紫外线等均可使其灭活。

丙型肝炎病毒仅有 1 个抗原抗体系统,即 HCVAg 和抗 HCV 系统。血清中 HCVAg 含量很低,不易检出。抗 HCV 不是保护性抗体,而是 HCV 感染的标志。

(四)丁型肝炎病毒

丁型肝炎病毒(HDV)是一种缺陷病毒,必须有 HBV 同时存在才能复制,HBV 感染结束时,HDV 感染也结束。

HDVAg 是 HDV 的唯一抗原,抗 HDV 无保护作用。

(五)戊型肝炎病毒

戊型肝炎病毒(HEV)为单股正链 RNA,主要位于肝细胞质。发病早期,患者粪便和血液中存在 HEV。抗 HEV 无保护作用,是近期感染 HEV 的标志。

二、流行病学特征

(一)传染源

甲型肝炎和戊型肝炎的传染源是急性期患者和隐性感染者。甲型肝炎患者在起病前 2 周和病后 1 周病毒随粪便排出最多,传染性最强。

乙型、丙型、丁型肝炎的传染源主要是急、慢性患者和病毒携带者。慢性患者和病毒携带者作为传染源的意义更大。

(二)传播途径

甲型肝炎和戊型肝炎以粪 - 口途径传播为主。最常见的传播方式为日常生活接触传播,一般引起散发病例。水源或食物污染可导致暴发流行。经输血、注射引起的传播极少见。

乙型、丙型、丁型肝炎以血液传播为主,血液中的病毒含量很高,输血及血制品、注射、手术、针刺、剃刀、共用牙刷、血液透析、器官移植等均可传播。其次为垂直传播。另外唾液、汗液、精液、阴道分泌物、乳汁等体液也含有病毒,因此,密切的生活接触、性接触亦是此类病毒传播的途径。

(三)易感人群

人类对各型肝炎病毒均普遍易感,各型肝炎之间无交叉免疫。

三、临床表现

(一)潜伏期

甲型肝炎 15~45 天(平均 30 天),乙型肝炎 40~180 天(平均 70 天),丙型肝炎 2~26 周(平均 50 天),丁型肝炎 4~15 周,戊型肝炎 10~70 天(平均 40 天)。

(二)各型肝炎的临床表现

知识链接

肝炎的临床病理分型

根据肝炎的临床特点与病变轻重可分为以下类型。

$$
\begin{cases}
普通型肝炎
\begin{cases}
急性肝炎:黄疸性肝炎和无黄疸性肝炎 \\
慢性肝炎:轻度、中度和重度
\end{cases} \\
重型肝炎:急性、亚急性和慢性
\end{cases}
$$

1. 急性肝炎 甲型、戊型肝炎仅表现为急性过程,乙型、丙型、丁型肝炎均可转为慢性。

(1)急性黄疸性肝炎:分为三期。①黄疸前期:平均 5~7 天。甲型、戊型肝炎起病较急,可有畏寒、发热;乙型、丙型、丁型肝炎起病缓慢,一般无发热,可有皮疹、关节疼痛等血清病样表现。此期多表现为乏力、食欲减退、厌油、恶心、呕吐、腹胀、腹泻和肝区痛等,肝功能损害的表现主要是谷丙转氨酶升高。②黄疸期:可持续 2~6 周。上述症状有所好转,体温正常的同时出现巩膜、皮肤黄疸和小便颜色加深,可出现短暂的皮肤瘙痒、大便颜色变浅甚至呈陶土色。肝肿大,肝功能检查有谷丙转氨酶和胆红素升高,尿胆红素阳性。③恢复期:症状逐渐消失,黄疸消退,肝脏回缩,肝功能恢复正常。

(2)急性无黄疸性肝炎:除无黄疸外,其余表现均与黄疸性相似,但程度较轻,恢复较快。

2. 慢性肝炎 肝炎病程超过半年的,即为慢性肝炎。多见于乙型、丙型、丁型肝炎。根据病情轻重分为三度。

(1)轻度:反复出现乏力、消化道症状、肝区不适和肝肿大,可有轻度的脾肿大。肝功能检查反复或持续血清转氨酶升高。

(2)中度:症状、体征、肝功能检查异常表现在轻度和重度之间。

(3)重度:有明显或持续的乏力、消化道症状,伴面色灰暗、蜘蛛痣、肝掌和脾肿大。肝功能检查血清丙氨酸转移酶反复或持续升高,蛋白质代谢异常,胆红素升高,凝血酶原活动度降低。

3. 重型肝炎 是最严重的临床类型,常导致肝功能衰竭,病死率高达 80%~90%。各型肝炎均可引起重型肝炎。

(1)主要临床表现:黄疸迅速加深,肝脏进行性缩小,出现肝臭;有出血倾向;出现肝性脑病的表现,表现为精神失常、烦躁、睡眠障碍、定时、定向障碍、计算能力下降、扑翼样震颤等;功能性肾衰竭,出现少尿甚至无尿,血肌酐、尿素氮升高,肾小球滤过率降低等。

(2)分型:①急性重型肝炎:起病急,病后 10 天内出现上述表现。②亚急性重型肝炎:急性黄疸性肝炎起病 10 天后出现上述表现。③慢性重型肝炎:在慢性肝炎或肝硬化的基础上发生的重型肝炎。

(3)诱因:患病后未注意休息;合并感染;饮酒;服用对肝脏有损害的药物;妊娠等。

(三) 辅助检查

1. 肝功能检查

(1)血清酶学检查:谷丙转氨酶(GPT)在肝功能检查中最常用,是判定肝细胞损害的重要指标。急性明显升高,慢性反复或持续升高,重型肝炎大量肝细胞坏死,在黄疸加深的同时 GPT 反而下降,即出现酶 - 胆分离现象。

(2)蛋白质代谢功能检查:慢性肝炎和肝硬化患者清蛋白下降、球蛋白升高、清 / 球蛋白比值倒置。

(3)胆红素代谢功能检查:黄疸性肝炎血清胆红素升高,尿胆原、尿胆红素均增加。

(4)凝血酶原活动度检查:对重型肝炎诊断有重要意义,重型肝炎时凝血酶原活动度小于 40%。

2. 肝炎标志物检查

(1)甲型肝炎:血清抗 HAV IgM 是甲型肝炎近期感染的指标,是确诊甲型肝炎最主要的标记物。

(2)乙型肝炎:是针对乙型肝炎病毒两对半抗原抗体系统(HBsAg 与抗 HBs、抗 HBc、HBeAg 与抗 HBe)和 HBV DNA、DNAP 进行检查。血清 HBsAg、HBeAg、HBV DNA、DNAP、抗 HBe IgM 中有一项阳性,可提示现 HBV 感染,其中 HBeAg、HBV DNA、DNAP 任一项阳性均提示病毒复制,传染性强。

(3)丙型肝炎:血清抗 HCV 阳性可诊断 HCV 感染。

(4)丁型肝炎:HBV 感染的标记物阳性的同时检出 HDVAg 和抗 HDV。

(5)戊型肝炎:抗 HEV IgM 和抗 HEV IgG 阳性均提示近期感染。

四、治疗原则

病毒性肝炎目前仍无特效治疗方法。基本治疗原则是综合性治疗,以休息和营养为主,防止过度劳累,适量应用药物,避免饮酒和使用损害肝脏的药物等。

五、预防

(一) 控制传染源

1. 病例管理　对病毒性肝炎患者及病毒携带者均应进行登记管理。急性患者隔离治疗至病毒消失。现症感染者和病毒携带者禁止从事食品加工、饮食服务和托幼保育等工作，肝炎患者、病毒携带者、有肝炎病史者及肝功能异常者均不得献血。

2. 病例报告　病毒性肝炎属乙类传染病，应及时、准确、完整地报告疫情，并注明急性、暴发性、慢性肝炎（轻、中、重）、疑似和输血后肝炎。

(二) 切断传播途径

1. 甲型和戊型肝炎　应加强卫生宣传，注意个人卫生，养成饭前便后洗手的好习惯，加强粪便管理，保护水源，饮用水应消毒，注意食品卫生和食具消毒。

2. 乙型、丙型、丁型肝炎　重点在防止通过血液和体液的传播，避免医源性传播，加强血源管理，推广使用一次性注射器。阻断垂直传播，对乙肝表面抗原阳性尤其有乙肝 e 抗原阳性的孕妇所生婴儿，可注射乙肝病毒高效价免疫球蛋白和乙肝疫苗加以阻断。

(三) 保护易感人群

这里主要讲述甲型肝炎和乙型肝炎。

1. 甲型肝炎　对幼儿、学龄前儿童及其他高危人群，可接种甲型肝炎减毒活疫苗获得主动免疫；对近期与甲型肝炎患者密切接触的易感者，可注射丙种球蛋白获得被动免疫预防。

2. 乙型肝炎　接种乙肝疫苗是我国预防和控制乙型肝炎流行的最关键措施。对易感者均可注射乙肝疫苗达到主动免疫的效果，国家目前已将乙肝疫苗列入儿童计划免疫范畴。对于新生儿和暴露于 HBV 的易感者，可注射乙型肝炎免疫球蛋白获得被动免疫预防。

点滴积累

1. 病毒性肝炎是由多种肝炎病毒引起的。
2. 甲型肝炎和戊型肝炎以粪 - 口途径传播为主；乙型、丙型、丁型肝炎以血液传播为主。
3. 病毒性肝炎的临床表现是由于肝细胞破坏和功能紊乱所导致的。
4. 乙肝病毒是 DNA 病毒。

第四节　性传播疾病

性传播疾病（sexually transmitted disease, STD）是指通过性接触感染的一组传染病。传播方式包括直接传染、间接传染或父母亲传给胎儿或新生儿等方式。

一、传播方式

(一)性途径传播

包括接吻、触摸在内的性行为均可传播 STD,是主要的传播途径。通过体液或皮肤黏膜的直接接触传染对方。

(二)非性接触传播

间接接触被病原携带者或患者泌尿生殖道分泌物污染的用品,也可能被感染。

(三)血源传播

艾滋病、梅毒、淋病、乙型肝炎、丙型肝炎、巨细胞病毒感染均可通过输血传播。输注含有上述病原体的血液,因其传染率高、潜伏期短,所以发病快,症状严重,并发症多。

(四)垂直传播

包括胎内感染、产道感染、产后哺乳感染等多种途径。

(五)医源性传播

医疗操作所用器械消毒不严,可造成医源性感染。

二、预防

(一)性传播疾病的防治方针

我国《性病防治管理办法》明确指出,我国对 STD 防治实行预防为主、防治结合的方针。

(二)性传播疾病的预防

STD 预防包含两个层次的内容,一是保护健康人免受传染,即 STD 的初级预防;二是对 STD 患者及可疑患者进行追访,力争早发现、早诊断和正确治疗,以免疾病发展到晚期出现并发症和后遗症,以及防止进一步传染给周围健康人形成二代传染,即二级预防。

1. 初级预防 普及 STD 防治知识和增强自我保护意识,严禁不洁性行为,使用避孕套,避免妊娠,严格控制经血传播,应用抗生素和局部消毒剂。

2. 二级预防 性传播疾病患者要及时诊断和正确治疗,尽力说服患者通知其所有性伙伴或其配偶进行 STD 感染的检查和必要的治疗,性传播疾病患者在治愈前要禁止性生活或采用避孕套安全性交以防传播。

(三)做好性传播疾病患者的咨询工作

(四)性传播疾病患者治疗后的随访

梅毒完成正规治疗后的一年内应每间隔 3 个月、第二年每间隔 6 个月做非梅毒螺旋体抗原血清试验;淋病正规治疗后第 7~10 天及第 14 天前后做淋菌培养等,来评价治疗效果和以防复发。

三、疫情报告

(一) 性传播疾病报告病种

根据 2012 年的《性病防治管理办法》规定,性病包括以下几类:①国家《传染病防治法》规定的乙类传染病中的梅毒和淋病;②生殖道沙眼衣原体感染、尖锐湿疣、生殖器疱疹;③卫生部根据疾病危害程度、流行情况等因素,确定需要管理的其他性病,如艾滋病。

(二) 报告的时限

责任疫情报告人发现艾滋病患者、疑似艾滋病患者、HIV 感染者时,城镇于 6 小时内,农村于 12 小时内,以最快的通信方式向发病地的卫生防疫机构报告,并同时报出传染病报告卡。

责任疫情报告人发现淋病、梅毒患者或疑似患者以及病原携带者时,城镇于 12 小时内,农村于 24 小时内向发病地的卫生防疫机构,及时报出传染病报告卡。

四、常见疾病

(一) 梅毒

梅毒是由梅毒螺旋体引起的一种性传播疾病,可侵犯全身各器官系统而产生多种症状,但也可呈无症状的潜伏梅毒。梅毒主要通过性接触传染,极少数可通过污染的生活用具传播,未经治疗的梅毒孕妇可通过胎盘传染胎儿。

梅毒的潜伏期为 2~4 周。按病程经过可分为三期:一期梅毒主要症状为硬下疳,在生殖器部位发生溃疡,腹股沟淋巴结肿大;二期梅毒出现皮肤黏膜损害,可见全身皮疹等;三期梅毒除有皮肤黏膜损害外,还可有心血管、骨骼、关节、眼、神经系统等多方面的损害。

诊断梅毒可作暗视野显微镜检查和梅毒血清学试验,早期梅毒皮肤黏膜损害处可查到梅毒螺旋体,血清学试验分为初筛试验及确诊试验。治疗后可根据抗体滴度改变情况判断疗效。

梅毒治疗越早效果越好,治疗必须规则、彻底,首选长效青霉素(苄星青霉素或普鲁卡因青霉素)治疗后需定期随访 2~3 年,第一年每 3 个月复查一次,第二年每半年复查一次。

(二) 淋病

淋病是由淋球菌引起的泌尿、生殖系统的化脓性感染,在一定条件下,淋球菌也可以感染眼、咽、直肠、盆腔,个别出现全身性感染。潜伏期一般 2~10 天,平均 3~5 天。男性常见的是尿道炎,有尿频、尿痛、尿道口红肿发痒、脓性分泌物流出等症状。女性常见的是宫颈炎,表现为阴道分泌物(白带)增多、发黄,但也有很多感染者没有任何症状。

诊断淋病需从尿道或宫颈取分泌物化验,女性必须做淋球菌培养。治疗药物有大观霉素、头孢曲松、环丙沙星、氧氟沙星等,要根据患者具体情况选用。治疗一周后取材做涂片、培养,症状消失,查菌阴性即为痊愈。

(三) 艾滋病

艾滋病,即获得性免疫缺陷综合征(acquired immune deficiency syndrome,AIDS),是由人类免疫缺陷病毒(human immuno-deficiency virus,HIV)感染导致免疫缺陷,并继发一系列机会性感染及恶性肿瘤,严重者可导致死亡的综合征,是严重威胁世界人民健康的公共卫生问题。1983年人类首次成功分离HIV。目前,艾滋病已经从一种致死性疾病变为一种可控的慢性疾病。

1. 临床表现 我国将HIV感染分为急性期、无症状期和艾滋病期。

(1)急性期:通常发生在初次感染HIV后2~4周左右。临床主要表现为发热、咽痛、盗汗、恶心、呕吐、腹泻、皮疹、关节痛、淋巴结肿大及神经系统症状。多数患者临床症状轻微,持续1~3周后缓解。

(2)无症状期:多数患者此期持续时间为6~8年。

(3)艾滋病期:此期主要临床表现为HIV感染相关症状、各种机会性感染及恶性肿瘤。

1)HIV感染相关症状:主要表现为持续一个月以上的发热、盗汗、腹泻、体重减轻10%以上。部分患者表现为神经精神症状,如记忆力减退、精神淡漠、性格改变、头痛、癫痫及痴呆等。另外还可出现持续性全身性淋巴结肿大。

2)HIV继发的机会性感染及恶性肿瘤:机会性感染是指在机体免疫功能遭到严重破坏,发生免疫缺陷的特定条件下才会引起的感染。AIDS患者对各种病原体非常敏感,在一个患者体内可有多种感染混合存在,特别是一些少见的混合性机会感染。常见的病原体有肺孢子虫、刚地弓形虫、白念珠菌、新型隐球菌等,一般常有两种以上病原体同时感染。由于严重免疫缺陷,炎症反应往往较轻且不典型,如患肺结核时很少形成结核结节,但病灶中结核分枝杆菌甚多。感染范围广泛,可累及各器官,以肺、中枢神经系统、消化道继发感染最多。

恶性肿瘤,本病常伴有卡波西(Kaposi)肉瘤,是一种罕见的血管增殖性疾病,起源于血管内皮,病变累及皮肤、黏膜和内脏,在四肢发生大小不等的结节,以下肢多见,呈暗蓝色或紫棕色结节。其他恶性肿瘤主要是恶性淋巴瘤。

2. 辅助检查 包括HIV抗体初筛试验、HIV抗体确证试验、HIV-RNA、p24抗原检测等。

3. 治疗

(1)抗HIV治疗:推荐我国成人及青少年的一线抗病毒方案是齐多夫定/替诺福韦+拉米夫定+依非韦伦/奈韦拉平。

知识链接

鸡尾酒疗法

1996年由美籍华裔科学家何大一提出的"高效抗逆转录病毒治疗"(HAART)是通过三种或三种以上的抗病毒药联合使用来治疗艾滋病,该疗法把蛋白酶抑制剂与多种抗病毒的药物混合使用,从而使艾滋病得到有效的控制。可以减少单一用药产生的抗药性,最大限度地抑制病毒的复制,使被破坏的机体免疫功能部分甚至全部恢复,从而延缓病程进展,延长患者生命,提高生活质量。

鸡尾酒疗法的局限性主要表现在对早期艾滋病患者相当有效,但对中晚期患者的帮助不大,因为这些患者的免疫系统已被艾滋病毒不可逆性地破坏了；此疗法的花费也甚高，并非一般人所能承受，但目前随着治疗药物的国产化，治疗成本已经大大降低。

（2）并发症的治疗：对于各种感染均可进行针对各种病原的抗感染治疗。并发恶性肿瘤者，局限者仅需抗HIV治疗，播散者需化疗；恶性淋巴瘤需联合化疗。

> **点滴积累**
>
> 1. 性传播疾病是指通过性接触可以感染的一组传染病。
> 2. 梅毒治疗越早效果越好，治疗必须规则、彻底，首选长效青霉素。
> 3. 淋病患者要注意做好个人卫生、避免性生活、遵医嘱用药、定期复查。
> 4. 艾滋病已经从一种致死性疾病变为一种可控的慢性疾病。

目标检测

ER 14-2

第十四章
习题

1. 简述肺结核的治疗原则。
2. 简述急性菌痢的分型和典型的临床表现。
3. 简述感染梅毒后的病情发展情况。
4. 性传播疾病有哪些传播方式？

（贾明明）

参考文献

［1］孙志军，李宏伟. 医学基础. 3 版. 北京: 人民卫生出版社, 2018.

［2］丁文龙，刘学政. 系统解剖学. 9 版. 北京: 人民卫生出版社, 2018.

［3］李继承，曾园山. 组织学与胚胎学. 9 版. 北京: 人民卫生出版社, 2018.

［4］王庭槐. 生理学. 9 版. 北京: 人民卫生出版社, 2018.

［5］杨宝峰，陈建国. 药理学. 9 版. 北京: 人民卫生出版社, 2018.

［6］步宏，李一雷. 病理学. 9 版. 北京: 人民卫生出版社, 2018.

［7］王建枝，钱睿哲. 病理生理学. 9 版. 北京: 人民卫生出版社, 2018.

［8］葛均波，徐永健，王辰. 内科学. 9 版. 北京: 人民卫生出版社, 2018.

［9］李兰娟，任红. 传染病学. 9 版. 北京: 人民卫生出版社, 2018.

［10］孙保存. 病理学. 3 版. 北京: 北京大学医学出版社, 2019.

［11］王恩华，李庆昌. 病理学. 4 版. 北京: 高等教育出版社, 2021.

［12］孙志军，齐贵胜. 病理学与病理生理学. 2 版. 北京: 人民卫生出版社, 2023.

课程标准